PSIQUIATRIA
UMA HISTÓRIA NÃO CONTADA

PSIQUIATRIA
UMA HISTÓRIA NÃO CONTADA

Jeffrey A. Lieberman

com Ogi Ogas

Tradução de Fernando Santos

wmf martinsfontes

SÃO PAULO 2019

Esta obra foi publicada originalmente em inglês com o título
SHRINKS: THE UNTOLD STORY OF PSYCHIATRY
por Little, Brown, and Company.
Esta edição foi publicada através de acordo com a Little, Brown, and Company,
New York, New York, EUA.
Copyright © 2015, Jeffrey A. Lieberman, MD

Todos os direitos reservados. Este livro não pode ser reproduzido, no todo ou em parte, armazenado em sistemas eletrônicos recuperáveis nem transmitido por nenhuma forma ou meio eletrônico, mecânico ou outros, sem a prévia autorização por escrito do editor.

Copyright © 2016, Editora WMF Martins Fontes Ltda.,
São Paulo, para a presente edição.

1ª edição *2016*
2ª tiragem *2019*

Tradução
Fernando Santos
Acompanhamento editorial
Sorel Silva
Preparação de texto
Ligia Azevedo
Revisões
Solange Martins
Maria Luiza Favret
Edição de arte
Katia Harumi Terasaka
Produção gráfica
Geraldo Alves
Paginação
Moacir Katsumi Matsusaki

Dados Internacionais de Catalogação na Publicação (CIP)
(Câmara Brasileira do Livro, SP, Brasil)

Lieberman, Jeffrey A.
　Psiquiatria – Uma história não contada / Jeffrey A. Lieberman ; com Ogi Ogas ; tradução de Fernando Santos. – São Paulo : Editora WMF Martins Fontes, 2016.

　Título original: Shrinks: the untold story of psychiatry.
　ISBN 978-85-469-0114-2

　1. Psicanálise – História – Estados Unidos 2. Psiquiatria – Estados Unidos – História 3. Psiquiatria – História 4. Transtornos mentais – Terapia I. Ogas, Ogi. II. Título.

16-06893　　　　　　　　　　　　　　　　　　　　CDD-616.89009

Índices para catálogo sistemático:
1. Psiquiatria : História　616.89009

Todos os direitos desta edição reservados à
Editora WMF Martins Fontes Ltda.
Rua Prof. Laerte Ramos de Carvalho, 133　01325-030 São Paulo SP Brasil
Tel. (11) 3293-8150 e-mail: info@wmfmartinsfontes.com.br
http://www.wmfmartinsfontes.com.br

*Para meus pais, Howard e Ruth, que me inspiram;
minha esposa, Rosemarie, e meus filhos, Jonathan e Jeremy,
que me apoiam; e meus pacientes, que me guiam.*

Aviso: alterei os nomes e os detalhes que poderiam identificar os pacientes citados neste livro para proteger sua privacidade, e em alguns casos criei combinações de vários pacientes. Muitos indivíduos tiveram um papel marcante na evolução da psiquiatria. Para facilitar a leitura, optei por destacar algumas figuras fundamentais que me pareceram representativas de sua geração ou de sua especialidade. Isso não deve ser interpretado como se eu estivesse ignorando ou diminuindo as conquistas de outros contemporâneos cujos nomes não são mencionados especificamente. Finalmente, na contramão do que é habitual no meio acadêmico, evitei usar colchetes em citações para não interromper o fluxo da história, mas certifiquei-me de que qualquer palavra retirada ou acrescentada não alterasse o significado original do que o orador ou o escritor disse. As fontes das citações estão todas relacionadas na seção "Bibliografia e leituras complementares", e as versões originais das citações estão disponíveis em www.jeffreyliebermanmd.com.

Índice

Introdução: O que há de errado com Elena?   3

PARTE I
A história do diagnóstico

Capítulo 1: O "patinho feio" da medicina: mesmeristas, alienistas e analistas   15

Capítulo 2: Passeio pelo jardim: a ascensão do psiquiatra   47

Capítulo 3: O que é doença mental? Uma miscelânea de diagnósticos   83

Capítulo 4: Destruição de Rembrandts, Goyas e Van Goghs: o resgate dos antifreudianos   111

PARTE II
A história do tratamento

Capítulo 5: Medidas desesperadas: curas pela febre, terapia do coma e lobotomia   145

Capítulo 6: Uma ajudinha para as mães: finalmente a medicação   165

PARTE III
A psiquiatria renasce

Capítulo 7: Fora do deserto: a revolução do cérebro — 195

Capítulo 8: Coração de soldado: o mistério do trauma — 231

Capítulo 9: O triunfo do pluralismo: o *DSM-5* — 261

Capítulo 10: Fim do estigma: o futuro da psiquiatria — 281

Agradecimentos — 305

Bibliografia e leituras complementares — 309

Índice remissivo — 315

O Cérebro é mais amplo do que o Céu,
Pois, colocai-os lado a lado
Um o outro irá conter
Facilmente – e a Vós – também.

O Cérebro é mais fundo do que o mar,
Pois, considerai-os, Azul e Azul
Um o outro irá absorver
Como as Esponjas à Água fazem.

O Cérebro é apenas o peso de Deus,
Pois, Pesai-os, Grama a Grama,
E eles só irão diferir – se tal acontecer –
Como a Sílaba do Som.
                    – EMILY DICKINSON*

---

* Tradução de Cecília Rego Pinheiro retirada de *Esta é a minha carta ao mundo e outros poemas*. Lisboa: Assírio & Alvim, 1997. [N. do T.]

PSIQUIATRIA
UMA HISTÓRIA NÃO CONTADA

Introdução

O que há de errado com Elena?

Qualquer um que procure um psiquiatra precisa passar por um exame da cabeça.
– Samuel Goldwyn

Há alguns anos, uma celebridade – vamos chamá-lo de sr. Conway – trouxe, relutante, sua filha de 22 anos para fazer uma consulta comigo. Ele explicou que Elena se afastara temporariamente de Yale por causa de problemas relacionados a uma queda misteriosa em suas notas. A sra. Conway balançou a cabeça em sinal de aprovação, acrescentando que a queda no desempenho de Elena tinha origem "na falta de motivação e na baixa autoestima".

Em resposta às evidentes dificuldades da filha, os Conway tinham contratado diversos especialistas motivacionais, conselheiros e professores particulares. Apesar do seleto e caro grupo de auxiliares, o desempenho dela não melhorou. Na verdade, um professor particular chegou até a sugerir (com certo receio, dada a fama do sr. Conway) que tinha "alguma coisa errada com Elena". Os Conways descartaram a preocupação do professor particular, considerando-a uma desculpa para sua própria incompetência, e continuaram a procurar uma forma de ajudar a filha a "sair daquela situação de fragilidade".

Eles se voltaram para naturopatas e meditação e, quando isso não deu resultado, gastaram mais dinheiro com hipnose e acupuntura. Na verdade, eles tinham feito o possível para evitar a consulta a um psiquiatra até "o incidente".

Quando ia de metrô encontrar a mãe para o almoço, Elena foi abordada por um homem careca de meia-idade com uma jaqueta de couro encardida, que a persuadiu a sair de lá. Sem avisar a mãe, ela desistiu do almoço e acompanhou o homem até seu sórdido apartamento térreo no

Lower East Side. Ele estava na cozinha preparando-lhe um drinque quando Elena finalmente atendeu o celular e falou com a mãe, que estava desesperada.

Quando a sra. Conway descobriu onde Elena estava, ligou imediatamente para a polícia, que apareceu de surpresa no local e levou-a de volta para os pais. Elena não reclamou da intervenção abrupta da mãe; na verdade, ela não parecia nada preocupada com o incidente.

À medida que os Conway narravam os acontecimentos em meu consultório em Manhattan, ficava evidente que eles amavam a filha e estavam realmente preocupados com seu bem-estar. Como sou pai de dois filhos, não tive dificuldade de compreender sua angústia a respeito do que poderia ter acontecido com a filha. Apesar da preocupação, eles deixaram claro que tinham dúvidas quanto à necessidade dos meus serviços. Após se sentar, a primeira coisa que o sr. Conway disse foi: "Tenho de lhe dizer uma coisa: eu realmente não acho que ela precise de um psiquiatra."

A profissão à qual dediquei a vida continua sendo aquela na qual as pessoas menos confiam, a que mais temem e mais denigrem dentre todas as especialidades médicas. Não existe nenhum movimento contrário à cardiologia que peça a eliminação dos médicos do coração. Não existe nenhum movimento contrário à oncologia que proteste contra o tratamento do câncer. Mas existe um movimento amplo e barulhento contrário à psiquiatria que exige que os psiquiatras sejam contidos, controlados ou eliminados. Como diretor do departamento de psiquiatria da Universidade Columbia, psiquiatra-chefe do Centro Médico da Universidade Columbia-Hospital Presbiteriano de Nova York e ex-presidente da Associação Americana de Psiquiatria, toda semana recebo *e-mails* manifestando críticas pontuais como estas:

"Seus falsos diagnósticos existem simplesmente para enriquecer a grande indústria farmacêutica."

"Você pega comportamentos absolutamente normais e os chama de doenças para justificar sua existência."

"Não existe essa história de distúrbios mentais; o que existe são mentalidades diferentes."

INTRODUÇÃO

"Vocês não sabem o que estão fazendo, seus charlatães. Mas tem uma coisa que deveriam saber: suas drogas destroem o cérebro das pessoas."

Tais céticos não consideram que a psiquiatria ajude a *resolver* os problemas de saúde mental... eles sustentam que a psiquiatria *é* o problema de saúde mental. Em todo o mundo, a desconfiança que as pessoas têm dos psiquiatras continua inalterável, e elas julgam que minha profissão está infestada de charlatães presunçosos.

Ignorei o ceticismo dos Conway e comecei a avaliação de Elena examinando sua história, solicitando aos pais detalhes biográficos e médicos a seu respeito. Descobri que, dos quatro filhos dos Conway, Elena era a mais velha, a mais brilhante e a que parecia ter o maior potencial. Tudo em sua vida caminhava de maneira perfeita, disseram os pais melancolicamente, até seu segundo ano na Universidade de Yale.

Acessível, sociável e popular enquanto caloura, num espaço de poucos meses Elena foi parando de discutir sua vida e seus interesses afetivos com as amigas da escola e os pais. Adotou uma dieta vegetariana rígida e ficou obcecada pela cabala, acreditando que sua simbologia secreta a conduziria ao conhecimento cósmico. Começou a faltar às aulas, e suas notas despencaram rapidamente.

No início, os pais não se preocuparam com as mudanças. "É preciso dar espaço para as crianças se encontrarem", sugeriu a sra. Conway. "Quando eu tinha a idade dela, também agia do meu jeito", concordou o sr. Conway. Mas eles realmente ficaram preocupados quando receberam um telefonema do serviço de saúde dos estudantes de Yale.

Elena havia acusado colegas da universidade de insultá-la e lhe roubar um bracelete de ouro. Porém, quando questionadas pelos administradores da universidade, essas colegas negaram qualquer tipo de assédio – e insistiram que nunca tinham visto o bracelete. Por outro lado, elas *tinham* notado que o comportamento de Elena se tornara cada vez mais estranho. Um dos professores chegara até a demonstrar preocupação com a resposta que ela dera a uma pergunta. Quando lhe pediram que explicasse a técnica do fluxo de consciência em James Joyce, Elena escreveu que o estilo literário de Joyce era "um código com uma mensagem especial para leitores escolhidos cuja sabedoria fora implantada em suas mentes pelas forças espirituais do universo".

Depois disso, os Conway solicitaram um afastamento temporário da escola para Elena, recrutaram professores particulares e utilizaram novas medicações, até que um amigo recomendou uma psicoterapeuta popular de Manhattan. Essa terapeuta era muito conhecida por promover um modelo de doença mental não médico, afirmando que os problemas psicológicos eram "bloqueios mentais". Como tratamento, defendia uma espécie de terapia de confrontação verbal que ela própria inventara. Ela diagnosticou que Elena sofria de um "transtorno de autoestima" e deu início a uma série de sessões de terapia caras, duas vezes por semana, para ajudá-la a remover seus bloqueios.

Depois de um ano inteiro de terapia conflituosa sem nenhuma melhora, os Conway voltaram-se então para um curandeiro holístico. Ele receitou um regime purgativo, dieta vegetariana e meditação; porém, por mais criativas que fossem as tentativas, Elena continuava emocionalmente distante e mentalmente dispersa.

Então aconteceu o incidente do sequestro malsucedido pelo desconhecido asqueroso, forçando os Conway a reconhecer o fato desconcertante de que sua filha parecia não se dar conta dos perigos de ir à casa de estranhos. Nessa altura, o médico da família, exasperado, implorou a eles: "Pelo amor de Deus, levem-na a um médico de verdade!", e eles vieram até mim.

Após entrevistar os pais de Elena, manifestei o desejo de ter uma conversa particular com ela. Eles saíram do consultório e eu fiquei sozinho com a jovem. Ela era alta, esguia e pálida, e seus cabelos loiros compridos estavam embaraçados e sujos. Enquanto eu conversava com os pais, ela exibia um comportamento distraído e indiferente, como um gato preguiçoso. Agora, quando eu me dirigia diretamente a ela, seu olhar vagava ao acaso, como se para ela as luzes do teto fossem mais interessantes que seu interlocutor.

Em vez de me sentir desprezado, fiquei realmente preocupado. Eu conhecia aquele olhar vazio e errante, que um colega meu chama de "atenção fragmentada". Indicava que Elena estava respondendo a estímulos que vinham de dentro da mente dela e não do ambiente que a rodeava. Continuando a observar o comportamento distraído de Elena, perguntei-lhe como estava se sentindo. Ela apontou para uma foto da minha esposa e dos meus filhos que estava em cima da mesa. "Conheço essas pessoas", respondeu, num tom baixo e monocórdico como o chiado de um ventilador de teto. Quando comecei a perguntar como podia conhecê-las, ela me interrompeu. "Preciso ir. Estou atrasada para um compromisso."

Sorri animado. "Seu compromisso é aqui, Elena. Sou o dr. Lieberman, e seus pais marcaram este encontro para ver se existe algo que eu possa fazer por você."

"Não existe nada de errado comigo", ela respondeu com sua voz monótona e baixa. "Eu me sinto bem; a única coisa é que as garotas da faculdade ficam zombando de mim e mexendo nas minhas obras de arte."

Quando perguntei sobre a faculdade e por que a havia abandonado, ela respondeu bruscamente que não estava mais interessada na escola – estava tentando salvar o mundo por meio da descoberta da fonte secreta do poder divino. Ela acreditava que Deus pusera anjos nos corpos dos seus pais para guiá-la nessa missão sagrada.

"Sua secretária também sabe disso", acrescentou.

"Por que você acha isso?"

"Pelo modo como ela sorriu para mim quando entrei. Foi um sinal."

Esses delírios, que os psiquiatras classificam tanto como "narcisistas" (relacionar acontecimentos externos casuais com o próprio eu) e "extravagantes" (atribuir a atividades comuns um propósito transcendental), são conhecidos como sintomas schneiderianos, em homenagem ao psiquiatra alemão Kurt Schneider, que descreveu pela primeira vez, na década de 1940, os sintomas característicos da psicose. Essa constelação inicial de comportamentos e história sugere fortemente o diagnóstico de esquizofrenia, a mais grave e perigosa das doenças mentais, a qual eu estudo há três décadas.

Eu temia ter de dar essa notícia aos Conway. Ao mesmo tempo, porém, estava chocado e triste com o fato de aquela moça outrora tão cheia de vida ter sofrido durante três anos com uma doença altamente tratável enquanto era exposta repetidamente a uma série de tratamentos inúteis.

Pior: ao evitar um tratamento genuinamente psiquiátrico, seus pais fizeram com que ela corresse perigos muito concretos. Em primeiro lugar, seu discernimento prejudicado poderia tê-la levado a tomar decisões desastrosas. Em segundo lugar, hoje sabemos que, se a esquizofrenia não for tratada, ela provocará, aos poucos, um dano irreversível no cérebro, como acontece com o motor de um carro que continua rodando sem se trocar o óleo.

Pedi para conversar novamente com os pais de Elena. "Então, qual é o veredito?", perguntou a sra. Conway num tom de voz superficial, enquanto tamborilava os dedos na cadeira. Disse-lhe que só poderia estar totalmente seguro após aplicar mais alguns testes, mas aparentemente sua filha tinha esquizofrenia, um transtorno cerebral que acomete uma em cada cem pessoas e que em geral se manifesta no final da adolescência ou no início da idade adulta. A má notícia era que a doença era grave, recorrente e incurável. A boa notícia era que com tratamento adequado e cuidado constante havia uma probabilidade muito grande de que ela pudesse se recuperar e levar uma vida relativamente normal, e até voltar para a universidade. Eu sabia que a segunda parte seria complicada. Olhei o sr. e a sra. Conway nos olhos e insisti que internassem a filha imediatamente.

A sra. Conway deu um grito de protesto e incredulidade. Seu marido balançou a cabeça de maneira provocadora e, irritado, disse: "Pelo amor de Deus, ela não precisa ser trancada num *hospital*. Só precisa se concentrar e pôr a cabeça no lugar!" Insisti, explicando que Elena precisava de acompanhamento constante e de tratamento imediato para recuperar a saúde mental com segurança e evitar outros perigos como o incidente do metrô. Eles acabaram cedendo e concordaram em interná-la na unidade psiquiátrica do Centro Médico Universidade Columbia-Hospital Presbiteriano de Nova York.

Acompanhei pessoalmente o tratamento de Elena. Solicitei exames de sangue, bem como EEG, IRM e avaliações neuropsicológicas para descartar outras causas do seu estado; em seguida receitei risperidona, um medicamento antipsicótico bastante eficaz e com baixa probabilidade de provocar efeitos colaterais. Enquanto isso, grupos de socialização conduzidos por terapeutas ajudaram-na a se relacionar. A terapia cognitiva aumentou seu nível de atenção e concentração, e a orientação dirigida nas tarefas básicas da vida diária ajudaram-na a manter a higiene e a cuidar da aparência. Após três semanas de medicação e de cuidados intensivos, os símbolos cósmicos desapareceram de seu foco de atenção e a personalidade natural de Elena começou a brilhar: ela era uma pessoa alegre e inteligente, com um divertido senso de humor. Mostrou-se envergonhada em razão do comportamento recente e revelou um profundo desejo de voltar para a universidade e de reencontrar os amigos em New Haven.

Sua melhora espetacular era uma prova do poder da psiquiatria moderna, e eu mal podia esperar para ver Elena reunir-se aos pais. Os Conway ficaram contentíssimos de ter a filha de volta, e eu pude ver o sr. Conway sorrir pela primeira vez desde que assumiu a responsabilidade pelo tratamento da filha.

Porém, quando a equipe médica se reuniu com os Conway para discutir a alta de Elena e a necessidade de cuidados pós-hospitalares continuados, eles não se mostraram convencidos de que os progressos espetaculares fossem resultado do tratamento que ela acabara de receber. Como era de esperar, algumas semanas depois a clínica de tratamento pós-hospitalar me informou que Elena deixara de comparecer. Entrei em contato com os Conway e implorei que continuassem com o tratamento médico, insistindo que, sem ele, sua filha certamente teria uma recaída. Embora tenham me agradecido pela ajuda, eles disseram que sabiam o que era melhor para Elena e garantiram que se encarregariam do tratamento.

A verdade é que, se isso tivesse acontecido na década de 1970, quando eu estava na faculdade de medicina e tratava meus primeiros pacientes, eu provavelmente teria simpatizado com – ou mesmo compartilhado – a aversão dos Conway pelos psiquiatras. Naquela época, a maioria das instituições psiquiátricas estava desorientada por uma ideologia e por um conhecimento científico questionável, atolada em um cenário pseudomédico no qual os seguidores de Sigmund Freud se apegavam a todas as posições de poder. Mas os Conway estavam buscando tratamento para a filha no século XXI.

Pela primeira vez em sua longa e famigerada história, a psiquiatria pode oferecer tratamentos científicos, humanos e *eficazes* para quem sofre de doença mental. Tornei-me presidente da Associação Americana de Psiquiatria em um momento decisivo e histórico da minha profissão. No momento em que escrevo estas palavras, a psiquiatria finalmente está assumindo seu lugar de direito na comunidade médica, após ter permanecido um longo tempo à margem da ciência. Impulsionada por novas pesquisas, novas tecnologias e novos *insights*, a psiquiatria não tem apenas a capacidade de se erguer das sombras, mas a obrigação de se levantar e mostrar ao mundo sua verdade revivificadora.

De acordo com o Instituto Nacional de Saúde Mental, uma em cada quatro pessoas sofrerá de doença mental, e é provável que você precise mais dos serviços da psiquiatria do que de qualquer outra especialidade médica. No entanto, muitas pessoas – como os Conway – evitam conscientemente tratamentos que, conforme está comprovado hoje, aliviam os sintomas. Não me entendam mal; sou o primeiro a admitir que a psiquiatria mereceu grande parte desse estigma universal. Existem bons motivos para que tantas pessoas façam todo o possível para evitar se consultar com um psiquiatra. Creio que a única maneira de nós, os psiquiatras, podermos demonstrar até que ponto nos afastamos das trevas é, em primeiro lugar, admitindo nossa longa história de descaminhos e compartilhando a história sem censura de como superamos nosso passado questionável.

Essa é a única razão pela qual escrevi este livro: oferecer uma crônica sincera da psiquiatria, com todos os seus mentirosos e charlatães, seus tratamentos duvidosos e suas teorias ridículas. Até muito recentemente, triunfos científicos autênticos eram raros, e heróis psiquiátricos legítimos, mais raros ainda. As histórias de especialidades irmãs como a cardiologia, a infectologia e a oncologia são, em sua maioria, narrativas de progressos contínuos entremeados de importantes saltos à frente, enquanto a história da psiquiatria consiste principalmente em falsos começos, longos períodos de estagnação e dois passos para a frente e um para trás.

Mas a história completa da psiquiatria não é apenas uma comédia sombria de gafes extravagantes. É também uma história de detetive, impulsionada por três perguntas profundas que atormentaram e atraíram sucessivas gerações de psiquiatras: O que é a doença mental? De onde ela

INTRODUÇÃO

vem? E, o que é mais premente para qualquer especialidade comprometida com o juramento de Hipócrates, como podemos *tratá-la*?

Do início do século XIX ao início do século XX, cada nova onda de investigadores psiquiátricos descobriu novas pistas – e erroneamente foi atrás de falsas pistas brilhantes –, resultando em conclusões radicalmente diferentes acerca da natureza básica da doença mental, levando a psiquiatria a um incessante oscilar entre duas perspectivas aparentemente antitéticas: a crença de que a doença mental se encontra inteiramente dentro da mente, e a crença de que ela se encontra inteiramente dentro do cérebro. Lamentavelmente, nenhuma outra especialidade médica sofreu tamanha volatilidade em seus pressupostos fundamentais, e essa volatilidade ajudou a forjar a reputação da psiquiatria como a ovelha negra da família médica, desprezada tanto por outros médicos como por pacientes. Porém, apesar das inúmeras pistas falsas e becos sem saída, a história de detetive da psiquiatria tem um final gratificante no qual seus mistérios impenetráveis começam a ser elucidados.

Ao longo deste livro você conhecerá um punhado de renegados e visionários que desafiaram bravamente as convicções predominantes de seu tempo a fim de promover sua controvertida profissão. Esses heróis proclamaram que os psiquiatras não estavam condenados a ser ridicularizados, e sim destinados a ser uma categoria única de médicos.

Como resultado das conquistas pioneiras, hoje os psiquiatras consideram que o tratamento bem-sucedido da doença mental exige que eles compreendam mente e cérebro simultaneamente. A psiquiatria é diferente de todas as outras especialidades médicas; ela transcende o simples tratamento do corpo, tocando questões fundamentais acerca de nossa identidade, de nosso propósito e de nosso potencial. Ela se baseia num relacionamento médico-paciente sem paralelo: o psiquiatra muitas vezes passa a conhecer os universos particulares e os pensamentos mais recônditos do paciente – suas vergonhas mais secretas e seus sonhos mais acalentados. A intimidade desse relacionamento torna o psiquiatra extremamente responsável pelo bem-estar do paciente, algo de que os psiquiatras muitas vezes não estiveram à altura – mas agora estão. Atualmente, a psiquiatria moderna dispõe dos instrumentos para tirar qualquer pessoa do labirinto da confusão mental e conduzi-la à lucidez, à proteção e à recuperação. O mundo precisa de uma psiquiatria compassiva e científica, e eu vim lhes anunciar, sem muito alarde, que essa psiquiatria finalmente chegou.

Permita-me partilhar com você exatamente o que foi preciso para que isso acontecesse...

Parte I

A história do diagnóstico

Nomear é dominar.
— Jeremy Sherman

Capítulo 1

O "patinho feio" da medicina: mesmeristas, alienistas e analistas

Uma ideia malsã pode devorar a carne mais do que a febre ou a tuberculose.
– Guy de Maupassant

Tudo na natureza se comunica por meio de um fluido universal. Como os nervos são os melhores condutores no corpo desse magnetismo universal, ao tocar essas partes promovemos uma transformação favorável da mente e trazemos a cura radical.
– Franz Mesmer, "Dissertação sobre a descoberta do magnetismo animal"

Queimando no ar e no solo

Abigail Abercrombie não podia mais negar: algo estranho estava acontecendo com ela, só não sabia o que era. Corria o ano de 1946, e Abbey trabalhava como estenógrafa no Tribunal Superior de Portland, Maine, um trabalho que exigia concentração. Até certo tempo ela apreciava o desafio diário, mas depois, inexplicavelmente, passou a estar sempre distraída. Escrevia com frequência as palavras de maneira errada e às vezes omitia frases inteiras nas transcrições dos testemunhos, tudo porque ficava preocupada o tempo todo, com medo de ser "enfeitiçada" de novo.

Os feitiços tinham começado dois meses antes, logo depois de completar 26 anos. Ela fora acometida pelo primeiro quando estava fazendo compras numa mercearia lotada. Inesperadamente, todos os seus sentidos entraram em estado de alerta máximo. Parecia que não podia respirar, e seu coração batia tão depressa que ela pensou que fosse morrer. Correu para o hospital. Porém, após examiná-la, os médicos a tranquilizaram e disseram que ela estava bem.

Mas ela sabia que *algo* estava errado. No mês seguinte, foi surpreendida por mais dois feitiços. Em cada um deles, durante dois ou três minutos, ela parecia perder o controle das emoções; o coração disparava e ela ficava fora de si de pavor. Então começou a se perguntar: *Se o médico diz que não existe nada de errado com meu corpo, será que pode haver algo de errado com minha cabeça?*

Como alguém sabe de fato se um estado psíquico perturbador é uma anormalidade médica real e não apenas um dos altos e baixos naturais da vida? Como reconhecer se nós – ou alguém importante para nós – estamos sofrendo de um estado mental patológico e não de oscilações na acuidade mental ou de um momento de animação ou depressão? O que *é*, exatamente, a doença mental?

Os oncologistas podem tocar tumores borrachosos, os pneumologistas podem examinar no microscópio cadeias de bactérias, e os cardiologistas não têm dificuldade para identificar as placas amareladas de colesterol coaguladas nas artérias. Por outro lado, a psiquiatria tem se esforçado mais do que qualquer outra especialidade médica para oferecer evidências tangíveis de que as doenças sob sua responsabilidade ao menos existem. Por causa disso, ela sempre esteve sujeita a conceitos estranhos ou francamente bizarros; quando estão desesperadas, as pessoas se dispõem a dar ouvidos a qualquer explicação e fonte de esperança. Abbey não sabia a que recorrer – até que leu uma história no jornal.

O texto elogiava um novo e impressionante tratamento de distúrbios emocionais oferecido pelo Instituto Orgone, uma instituição de saúde mental fundada por um aclamado psiquiatra austríaco chamado William Reich. O dr. Reich ostentava impressionantes credenciais de instituições médicas de primeira linha. Ele fora orientado por um ganhador do Prêmio Nobel e ocupara o cargo de diretor-assistente na Policlínica Psicanalítica de Viena, dirigida pelo mais famoso psiquiatra de todos, Sigmund Freud. Periódicos médicos traziam artigos favoráveis a seu trabalho, ele publicara vários livros de grande sucesso e mesmo Albert Einstein endossara seus tratamentos orgonômicos de distúrbios emocionais – ou assim Reich afirmava.

Esperando que esse médico notável conseguisse finalmente diagnosticar o que a afligia, Abbey fez uma visita a Orgonon – uma propriedade rural no Maine cujo nome era uma homenagem à pesquisa do dr. Reich. Para sua satisfação, ela foi examinada por ele próprio. Com um olhar profundo e uma testa pronunciada coroada com uma faixa de cabelos revoltos, ele a fez lembrar o personagem Rotwang, o cientista louco do filme *Metrópolis*, de 1927.

"Você conhece os orgônios?", ele perguntou assim que ela se sentou.

Quando Abbey balançou negativamente a cabeça, o dr. Reich explicou que todas as doenças mentais – incluindo a dela, o que quer que fosse – tinham origem na compressão dos orgônios, uma forma oculta de energia que unia todos os elementos da natureza. "Isto não é uma *teoria*, o orgônio está *queimando* no ar e no solo", insistiu o dr. Reich, esfregando os dedos. De acordo com ele, a saúde física e mental dependia da confi-

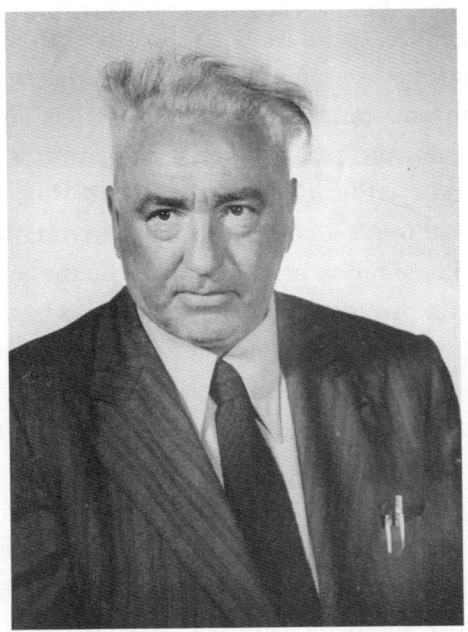

Wilhelm Reich (1897-1957), discípulo de Freud, psicanalista, criador da teoria do orgônio. Fotografia de 1952 (© Bettmann/CORBIS).

guração adequada dos orgônios, um termo derivado das palavras "organismo" e "orgasmo".

Abbey fez que sim com a cabeça, entusiasmada; esse era o tipo de resposta que ela procurava. "O que você precisa", prosseguiu o dr. Reich, "é restaurar o fluxo natural dos orgônios que estão dentro do seu corpo. Felizmente, existe uma forma de fazer isso. Você gostaria que eu começasse o tratamento?"

"Sim, doutor."

"Por favor, fique só com a roupa de baixo."

Abbey hesitou. Toda relação médico-paciente é baseada na confiança, uma vez que estamos permitindo ao médico um acesso irrestrito ao nosso corpo, das manchas na pele às profundezas das vísceras. Mas a relação psiquiatra-paciente vai ainda mais longe, pois confiamos ao médico nossa *mente* – a essência do nosso ser. O psiquiatra pede que revelemos nossos pensamentos e nossas emoções – que exponhamos nossos desejos ocultos e nossos segredos inconfessáveis. A relação terapêutica com um psiquiatra pressupõe que ele é um especialista qualificado e sabe o que está fazendo, igual a qualquer ortopedista ou oftalmologista. Mas será que o psiquiatra merece de fato a mesma presunção de competência dos outros médicos?

Abbey hesitou por um instante, então se lembrou das impressionantes credenciais e da qualificação médica do dr. Reich. Tirou o vestido, dobrou-o cuidadosamente e colocou-o na escrivaninha. Reich fez sinal para que ela se sentasse numa grande cadeira de madeira. Nervosa, ela se sentou. As ripas frias provocaram arrepio em suas pernas nuas.

O médico aproximou-se e começou a tocar cuidadosamente em seus braços e ombros; em seguida, passou para os joelhos e as coxas, como se estivesse investigando a existência de tumores. "Sim, aqui – e aqui. Está sentindo? São conexões em que seus orgônios estão comprimidos. Estenda a mão, por favor."

Ela obedeceu. Inesperadamente, ele deu um tapa forte em seu braço logo acima do cotovelo, como se estivesse esmagando uma mosca. Abbey gritou, mais pelo susto do que pela dor. O dr. Reich sorriu e ergueu o dedo.

"Isso! Você *liberou* a energia interna que estava bloqueada! Não está sentindo?"

Nos seis meses seguintes, Abbey foi ao Instituto Orgone toda semana. Durante algumas dessas visitas, o dr. Reich utilizou um "organoscópio", um instrumento parecido com um pequeno telescópio de metal, para visualizar o fluxo de energia orgônica em seu corpo, que – de acordo com o médico – era de um azul vivo e brilhante. Em outras ocasiões, ele orientava Abbey a ficar só com a roupa de baixo e entrar numa caixa do tamanho de uma cabine telefônica com um tubo de borracha no pescoço. Era um aparelho chamado "acumulador de orgônio", que fortaleceria os orgônios de Abbey e ajudaria a reduzir sua ansiedade.

Abbey aceitou, agradecida, os préstimos do médico. Ela não era a única. Gente do mundo inteiro procurava a ajuda dele e de seus auxiliares. Seus livros foram traduzidos para uma dúzia de línguas, seus aparelhos de energia orgônica foram distribuídos internacionalmente, e suas ideias influenciaram uma geração de psicoterapeutas. Ele foi um dos psiquiatras mais consagrados de sua época. Mas será que a confiança que Abbey depositou nele se justificava?

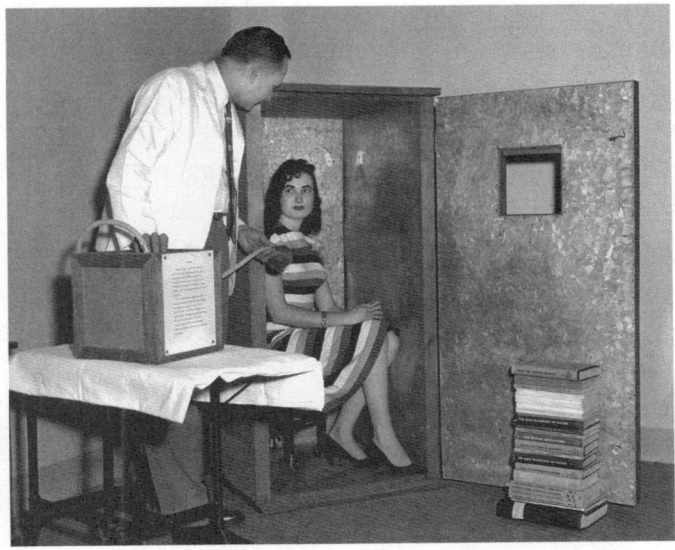

Acumulador de orgônio, aparelho usado na terapia orgônica (© Food and Drug Administration/Science).

Em 1947, após Reich afirmar que seus acumuladores de orgônio podiam curar o câncer, a FDA* interveio. Eles concluíram rapidamente que seus aparelhos terapêuticos e a teoria da energia orgônica constituíam uma "fraude de primeira grandeza". Um juiz expediu uma ordem banindo todos os aparelhos orgônicos e toda publicidade relacionada a eles. Reich – que acreditava mesmo no poder dos orgônios – ficou arrasado. Antigos amigos próximos contaram que, à medida que as investigações prosseguiam, Reich ficava cada vez mais paranoico e neurótico; ele acreditava que a Terra estava sendo atacada por óvnis e passou a vagar pelo Instituto Orgone à noite com uma bandana enrolada no pescoço e um revólver na cintura, como um pistoleiro. Durante o julgamento que se seguiu, em razão da venda ilegal de aparelhos orgônicos, o juiz sugeriu discretamente que Reich talvez precisasse de seu próprio psiquiatra. O júri considerou-o culpado, o instituto foi fechado, e ele, condenado à prisão. Em 1957, morreu na Penitenciária Federal de Lewisburg de parada cardíaca.

Não se sabe exatamente o que os pacientes de Reich sentiram quando ficaram sabendo que seus tratamentos não passavam de conversa fiada. Mas posso arriscar um palpite razoável. Infelizmente, embustes psiquiátricos continuam sendo um problema até hoje, e eu encontrei inúmeros pacientes que foram tratados por charlatães do século XXI. Poucas coisas na vida fazem com que as pessoas se sintam tão violentadas como confiar suas necessidades mais íntimas a um profissional médico e ver essa confiança traída por meio da incompetência, do engano ou da ilusão. Imagino Abbey repetindo algo que uma mulher certa vez me disse quando descobriu que o carismático psiquiatra da filha estava tentando manipular a garota de doze anos com propósitos pessoais e voltá-la contra a família: "Ele era um impostor. Mas como poderíamos saber? Precisávamos de ajuda, e ele parecia autêntico. Como alguém poderia saber?"

Sendo eu mesmo um psiquiatra, que nasceu quando Wilhelm Reich ainda exercia a profissão, sempre me senti particularmente incomodado

---

* Órgão do governo americano responsável pelo controle de alimentos, suplementos alimentares, medicamentos, cosméticos, equipamentos médicos, materiais biológicos e produtos derivados do sangue humano. [N. do T.]

com um aspecto da sua história: a omissão da classe psiquiátrica ao deixar de expor a fraude de um dos seus. De fato, aos olhos da opinião pública, a instituição psiquiátrica parecia na maioria das vezes endossar as técnicas ridículas de Reich. Por que a psiquiatria foi incapaz de informar a um público carente de orientação que as técnicas de Reich não tinham a menor base científica?

Infelizmente, técnicas heterodoxas nunca estiveram distantes das principais correntes da psiquiatria, e as principais instituições psiquiátricas frequentemente validaram práticas questionáveis, quando não totalmente absurdas. A triste verdade é que Wilhelm Reich não representa de modo algum uma anomalia histórica, mas um símbolo embaraçoso da especialidade mais controvertida da medicina.

As tentativas que a psiquiatria tem feito para ajudar a população a diferenciar tratamentos baseados em provas de mentiras sem fundamento sempre foram inadequadas – e continuam sendo. Você pode se perguntar como milhares de pessoas educadas e inteligentes – professores, cientistas e empresários, bem como repórteres – podem ter acreditado um dia que uma rede invisível de energia orgástica era a solução para a saúde mental. No entanto, ainda hoje, charlatães oriundos dos quadros da psiquiatria profissional continuam a ludibriar pacientes desesperados e desavisados, enquanto as instituições de psiquiatria assistem a isso passivamente.

Daniel Amen, autor da popular coleção de livros *Mude seu cérebro* e astro de programas sobre o cérebro na rede pública americana de TV PBS, talvez seja o psiquiatra vivo mais consagrado. Joan Baez, Rick Warren e Bill Cosby fazem elogios rasgados a ele, enquanto o palestrante motivacional Brendon Burchard apresentou-o certa vez como "o número um em neurociência no planeta". No entanto, a atual fama de Amen baseia-se inteiramente em práticas espúrias sem base em pesquisas científicas e rejeitadas pelas principais correntes da medicina.

Amen sugere que, examinando imagens do cérebro feitas por tomografia computadorizada por emissão de fóton único (SPECT, na sigla em inglês), ele é capaz de diagnosticar uma doença mental – uma prática que lembra mais as saliências do crânio da frenologia do que a psiquiatria moderna. "Não existe nenhuma evidência para suas afirmações ou práticas", declara o dr. Robert Innis, diretor de neuroimagiologia molecular do Instituto Nacional de Saúde Mental. Em sua opinião, "elas não são científicas nem justificadas, é como utilizar um remédio não aprovado". Em um artigo para o *Washington Post* escrito em agosto de 2012, a dra. Martha J. Farah, diretora do Centro de Neurociência & Sociedade da Universidade da Pensilvânia, descreveu a prática de Amen de forma mais direta: "Uma fraude." O dr. Amen também defende o uso de oxigênio hiperbárico e comercializa sua própria marca de suplementos naturais como "estimulantes cerebrais" – tratamentos sem comprovação científica ou eficácia.

É inacreditável que as atuais políticas regulatórias não impeçam que alguém como Amen diga suas asneiras a respeito do SPECT. Muito embora todos os membros do comitê diretor da Associação Americana de Psiquiatria considerem que sua prática médica é fraudulenta, Amen continua desimpedido e em grande parte não desmascarado. O que é ainda mais frustrante para os legítimos profissionais de saúde mental: Amen afirma descaradamente que seus métodos exclusivos encontram-se muito à frente da lenta psiquiatria predominante, o que é um pouco como se Bernie Madoff ridicularizasse a baixa taxa de retorno do fundo mútuo Fidelity*.

Exatamente como Wilhem Reich foi uma vez, Daniel Amen está coberto por um verniz de respeitabilidade que faz com que suas práticas pareçam legítimas. Caso você estivesse se perguntando como algum paciente de Reich poderia ter acreditado que ficar semidespido e entrar num estranho aparelho de coleta de orgônio poderia melhorar sua saúde mental, basta levar em conta o poder de convencimento da técnica SPECT de Amen, que apresenta uma notável semelhança com os acumuladores de orgônio: os pacientes se submetem à injeção de agentes radioativos na veia e, em seguida, colocam obedientemente a cabeça num estranho aparelho coletor de raios gama. A aura mistificadora do SPECT, com a promessa de um conhecimento científico de ponta, parece tão maravilhosa e fascinante como a orgonomia azul brilhante. Como

---

* Tradicional fundo de investimentos americano. [N. do T.]

o leigo pode diferenciar entre as tecnologias cientificamente comprovadas e as nascidas de uma fantasia verossímil?

Na verdade, todas as especialidades médicas tiveram sua cota de teorias falsas, tratamentos inúteis e profissionais equivocados. Sangrias e laxantes intestinais foram utilizados outrora como um tratamento comum para todos os tipos de doença, da artrite à gripe. Não faz muito tempo, o câncer de mama era tratado com mastectomias radicais que extraíam uma grande porção do peito, incluindo as costelas da mulher. Ainda hoje a FDA mantém uma lista de 187 medicamentos contra o câncer extremamente elogiados, mas de eficácia não comprovada. O uso de antibióticos para combater o resfriado é muito difundido, embora eles não tenham nenhum efeito contra os vírus que causam os resfriados, enquanto cirurgias artroscópicas inúteis são realizadas com uma frequência grande demais para osteoartrite do joelho. Falsos tratamentos com células-tronco para doenças neurológicas incuráveis como ELA (esclerose lateral amiotrófica) e lesões da medula espinhal foram tema de uma reportagem recente de *60 Minutes*. Existem inúmeros falsos tratamentos para o autismo, incluindo vitaminas, nutracêuticos, suplementos alimentares, injeção de células-tronco, laxantes e a remoção de metais pesados do corpo por meio da terapia de quelação. Os pacientes cruzam o planeta em busca de tratamentos exóticos, caros e inúteis para qualquer doença imaginável. Mesmo alguém tão inteligente como Steve Jobs se deixou influenciar por práticas duvidosas, retardando o tratamento médico de um câncer de pâncreas em favor da "medicina holística", até que era tarde demais.

Não obstante, a psiquiatria ostentou mais tratamentos irregulares do que qualquer outro campo da medicina, em grande medida porque – até muito recentemente – os psiquiatras jamais conseguiam chegar a um acordo sobre o que constituía um transtorno mental, muito menos sobre a melhor forma de tratá-lo. Se cada médico tem sua própria definição de doença, então os tratamentos se tornam tão variados como os sapatos: cada temporada traz um desfile de cores e modelos novos... e se você não sabe *o que* está tratando, então como o tratamento pode ser eficaz? Muitos dos nomes mais notáveis dos anais da psiquiatria são mais conhecidos pelos tratamentos questionáveis do que pelo bem que realizaram, apesar de, na maioria das vezes, serem bem-intencionados: o magnetismo animal de Franz Mesmer, as "pílulas depurativas" de Benjamin Rush, a terapia contra a malária de Julius Wagner-Jauregg, a terapia por choque insulínico de Manfred Sakel, a terapia de sono profundo de Neil Macleod, as lobotomias de Walter Freeman, a terapia de conversão da orientação sexual de Melanie Klein e a psiquiatria existencial de R. D. Laing.

Lamento dizer que grande parte da responsabilidade por esse estado de coisas se deve inteiramente a minha categoria. Enquanto o restante da medicina continua a aumentar a longevidade, melhorar a qualidade de vida e elevar as expectativas por meio de tratamentos eficazes, os psiquiatras são acusados frequentemente de receitar remédios em excesso, de transformar comportamentos normais em patologias e de despejar seu psicologês. Muitas pessoas desconfiam que mesmo as melhores práticas da psiquiatria do século XXI podem acabar se revelando versões modernas da orgonomia de Reich e de técnicas espúrias para aliviar o sofrimento de indivíduos com doenças reais – como Abigail Abercrombie e Elena Conway.

No entanto, afirmo que hoje minha categoria profissional ajudaria Abbey e Elena. Abbey seria certamente diagnosticada com transtorno de pânico sem agorafobia, uma espécie de transtorno de ansiedade relacionada à disfunção das estruturas neurais do lobo temporal medial e da base do cérebro, que controlam a regulação emocional e as reações de fugir ou lutar. Trataríamos seu caso com inibidores seletivos de recaptação da serotonina (ISRSs). Com um acompanhamento constante, o prognóstico de Abbey seria bastante otimista, e ela poderia ter a expectativa de uma vida normal, controlando os sintomas por meio de tratamento.

Elena havia respondido ao início do tratamento, e acredito que, se tivesse prosseguido com o esquema de acompanhamento pós-hospitalar indicado, ela também teria se recuperado bem, além de retomar as aulas e seu antigo modo de vida.

Porém, se hoje posso ter tanta confiança com relação aos diagnósticos de Abbey e Elena, então por que os psiquiatras erravam tão redondamente no passado? Para responder a essa pergunta, precisamos voltar mais de dois séculos no tempo, até as origens da psiquiatria como uma especialidade separada da medicina. Porque desde o exato momento de seu nascimento, a psiquiatria foi um rebento estranho e imprevisível: o "patinho feio" da medicina.

Um remédio para a alma

Desde os tempos antigos, os médicos sabiam que o cérebro era o centro do pensamento e do sentimento. Qualquer estudante de medicina de toga sabia que se a matéria cinzenta que recheia o crânio recebesse um golpe violento – como acontecia com frequência nas batalhas – a pessoa podia ficar cega, falar coisas estranhas ou vagar pelas terras comatosas de Morfeu. Porém, no século XIX a medicina praticada nas universidades europeias começou a combinar a observação cuidadosa do comportamento anormal dos pacientes com dissecações apuradas feitas durante a autópsia de seus corpos. Examinando, com o auxílio dos microscópios, partes e tecidos do cérebro de pacientes mortos, os médicos descobriram, surpresos, que parecia haver duas categorias distintas de distúrbios mentais.

Na primeira categoria estavam os casos em que havia um dano visível do cérebro. Enquanto estudavam os cérebros de indivíduos que haviam sofrido de demência, os médicos perceberam que alguns pareciam menores e estavam salpicados de núcleos escuros de proteína. Outros médicos observaram que pacientes que haviam perdido subitamente o movimento dos membros frequentemente apresentavam obstruções salientes ou manchas avermelhadas no cérebro (decorrentes de batidas); em outras ocasiões, foram localizados tumores cor-de-rosa brilhantes. O anatomista francês Paul Broca analisou o cérebro de dois homens cujo vocabulário falado não chegava, no total, a sete palavras (um deles recebeu o nome de "Tan", por basear toda a sua comunicação nesse único som). Broca descobriu que ambos haviam sofrido uma batida no mesmo local, no lobo frontal esquerdo. Gradativamente, muitos transtornos começaram a ser associados a "assinaturas patológicas" facilmente identificáveis, entre eles as doenças de Parkinson, Alzheimer, Pick e Huntington.

No entanto, quando analisavam o cérebro dos pacientes que haviam sofrido outros tipos de distúrbios mentais, os médicos não conseguiam detectar qualquer anormalidade física. Nenhuma lesão, nenhuma anomalia neural – os cérebros desses pacientes não apresentavam nenhuma característica que os diferenciasse dos cérebros dos indivíduos que jamais haviam revelado disfunção de comportamento. Esses casos misteriosos compunham a segunda categoria de distúrbios mentais: psicoses, manias, fobias, melancolia, obsessões e histeria.

A descoberta de que alguns distúrbios mentais tinham uma base biológica identificável – enquanto outros não – levou à criação de duas especialidades distintas. Os médicos que se especializavam exclusivamente em distúrbios com um caráter neural observável passaram a ser conhecidos como *neurologistas*. Aqueles que lidavam com os distúrbios invisíveis da mente passaram a ser conhecidos como *psiquiatras*. Assim, a psiquiatria surgiu como uma especialidade médica que assumiu como ramo do conhecimento um conjunto de doenças que, por sua própria definição, não possuíam uma causa física identificável. Adequadamente, o termo "psiquiatria" – cunhado pelo médico alemão Johann Christian Reil em 1808 – significa literalmente "tratamento médico da alma".

Tendo como objeto e razão de ser uma entidade metafísica, a psiquiatria logo se tornou um campo fértil para trapaceiros e pseudocientistas. Imagine, por exemplo, se a cardiologia se dividisse em duas especialidades distintas: os "cardiologistas", que se ocupariam dos problemas *físicos* do coração, e os "espiritualistas", que se ocupariam dos problemas *não físicos* do coração. Qual especialidade ficaria mais vulnerável às teorias extravagantes e à fraude?

Como o estreito de Bering, a divisão entre o cérebro neurológico e a alma psiquiátrica separou dois continentes da prática médica. Por muitas vezes ao longo dos dois séculos seguintes, os psiquiatras afirmariam sua harmonia e identidade com seus pares do outro lado da fronteira; então, subitamente, proclamam a liberdade deles, insistindo que a mente inefável era o terreno de uma verdade maior.

Um dos primeiros médicos que procurou explicar e tratar os distúrbios mentais foi um alemão chamado Franz Anton Mesmer. Na década de

1770, ele rejeitou as narrativas religiosas e morais predominantes acerca da doença mental em prol de uma explicação fisiológica, o que, pode-se dizer, fez dele o primeiro psiquiatra do mundo. Infelizmente, a explicação fisiológica apresentada por ele foi que a doença mental podia estar localizada no "magnetismo animal" – uma energia invisível que circula através de milhares de canais magnéticos dentro do corpo –, o que também aconteceria com quaisquer doenças.

Ora, hoje nossa mente pode visualizar instintivamente esses canais magnéticos como redes de neurônios com impulsos elétricos disparados de uma sinapse a outra, mas a descoberta dos neurônios – sem falar das sinapses – ainda ocorreria num futuro distante. Na época de Mesmer, a teoria do magnetismo animal parecia tão insondável e futurista como se a CNN anunciasse hoje que agora poderíamos viajar instantaneamente de Nova York a Pequim usando uma máquina teletransportadora.

Mesmer acreditava que a doença mental era causada por obstruções à circulação desse magnetismo animal, uma teoria surpreendentemente parecida com a que Wilhelm Reich enunciaria um século e meio depois. Segundo Mesmer, a saúde era restaurada por meio da remoção dessas obstruções. Quando a natureza não conseguia fazer isso espontaneamente, o paciente podia se beneficiar entrando em contato com um potente condutor de magnetismo animal – como o próprio Mesmer.

Ao tocar os pacientes nos lugares certos e da maneira certa – um beliscão aqui, uma carícia ali, um sussurro nos ouvidos –, Mesmer afirmava poder restaurar o fluxo correto de energia magnética em seus corpos. Esse processo terapêutico pretendia produzir o que ele chamava de "crise". O termo parece adequado. Por exemplo, para curar uma pessoa insana era preciso a indução a um acesso descontrolado de loucura. Para curar uma pessoa deprimida, primeiro era preciso levá-la à beira do suicídio. Embora isso possa parecer um contrassenso para a mente dos não iniciados, Mesmer afirmava que seu domínio da terapia magnética permitia que essas crises induzidas se manifestassem sob seu controle, sem risco para o paciente.

Este é um relato de 1779 em que Mesmer trata um cirurgião militar que tem pedras no rim:

Após andar várias vezes ao redor da sala, o sr. Mesmer desabotoou a camisa do paciente e, recuando um pouco, pôs o dedo na parte afetada. Meu amigo sentiu um arrepio de dor. Então o sr. Mesmer moveu o dedo perpendicularmente ao abdome e ao peito do paciente, e a dor acompanhou exatamente o movimento do dedo. Em seguida ele pediu que o paciente estendesse o dedo indicador e apontou seu próprio dedo para ele, a três ou quatro passos de distância, após o que meu amigo sentiu um formigamento elétrico na ponta do dedo, que penetrou pelo dedo todo na direção da palma. Mesmer sentou-o então próximo ao piano; ele mal começara a tocar quando meu amigo ficou emocionalmente abalado, tremeu, perdeu o fôlego, mudou de cor e se sentiu puxado para o chão. Nesse estado de ansiedade, o sr. Mesmer colocou-o num sofá para que o risco de cair fosse menor e fez entrar uma empregada que, segundo ele, era antimagnética. Quando a mão dela se aproximou do peito do meu amigo, tudo se interrompeu subitamente, e meu colega tocou e examinou seu estômago com assombro. A dor aguda havia cessado de repente. O sr. Mesmer disse que um cachorro ou gato teria interrompido a dor tão bem como a empregada o fizera.

Notícias sobre o talento de Mesmer se espalharam pela Europa depois que ele efetuou diversas "curas" extraordinárias usando seus poderes de magnetismo, como a recuperação da visão da srta. Franziska Oesterlin, uma amiga da família Mozart. Mesmer chegou até a ser convidado a opinar perante a Academia Bávara de Ciências e Humanidades sobre os exorcismos realizados por um sacerdote católico chamado Johann Joseph Gassner – um admirável momento de ironia, quando um curandeiro religioso vítima de autoengano foi chamado para compreender as técnicas de outro. Mesmer saiu-se bem da situação proclamando que, embora Gassner fosse sincero em suas convicções religiosas e seus exorcismos fossem de fato eficazes, eles só funcionavam porque o sacerdote tinha um alto grau de magnetismo animal.

Finalmente, Mesmer foi para Paris, onde o médico igualitário tratou tanto dos aristocratas abastados como da gente do povo com seus autoproclamados poderes de magnetismo animal. Como a fama de Mesmer continuasse a crescer, o rei Luís XVI designou um comitê científico – que incluía o cientista e diplomata americano Benjamin Franklin, então em visita à cidade – para investigar o magnetismo animal. O comitê acabou publicando um relatório desbancando os métodos de Mesmer e de outros praticantes do magnetismo animal como nada mais do que o poder da imaginação, não obstante Franklin astutamente tenha observado: "Alguns acham que isto porá um fim ao mesmerismo. Mas existe uma quantidade extraordinária de credulidade no mundo, e fraudes igualmente absurdas têm perdurado por longos períodos."

Existem fortes indicações de que Mesmer acreditava mesmo na existência de canais magnéticos sobrenaturais. Doente e já no leito de morte, recusou-se a recorrer aos médicos, tentando reiteradamente se curar usando o magnetismo animal – sem sucesso. Faleceu em 1815.

Embora a teoria fantástica de Mesmer não tenha sobrevivido ao século XX, num aspecto importante ele foi um pioneiro da psiquiatria. Antes de Mesmer, havia uma crença generalizada por parte dos médicos de que a doença mental tinha origens morais – segundo esse ponto de vista, os loucos tinham *escolhido* se comportar de uma forma indecente e animalesca ou, no mínimo, estavam pagando agora por algum pecado cometido no passado. Outra visão médica comum era que os lunáticos tinham nascido loucos, destinados a ser assim pela mão da natureza ou de Deus e, portanto, não havia esperança de curá-los.

Contrastando com essas visões, a teoria excêntrica de Mesmer sobre os processos invisíveis era, na verdade, bastante libertadora. Ele rejeitava tanto a noção determinista de que alguns indivíduos tinham nascido com a doença mental presa no cérebro como a visão beata de que tal doença revelava uma espécie de degeneração moral, sugerindo, em vez disso, que era consequência de mecanismos fisiológicos avariados que podiam ser tratados pela medicina. O psiquiatra e historiador da medicina Henri Ellenberger considera Mesmer o primeiro psiquiatra psicodinâmico, um médico que conceitualiza a doença mental como resultado de processos psíquicos internos.

Para a psiquiatria psicodinâmica, a mente é mais importante que o cérebro, e a psicologia, mais relevante que a biologia. As abordagens psicodinâmicas da doença mental influenciaram profundamente a psiquiatria europeia, acabando por se constituir na doutrina fundamental da psiquiatria americana. Na verdade, a psiquiatria oscilaria para a frente e para trás durante os dois séculos seguintes, entre as concepções psicodinâmicas da doença mental e seu oposto intelectual: as concepções biológicas da doença mental, que sustentavam que os transtornos surgem de rupturas dos processos fisiológicos do cérebro.

Depois de Mesmer, a primeira geração de médicos a aceitar o termo "psiquiatra" procurou com afinco outros processos ocultos da mente. Conhecidos às vezes como filósofos naturais, esses primeiros psiquiatras apropriaram-se de conceitos do movimento romântico europeu nas artes e na literatura e procuraram as forças irracionais e ocultas da natureza humana, muitas vezes acreditando no poder de um espírito transcendente e no valor intrínseco das emoções. Rejeitavam os experimentos científicos e as experiências clínicas diretas em prol da intuição e nem sempre traçavam uma linha precisa entre doença mental e saúde mental. Consideravam muitas vezes a loucura como resultado de uma mente normal que capitulava diante das forças impetuosas e turbulentas da alma imortal.

O auge do pensamento romântico nos primórdios da psiquiatria encontrou expressão, em 1845, no manual escolar alemão *Princípios de psicologia médica*, de autoria do médico, poeta e filósofo Ernst von Feuchtersleben, que acreditava que "todos os ramos de pesquisa e conhecimento humanos estão naturalmente misturados uns com os outros". O livro de Feuchtersleben teve uma procura tão grande que o editor requisitou os exemplares de leitura antes enviados gratuitamente para universidades e médicos, para que pudessem ser transferidos para as livrarias.

Como se pode imaginar, uma psiquiatria baseada na intuição e na poesia pouco fez para aliviar o sofrimento dos indivíduos assediados por vozes internas ou imobilizados pela depressão. Gradativamente, os médicos começaram a perceber que se concentrar em processos não observáveis abrigados dentro de uma "mente" de contornos indefinidos não produzia uma mudança duradoura, ou, nos pacientes com distúrbios graves, mudança alguma. Depois de décadas navegando pelos mares nebulosos do filosofar psíquico, um novo grupo de psiquiatras foi se dando conta de que essa abordagem os estava conduzindo a uma alienação intelectual do restante da medicina. Esses médicos reacionários condenaram, muitas vezes de maneira áspera, a psiquiatria psicodinâmica dos românticos, acusando os filósofos naturais de "perderem totalmente o contato com a vida real" ao mergulharem "nos domínios místico-transcendentais da especulação".

Por volta de meados do século XIX, uma nova geração de psiquiatras tentou superar corajosamente o fosso cada vez maior entre a psiquiatria e sua irmã siamesa, a neurologia, cada vez mais respeitável. Essa foi a primeira onda da *psiquiatria biológica*, que se baseava na convicção de que a doença mental podia ser atribuída a anomalias físicas e identificáveis do cérebro. O movimento foi liderado por um psiquiatra alemão chamado Wilhelm Griesinger, que declarou, confiante, que "todas as concepções poéticas e ideais de insanidade têm um valor extremamente insignificante". Griesinger completara sua formação de médico-cientista com o respeitado patologista alemão Johann Schönlein, célebre por demonstrar a credibilidade científica da medicina interna ao insistir que os diagnósticos deveriam depender de duas amostras de dados concretas: (1) o exame físico e (2) análises laboratoriais de fluidos e tecidos do corpo.

Griesinger procurou estabelecer a mesma base empírica para o diagnóstico psiquiátrico. Ele classificou de forma sistemática os sintomas dos internos de manicômios e, em seguida, supervisionou análises patológicas dos cérebros desses internos depois que eles morreram. Ele utilizou essa pesquisa para definir testes de laboratório que pudessem ser realizados em pacientes vivos; além disso, elaborou uma entrevista estruturada e um exame físico que pudessem ser usados em conjunto com os testes de laboratório para diagnosticar a doença mental – ou, pelo menos, era isso que esperava alcançar.

Em 1867, no primeiro número de seu novo periódico, *Archives of Psychiatry and Nervous Disease*, Griesinger proclamou: "A psiquiatria passou por uma transformação em seu relacionamento com o restante da medicina. Essa transformação se baseia principalmente na percepção de que pacientes com as assim chamadas 'doenças mentais' são, na verdade, indivíduos com doenças dos nervos e do cérebro. Portanto, a psiquiatria deve deixar sua condição de isolamento corporativo e passar a fazer parte integral da medicina geral, acessível a todos os círculos médicos."

Essa declaração de princípios da psiquiatria biológica inspirou um novo contingente de pioneiros da psiquiatria que acreditavam que a chave para a doença mental não estava numa alma etérea nem em canais magnéticos imperceptíveis, e sim no interior das dobras macias e úmidas do cérebro. Seu trabalho deu origem a uma quantidade enorme de pesquisas profundamente ancoradas em análises microscópicas dos cérebros de pessoas mortas. Psiquiatras com formação em anatomia ligaram a patologia cerebral aos transtornos clínicos. (Alois Alzheimer, que identificou as "placas senis e os emaranhados neurofibrilares" da doença que leva seu nome, era psiquiatra.) Formularam-se novas teorias baseadas no cérebro, como a sugestão de que transtornos mentais como histeria, mania e psicose eram causados por neurônios superestimulados.

Diante desses desdobramentos, você talvez tenha pensado que os psiquiatras biológicos tinham finalmente posicionado sua categoria em bases científicas sólidas. Afinal de contas, deve haver *alguma* base observável da doença mental no próprio cérebro, certo? Infelizmente, as pesquisas realizadas pela primeira geração de psiquiatras biológicos malogrou como fogo de artifício que sobe aos céus sem detonar. Apesar das importantes contribuições para a neurologia, nenhuma das teorias biológicas nem as pesquisas sobre doenças mentais do século XIX encontraram evidências físicas que as comprovassem (exceto a marca patológica da doença de Alzheimer), nenhuma levou a uma eventual descoberta marcante e, no final das contas, nenhuma se mostrou correta. Por mais que os psiquiatras biológicos estudassem atentamente as fissuras, as circunvoluções e os lobos cerebrais, por mais que examinassem diligentemente as lâminas do tecido neural, não conseguiam descobrir nenhuma anomalia compatível indicativa de doença mental.

Apesar das nobres intenções de Griesinger, um leitor de seu trabalho *Arquivos de Psiquiatria e Doença Nervosa* não compreenderia melhor a doença mental do que um leitor da "Dissertação sobre a descoberta do magnetismo animal" de Mesmer. Quer se postulasse que os canais magnéticos, uma Alma Universal ou os neurônios superestimulados estivessem na origem da doença mental, na década de 1880 se chegaria à mesma quantidade de provas empíricas para apoiar a alegação: nenhuma. Embora as pesquisas sobre o cérebro servissem de trampolim para que muitos médicos do século XIX alcançassem a cátedra universitária, elas não produziram nenhuma descoberta de peso nem terapias eficazes que aliviassem a devastação causada pela doença mental.

Com o ano de 1900 aproximando-se rapidamente, o pêndulo conceitual começou a oscilar de novo. Os psiquiatras ficaram decepcionados com as tentativas infrutíferas dos colegas de orientação biológica. Um médico famoso descartou a psiquiatria biológica como "mitologia cerebral", enquanto o grande psiquiatra alemão Emil Kraepelin (ao qual voltaremos depois) rotulou-a de "anatomia especulativa". Incapaz de encontrar uma base biológica para as doenças de seu campo, a psiquiatria afastou-se ainda mais, em termos científicos, do resto da medicina. Como se isso não bastasse, ela também se afastou *geograficamente* do resto da medicina.

Cuidadores de pessoas com doenças mentais

Até o século XIX, as pessoas com doenças mentais graves podiam ser encontradas em dois lugares, dependendo dos recursos da família. Se os pais ou o cônjuge do paciente tivessem a sorte de fazer parte da classe privilegiada, o cuidado podia ser ministrado na propriedade rural da família. Talvez o paciente pudesse até ser escondido no sótão, como a esposa louca do sr. Rochester em *Jane Eyre*, para que a desgraça pudesse ser ocultada da sociedade. Mas, se a alma infortunada viesse de uma família operária – ou tivesse parentes insensíveis –, normalmente acabava vagando sem paradeiro ou num tipo muito diferente de residência: o manicômio.

Todos os documentos do período que registram as condições existentes nos manicômios antes do Iluminismo os descrevem como sendo masmorras abomináveis, imundas e fervilhantes. (As descrições horrorosas dos manicômios prosseguiram durante a maior parte dos dois séculos seguintes, constituindo-se num dos assuntos de maior destaque da psiquiatria e servindo como fonte inesgotável de denúncias jornalísticas e demandas de ativistas defensores dos direitos civis.) Os internos podiam ser acorrentados, açoitados, espancados com bastões, mergulhados em água gelada ou simplesmente encarcerados numa cela fria e minúscula durante semanas. Aos domingos, costumava-se exibi-los como fenômenos bizarros a um público ávido e zombador.

O propósito das primeiras instituições mentais não era o tratamento nem a cura, mas, sim, separar tais enfermos forçadamente da sociedade. Durante a maior parte do século XVIII, os transtornos mentais não eram considerados doenças; consequentemente, não entravam no campo de ação da medicina, não mais que o comportamento criminoso que levava o prisioneiro à penitenciária. As pessoas com doenças mentais eram consideradas degeneradas sociais ou desajustadas morais que sofriam punição divina por alguma transgressão imperdoável.

O responsável, em grande medida, por transformar os manicômios de prisões em instituições terapêuticas de cura, dando origem, indiretamente, a uma categoria profissional de psiquiatras, foi um francês chamado Philippe Pinel. Ele era a princípio um respeitado autor de textos médicos conhecido por seus fascinantes estudos de casos. Então, em 1783 sua vida mudou.

Um amigo íntimo de Pinel, estudante de direito em Paris, apresentou uma forma de loucura que hoje provavelmente seria diagnosticada como transtorno bipolar. Num dia o tal amigo tinha a exuberante convicção de que em breve se tornaria o mais brilhante advogado da França; no outro, mergulhava no desânimo, implorando que sua vida sem sentido chegasse ao fim. Não tardou para que ele passasse a acreditar que padres estavam interpretando seus gestos e lendo sua mente. Uma noite, ele correu para o bosque usando nada além de uma camisa e morreu de hipotermia.

A tragédia deixou Pinel arrasado, levando-o a dedicar o resto da vida à doença mental. Ele começou a investigar, em particular, o funcionamento dos manicômios, os quais ele evitara de propósito quando buscara ajuda para o amigo, devido às notórias condições deploráveis. Não passou muito tempo até que, em 1792, Pinel fosse indicado para dirigir o manicômio masculino de Paris, em Bicêtre. Ele usou imediatamente o novo cargo para implantar mudanças importantes, tomando a medida sem precedentes de eliminar os tratamentos perniciosos de praxe de purgar os intestinos, fazer sangrias e provocar bolhas. Logo em seguida, libertou do uso de correntes de ferro os internos do hospício parisiense da Salpêtrière.

Pinel acreditava que, se fosse administrado corretamente, o próprio espaço institucional poderia ter efeitos benéficos para os pacientes. O médico alemão Johann Reil descreveu como fazer para implantar um novo manicômio nos moldes de Pinel:

> Pode-se começar escolhendo um nome inofensivo, situá-lo em um local agradável, em meio a riachos e lagos, colinas e prados, com pequenas casas de campo agrupadas em torno do prédio da administração. O corpo do paciente e seus aposentos devem ser mantidos limpos, sua dieta deve ser leve, sem bebidas alcoólicas nem comida muito temperada. As distrações variadas, feitas em horários apropriados, não devem ser nem longas demais nem divertidas demais.

Isso era algo completamente diferente das gélidas prisões para indesejáveis que constituíam a maioria dos outros manicômios, dando início ao que ficou conhecido como "movimento de manicômio" na Europa e difundindo-se posteriormente para os Estados Unidos. Pinel foi também o primeiro a defender que a rotina do manicômio deveria estimular a sensação de estabilidade e autocontrole dos pacientes. Hoje, a maioria das unidades de internamento de pacientes, incluindo as do Centro Médico Universidade Columbia-Hospital Presbiteriano de Nova York, ainda emprega o conceito de um calendário de atividades rotineiras de Pinel que estimulam a organização, a disciplina e a higiene pessoal.

Depois de Pinel, a conversão das instituições mentais em locais de repouso e terapia levaram ao estabelecimento formal da psiquiatria como uma profissão claramente definida. A transformação do manicômio numa instituição de humanitarismo terapêutico em vez de encarceramento cruel exigia médicos especializados no trabalho com pessoas portadoras de doenças mentais, o que deu origem ao primeiro nome comum do psiquiatra: *alienista*.

Os alienistas receberam esse nome porque trabalhavam em manicômios de localidades rurais, muito distantes dos hospitais situados nas regiões mais centrais onde seus colegas médicos trabalhavam, conviviam socialmente e se dedicavam às doenças físicas. A separação geográfica entre a psiquiatria e o restante da medicina continuou existindo no século XXI em uma variedade de formas; mesmo hoje ainda existem *hospitais* e *hospitais de saúde mental*, embora, felizmente, estes últimos sejam uma espécie em extinção.

Ao longo de todo o século XIX, a imensa maioria de psiquiatras era composta de alienistas. Embora as diversas teorias psicodinâmicas e biológicas sobre a doença mental fossem habitualmente apresentadas e discutidas nos salões da academia, essas ideias, em sua maioria, tinham pouco impacto no trabalho cotidiano dos alienistas. Ser um alienista era ser um cuidador compassivo em vez de um verdadeiro médico, pois havia pouco a fazer para aliviar os sofrimentos psíquicos dos que estavam sob seus cuidados (embora eles também atendessem as necessidades médicas). Tudo o que o alienista podia realizar era manter o paciente seguro, limpo e bem cuidado –, o que certamente era muito mais do que havia sido feito em épocas anteriores. Ainda assim, permanecia o fato de que não havia um único tratamento eficaz para a doença mental.

Quando o século XIX chegava ao fim, todas as especialidades médicas avançavam rapidamente – exceto uma. Estudos anatômicos cada vez mais complexos de cadáveres humanos exibiam novos detalhes das doenças do fígado, do pulmão e do coração – no entanto, não havia nenhum esboço anatômico da psicose. A invenção da anestesia e das técnicas de esterilização tornou possíveis cirurgias ainda mais complexas – mas não havia nenhuma operação para a depressão. A invenção do raio X permitiu que os médicos tivessem o poder quase mágico de perscrutar o interior de corpos vivos – mas mesmo os espetaculares raios de Roentgen não conseguiram elucidar as marcas ocultas da histeria.

A psiquiatria estava exaurida pelo fracasso e fragmentada num conjunto variado de teorias concorrentes a respeito da natureza básica da doença mental. A maioria dos psiquiatras era alienista, alienados tanto dos colegas médicos como do restante da sociedade, supervisionando internos com pouca esperança de recuperação. As formas predominantes de tratamento eram hipnose, purgantes, compressas geladas e – o mais comum de todos – controles rígidos.

Karl Jaspers, um renomado psiquiatra alemão que se tornou filósofo existencialista, recordou qual era o estado de espírito na virada do século: "A percepção de que a investigação e a terapia científica estavam estagnadas era comum nas clínicas psiquiátricas. As grandes instituições para pessoas com doenças mentais eram mais grandiosas e higiênicas que nunca; porém, apesar de sua dimensão, o melhor que podiam fazer para seus infelizes internos era moldar suas vidas da forma mais natural possível. Quando a questão era tratar a doença mental, não havia basicamente nenhuma esperança."

Ninguém tinha a menor ideia de por que alguns pacientes acreditavam que Deus estava falando com eles, outros acreditavam que Deus os abandonara, e outros, ainda, acreditavam que *eram* Deus. Os psiquiatras ansiavam por alguém que os tirasse do labirinto, oferecendo respostas sensatas às perguntas: "Qual é a causa da doença mental? E como podemos tratá-la?"

Um "projeto para uma psicologia científica"

No poema "Em memória de Sigmund Freud", W. H. Auden escreve sobre a dificuldade de compreender Freud com nosso olhar moderno: "Ele agora já não é mais uma pessoa, mas um ponto de vista em voga." Aposto, sem muito medo de errar, que você já ouviu falar de Freud e está familiarizado com sua aparência: a barba eduardiana, os óculos redondos e o familiar charuto fazem lembrar o mais famoso psiquiatra da história. A menção a seu nome evoca instantaneamente a frase: "Então, fale-me sobre sua mãe." Também é muito provável que você tenha uma opinião formada sobre as ideias dele – e aposto que tenderia ao ceticismo, se não à total hostilidade. Freud é muitas vezes caluniado como um misógino, um impostor presunçoso e tirânico ou um psiquiatra obcecado com sexo que investigava sem parar os sonhos e as fantasias das pessoas. Para mim, porém, ele foi um visionário trágico muito à frente do seu tempo.

Nas páginas deste livro encontraremos muitos luminares da psiquiatria (como o ganhador do Prêmio Nobel Eric Kandel) e fraudes (como o orgonomista Wilhelm Reich). No entanto, Sigmund Schlomo Freud ocupa uma categoria à parte: é ao mesmo tempo o maior herói da psiquiatria e seu mais calamitoso embusteiro. Na minha opinião, essa aparente contradição capta perfeitamente os paradoxos inerentes a qualquer tentativa de inventar uma cura para a doença mental.

Duvido que teria me tornado psiquiatra se não fosse por Freud. Entrei em contato com o médico austríaco pela primeira vez na adolescência, quando li sua obra mais famosa, *A interpretação dos sonhos*, num curso de psicologia para calouros. Havia algo na teoria de Freud e no modo como ele a transmitia que parecia desvendar os grandes mistérios da natureza humana – e ecoava meus próprios esforços de me compreender. Eu vibrava com frases como esta: "O consciente pode ser comparado a uma fonte cujas águas vibram ao sol e depois retornam ao grande lago subterrâneo do inconsciente, de onde elas vêm."

Existe um fenômeno comum entre os estudantes de medicina conhecido como "síndrome do estudante de medicina": ao estudar a lista de sintomas de uma nova doença, o estudante percebe – quem diria! – que ele próprio deve estar com difteria, sarna ou esclerose múltipla. Tive uma reação semelhante quando entrei pela primeira vez em contato com Freud. Comecei a reinterpretar meu comportamento por meio das teorias de Freud com uma precipitação súbita de um autêntico *insight*. Será que eu discutia tanto com meus professores do sexo masculino por causa de um conflito edipiano reprimido com meu pai pela atenção da minha mãe? Será que meu quarto era uma bagunça porque eu não havia superado a fase anal do desenvolvimento psicossocial, devido ao fato de minha mãe ter me mandado de fralda para o berçário?

Embora eu possa ter cedido a interpretações extremamente elaboradas de comportamentos banais, Freud de fato me ensinou uma lição inestimável: os fenômenos mentais não são acontecimentos aleatórios; eles são determinados por processos que podem ser estudados, analisados e, finalmente, esclarecidos. Muito acerca de Freud e de sua influência na psiquiatria e na sociedade é paradoxal – revelando *insights* na mente humana ao mesmo tempo que alimenta os psiquiatras com teorias não corroboradas. A maioria das pessoas se esquece de que Freud formou-se originalmente como um neurologista pragmático que defendia os mais rígidos padrões de pesquisa. Sua obra *Projeto para uma psicologia científica*, de 1895, tinha o propósito de ensinar os médicos a abordar questões psiquiátricas de uma perspectiva científica rigorosa. Sua formação se deu com o grande neurologista da época, Jean-Martin Charcot, e – como seu mentor – Freud supunha que as futuras descobertas científicas elucidariam os mecanismos biológicos encobertos que eram responsáveis pelo pensamento e pelo sentimento. Freud até delineou, de maneira engenhosa, o que talvez seja um dos primeiros exemplos de rede neural, descrevendo como sistemas de neurônios individuais podem se comunicar uns com os outros para aprender e realizar cálculos, prenunciando os modernos campos de aprendizado de máquina e neurociência computacional.

Embora Wilhelm Reich com frequência afirmasse publicamente que Albert Einstein endossava suas ideias sobre orgonomia, o grande físico, na realidade, considerava as ideias do impostor ridículas, e pediu que ele parasse de usar seu nome para vender produtos. Mas Einstein tinha uma postura bastante diferente com relação a Freud. Ele respeitava suficientemente seu discernimento psicológico para lhe pedir, logo antes da Segunda Guerra Mundial, que explicasse a capacidade do homem de guerrear, solicitando que "abordasse o problema à luz de seu extenso conhecimento da vida instintiva do homem". Após Freud responder com uma dissertação sobre o assunto, Einstein endossou publicamente suas opiniões e lhe escreveu: "Admiro profundamente sua paixão na busca pela verdade."

As ideias pioneiras de Freud sobre doença mental foram despertadas inicialmente por seu interesse pela hipnose, um tratamento popular no século XIX, que se originou com Franz Mesmer. Freud foi atraído pelos efeitos estranhos da hipnose, em especial os fenômenos misteriosos por meio dos quais os pacientes acessavam lembranças que não conseguiam recordar durante o estado normal de consciência. Essa observação acabou conduzindo-o a sua hipótese mais famosa: a de que nossas mentes contêm uma forma oculta de conhecimento que é inacessível à nossa consciência desperta. De acordo com Freud, essa parte *inconsciente* da mente era o equivalente mental de um hipnotizador, que podia fazer com que a pessoa ficasse de pé ou se deitasse sem que ela jamais entendesse por que tinha feito isso.

Hoje a existência do inconsciente é algo tão natural para nós, é um fenômeno tão óbvio que seria ridículo atribuir sua "descoberta" a uma única pessoa. Usamos despreocupadamente expressões como "intenção inconsciente", "desejo inconsciente" e "resistência inconsciente" e tiramos o chapéu para Freud ao nos referir aos "lapsos freudianos". Cientistas comportamentais e do cérebro contemporâneos também tomam o inconsciente como um dado; eles o incluem em conceitos como memória implícita, pré-ativação, percepção subliminar e visão cega. Freud denominou sua teoria contraintuitiva de uma mente inconsciente como *teoria psicanalítica*.

Freud repartiu a mente em vários elementos de consciência. O *id* primal era a fonte voraz dos instintos e dos desejos; o virtuoso *superego* era a voz da consciência, um grilo falante que proclamava: "Você não pode fazer isso!"; o pragmático *ego* era nossa consciência comum, chamada para fazer a mediação entre as exigências do id, as admoestações do superego e a realidade do mundo exterior. De acordo com Freud, os seres humanos só estão inteirados parcialmente do funcionamento de suas mentes.

Freud valeu-se dessa concepção original da mente para propor uma nova definição psicodinâmica de doença mental que mudaria o rumo da psiquiatria europeia, tornando-se predominante, em seguida, na psiquiatria americana. Segundo a teoria psicanalítica, toda forma de doença mental poderia ser situada na mesma causa original: os conflitos entre os diferentes sistemas mentais.

Por exemplo, Freud diria que, se você desejasse inconscientemente transar com seu chefe casado, mas soubesse conscientemente que agindo assim provocaria todo tipo de problema, isso produziria um conflito psíquico. Sua mente consciente tentaria primeiro lidar com o conflito por meio do controle emocional direto ("é verdade, acho meu chefe atraente, mas sou madura o suficiente para não ceder a esses sentimentos"). Se isso falhasse, sua mente consciente tentaria resolver o conflito usando truques psicológicos que Freud chamava de *mecanismos de defesa*, como a *sublima-*

ção ("acho que vou ler umas histórias eróticas sobre romances proibidos") ou a *negação* ("não acho meu chefe atraente, do que você está falando?!"). Mas se o embate psíquico fosse forte demais para que seus mecanismos de defesa pudessem administrá-lo, ele poderia provocar histeria, ansiedade, obsessões, problemas sexuais ou – em casos extremos – psicose.

O termo abrangente que Freud utilizou para todos os distúrbios mentais causados por conflitos psíquicos que afetavam as emoções e o comportamento das pessoas, mas não faziam com que elas perdessem contato com a realidade do mundo exterior, foi *neurose*. A neurose se tornaria o conceito fundamental dentro da teoria psicanalítica para compreender e tratar as doenças mentais – e o conceito clínico mais influente na psiquiatria americana durante a maior parte do século XX, até 1979, quando a revisão inovadora do sistema de diagnóstico da psiquiatria chegou ao fim, e a neurose se tornaria objeto de uma batalha decisiva pela alma da psiquiatria americana.

Entretanto, no início da década de 1900, Freud ainda não dispunha de nenhuma prova palpável da existência do inconsciente ou da neurose ou de qualquer de seus conceitos psicanalíticos; ele formulou sua teoria partindo inteiramente de inferências derivadas do comportamento de seus pacientes. Isso pode parecer não científico, embora tais métodos não sejam realmente diferentes daqueles utilizados pelos astrofísicos que postulam a existência da matéria negra, uma forma hipotética de matéria invisível espalhada por todo o universo. No momento em que escrevo estas palavras, embora ninguém jamais tenha observado nem mesmo detectado a matéria negra, os cosmólogos percebem que não é possível compreender os movimentos e a estrutura do universo observável sem invocar uma *coisa* misteriosa e imperceptível que, silenciosamente, influencia tudo o que podemos ver.

Freud também apresentou argumentos muito mais detalhados e cuidadosos acerca da doença mental do que o que fora proposto como base de qualquer teoria psiquiátrica anterior. Particularmente, ele considerou a neurose uma consequência neurobiológica dos processos darwinianos de seleção natural. As estruturas mentais humanas evoluíram para defender nossa sobrevivência como animais sociais que viviam em comunidades onde era preciso tanto cooperar como competir com outros membros da nossa espécie, argumentou Freud. Portanto, nossa mente evoluiu no sentido de reprimir alguns impulsos egoístas, a fim de facilitar a cooperação indispensável. Às vezes, porém, nossos instintos de cooperação e de competição entram em conflito (se nos sentimos sexualmente atraídos pelo(a) chefe(a), por exemplo). É esse conflito que produz a discórdia psíquica, e, se ela não for resolvida – pressupunha Freud –, poderá desequilibrar o funcionamento natural da mente e criar a doença mental.

Os críticos de Freud muitas vezes se perguntam por que o sexo ocupa um lugar tão destacado em suas teorias, e, embora eu concorde que a ênfase exagerada no conflito sexual foi um de seus equívocos mais evidentes, ele tinha uma explicação racional para isso. Como os impulsos sexuais são essenciais para a reprodução e contribuem de forma considerável para o êxito evolutivo do indivíduo, Freud concluiu que eram os instintos darwinianos mais poderosos e egoístas de todos. Portanto, quando tentamos reprimir nossos desejos sexuais, estamos contrariando milhões de anos de seleção natural – gerando, desse modo, o conflito psíquico mais profundo de todos.

A observação de Freud de que os desejos sexuais podem muitas vezes levar a conflitos internos certamente encontra eco nas experiências da maioria das pessoas. Para mim, onde ele se perdeu foi quando deduziu que, uma vez que nossos instintos sexuais são tão fortes, eles estão obrigatoriamente presentes em cada uma de nossas decisões. A neurociência, assim como uma autoanálise casual, diz outra coisa: que nossos desejos de riqueza, aceitação, amizade, reconhecimento, competição e sorvete são todos impulsos independentes reais, não simplesmente luxúria disfarçada. Embora possamos ser instrumentos do instinto, nossos instintos não são unicamente, nem mesmo majoritariamente, sexuais.

Freud descreveu vários exemplos de neurose em seus célebres estudos de caso, incluindo o de Dora, pseudônimo de uma adolescente que morava em Viena. Dora sofria "acessos de tosse acompanhados de perda de voz", particularmente quando falava sobre o amigo do pai, o senhor K. Freud interpretou a perda de voz de Dora como um tipo de neurose que ele chamou de "reação de conversão". Aparentemente, o sr. K se insinuara sexualmente para Dora, menor de idade, pressionando seu corpo contra o dela. Quando Dora relatou ao pai o comportamento do homem, ele não acreditou nela. Ao mesmo tempo, o pai de Dora estava tendo um caso secreto com a esposa do sr. K, e a adolescente, que sabia disso, achava que o pai a estava estimulando a passar mais tempo com o sr. K para que ele mesmo pudesse ter mais oportunidades de se encontrar com a amante.

Segundo a interpretação de Freud, o transtorno de conversão resultava do conflito inconsciente entre o desejo de manter relações harmoniosas com o pai e o desejo de que ele acreditasse nela quanto ao comportamento repulsivo de seu amigo. Segundo Freud, a mente de Dora "converteu" o desejo de contar ao pai a respeito da agressividade sexual do amigo em mutismo, a fim de preservar seu relacionamento com ele.

Embora os transtornos de conversão tivessem sido identificados muito tempo antes que Freud lhes desse um nome, ele foi o primeiro a oferecer uma explicação plausível do fenômeno – no caso de Dora, explicando sua incapacidade de falar como uma tentativa da mente consciente de reprimir uma verdade acerca de algo que poderia fazer com que o pai ficasse com raiva dela. Embora a análise feita por Freud do caso de Dora se torne cada vez mais improvável e insensível – ele acaba sugerindo que Dora se sentia atraída sexualmente tanto pelo pai como pelo sr. K, e não podemos deixar de ser compreensivos com ela quando interrompe repentinamente sua terapia com Freud –, seu principal *insight* de que certos tipos de comportamentos anômalos podem se originar de conflitos internos continua relevante até hoje. Na verdade, alguns pacientes meus parecem ter saído diretamente do prontuário médico de Freud.

Alguns anos atrás me pediram que eu examinasse um homem de 41 anos chamado Moses, que trabalhava num hospital municipal próximo. De modo geral, sua vida era razoavelmente estável – exceto pela situação com o chefe. Moses gostava dele, que era diretor do departamento de cardiologia; afinal, o sujeito o havia promovido para o confortável cargo de diretor administrativo de divisão. Moses achava que devia fidelidade a ele, pois, de seu ponto de vista, o chefe havia possibilitado, sozinho, que ele fosse bem-sucedido profissionalmente. Porém, na época em que comecei a atendê-lo, Moses estava começando a compreender o preço de sua lealdade.

O chefe estava envolvido numa ferrenha disputa com o presidente do hospital acerca de questões financeiras. Durante as discussões apaixonadas, Moses era muitas vezes chamado pelo chefe para revisar dados financeiros e compilar relatórios. Gradativamente, Moses começou a juntar as peças de um quadro perturbador: seu chefe estava passando uma falsa impressão das finanças da divisão para o presidente. Pior, estava ficando cada vez mais evidente que seu chefe estava acobertando uma série de transações financeiras desonestas e possivelmente ilegais.

Moses ficou horrorizado. Ele sabia que a administração do hospital acabaria descobrindo o segredo do chefe – e o próprio Moses compartilharia a culpa, já que todos suporiam que ele estava a par da transgressão e que, portanto, era cúmplice no caso. Ele ficou dividido entre a lealdade ao homem que o promovera e o desejo de ter um comportamento honesto. À medida que o confronto entre o chefe e o presidente aumentava de intensidade, a angústia de Moses crescia, até chegar a um ponto de ruptura.

Certo dia, enquanto estava trabalhando, Moses subitamente começou a encontrar dificuldade para falar. Não demorou muito para que começasse a gaguejar. Ficou confuso e desorientado. No final do dia, estava completamente mudo. Abriu a boca, mas não emitiu nenhum som, apenas ruídos guturais. Essa perturbadora mudança de comportamento fez com que seus colegas o levassem depressa para o pronto-socorro.

Os médicos deduziram imediatamente que ele sofrera um derrame ou um ataque, os suspeitos de sempre quando alguém fica repentinamente confuso e não consegue falar. Pediram uma bateria completa de exames neurológicos, incluindo uma tomografia computadorizada e um eletroencefalograma. Ficaram surpresos quando o resultado dos testes foi normal. Sem nenhum sinal de anomalia fisiológica, deduziu-se que se tratava de um problema psiquiátrico e me encaminharam Moses.

No início, desconfiei de alguma forma de fingimento – talvez ele estivesse inventando os sintomas para conseguir um afastamento médico ou receber o seguro por incapacidade –, mas não havia nenhuma prova que sustentasse essa hipótese. O mutismo de Moses estendia-se a todas as esferas da vida, mesmo quando ele estava em casa com a família e os amigos. Recomendei que ele tirasse uma licença médica e marcasse uma consulta de acompanhamento. Quando ele chegou ao meu consultório, disse-lhe que gostaria de aplicar um procedimento de diagnóstico chamado entrevista com amytal. Tratava-se de um procedimento antigo em que se administrava uma dose moderada de um barbiturato de efeito rápido por meio de uma injeção intravenosa. Como deixa o paciente desinibido e relaxado, age como uma espécie de soro da verdade. Moses balançou a cabeça em sinal de concordância.

Levei-o para uma sala de tratamento, coloquei-o numa cadeira de rodas e enchi uma seringa com amobarbital. Inseri a agulha na veia e comecei a injetar lentamente a medicação. Em menos de um minuto ele começou a falar, no início com um linguajar enrolado e infantil, logo depois de maneira clara e coerente. Explicou a situação difícil em que se encontrava no trabalho e revelou que não sabia o que fazer. Após contar todos os detalhes de seu dilema, ele adormeceu abruptamente. Quando despertou um pouco mais tarde, continuava sem conseguir falar, mas o "soro da verdade" confirmara meu palpite: seu mutismo era uma reação de conversão. (A última edição do *Manual diagnóstico e estatístico de saúde mental* contém um diagnóstico formal de transtornos de conversão baseado em grande medida na concepção de Freud.)

Após faltar várias semanas ao trabalho, Moses foi informado de que seria transferido para outro departamento, não trabalharia mais com seu antigo chefe nem seria responsável pelas finanças do departamento de cardiologia. Alguns dias depois, Moses recuperou plenamente a capacidade de falar. Creio que Freud teria ficado contente com o resultado.

Ao definir doença mental como conflitos entre mecanismos inconscientes – conflitos esses que podiam ser identificados, analisados e até eliminados –, Freud apresentou o primeiro recurso plausível por meio do qual os psiquiatras conseguiriam compreender e tratar os pacientes. O apelo de sua teoria foi aumentado pela qualidade hipnótica de sua oratória e por seu texto lúcido e atraente. Esse era, certamente, o líder pelo qual a psiquiatria tanto esperava, alguém que poderia liderar com ousadia esse campo da medicina no novo século, além de recuperar as boas graças de seus irmãos médicos.

Em vez disso, durante mais de meio século Freud acabou levando a psiquiatria a um deserto intelectual, até que, finalmente, mergulhou a profissão numa das crises mais dramáticas e públicas experimentadas por qualquer especialidade médica. Como isso aconteceu? Parte da resposta encontra-se em pessoas como Elena Conway e Abigail Abercrombie – pacientes que sofriam de doenças debilitantes. Parte da resposta encontra-se no próprio Freud.

Capítulo 2

Passeio pelo jardim: a ascensão do psiquiatra

A psiquiatria nos permite corrigir nossos defeitos confessando as falhas dos nossos pais.
— Laurence Peter

Sigmund Freud foi um romancista com formação científica. Ele só não sabia que era um romancista. Todos os malditos psiquiatras depois dele também não sabiam que ele era um romancista.
— John Irving

Um bate-papo no café

Assim como o *smartphone*, a nova e empolgante concepção da mente apresentada por Freud foi aceita de forma tão ampla que ficou difícil lembrar como era a vida antes dela. Freud fez com que a doença mental parecesse algo novo, compreensível e fascinante. Porém, ao contrário dos *smartphones* – que foram aceitos rapidamente após seu surgimento –, a influência da teoria psicanalítica espalhou-se lentamente.

Talvez seja mais adequado comparar as teorias de Freud com a videoconferência. Quando surgiu na década de 1970, essa tecnologia foi totalmente rejeitada pelo público, embora tenha se tornado popular décadas mais tarde na esteira da internet e dos aparelhos móveis. Portanto, como a teoria psicanalítica passou da condição de um punhado de conjecturas idiossincráticas para se tornar algo tão comum como o Skype? Tudo começou com um bate-papo no café da tarde.

Um círculo restrito de colegas

No outono de 1902, Freud enviou cartões-postais para quatro médicos locais, convidando-os para uma reunião em sua casa geminada em Bergasse, Viena, um bairro sem vida e desinteressante habitado por judeus de classe média. Um dos cartões-postais dizia: "Um pequeno círculo de colegas e apoiadores gostaria de me proporcionar a enorme satisfação de vir até minha casa uma noite por semana para discutir temas de psicologia e neuropsicologia de nosso interesse. O senhor faria a gentileza de se juntar a nós?"

Publicado menos de dois anos antes, o livro de Freud *A interpretação dos sonhos* não tivera muita repercussão. Sua tiragem extremamente modesta de seiscentas cópias estava encalhada nas livrarias. Não obstante, alguns médicos ficaram tão intrigados com a descrição que Freud fizera do funcionamento da mente que começaram uma respeitosa correspondência com ele. Um desses entusiastas era Wilhelm Stekel, um clínico geral alegre e sincero que também escrevia peças e poemas. Stekel apresentou-se como voluntário para ser um dos primeiros pacientes analisados por Freud, tornando-se mais tarde ele próprio um psicanalista. No meio da sua análise, Stekel sugeriu algo que mudaria o curso da história: Freud deveria dirigir um grupo de discussão para falar de suas ideias.

O fato de exatamente quatro pessoas terem sido convidadas para o primeiro café com bate-papo dá uma ideia da desconcertante falta de interesse inicial por sua obra. Stekel foi o primeiro convidado. Outros dois eram amigos de infância de Freud (Max Kahane e Rudolf Reitler). O quarto era Alfred Adler, o único convidado que tinha alguma influência significativa no campo médico da época. Adler era um médico socialista que gostava da camaradagem grupal e que se sentia totalmente à vontade no meio operário. Ele se vestia e se comportava como um trabalhador manual, tendo publicado um livro sobre saúde ocupacional para alfaiates.

Junto com Freud, esses quatro homens formariam o núcleo daquilo que um dia seria um movimento internacional. O grupo decidiu se reunir toda quarta-feira à noite na escura e minúscula sala de estar de Freud, o que serviu de inspiração para o nome do pequeno grupo exclusivo: Sociedade Psicológica das Quartas-feiras. Apesar da origem humilde, de acordo com Stekel as primeiras reuniões caracterizaram-se por uma "completa harmonia entre os cinco, sem discordâncias; éramos como pioneiros numa terra recém-descoberta, e Freud era o líder. Uma faísca parecia saltar de uma mente para a outra, e toda reunião era uma revelação".

A sociedade logo começou a atrair indivíduos que não eram ligados à medicina, entre eles um produtor de ópera, um livreiro, um artista e um romancista. As reuniões seguiam uma rotina predeterminada. Os homens se reuniam em torno de uma mesa retangular no salão de estilo vitoriano de Freud às 20h30min em ponto. As apresentações começavam às 21h. Retiravam-se os nomes de uma urna para determinar a ordem dos apresentadores. Charutos e cigarros ficavam disponíveis na mesa, e fumava-se muito. Café puro e bolos eram servidos e avidamente devorados. Max Graf, um musicólogo austríaco que se juntou à sociedade em 1903, descreveu o espírito reinante: "Naquela sala havia a atmosfera da criação de uma religião, e o próprio Freud era seu novo profeta."

A última e decisiva fala de cada reunião ficava a cargo de Freud. As atas de uma reunião, durante a qual os membros discutiram o papel do incesto na neurose, contam como Freud encerrou a sessão "falando sobre uma forma disfarçada do sonho de incesto com a mãe. O sonhador está diante da entrada de uma casa. Ele entra. Tem a vaga lembrança de já ter estado ali. É a vagina da mãe, pois esse é o lugar onde ele já esteve antes".

No início, os encontros da Sociedade Psicológica das Quartas-feiras se concentraram nas implicações teóricas e sociais das teorias de Freud. Porém, logo os membros ficaram impacientes para aplicar a nova teoria no alívio do sofrimento das pessoas com distúrbios mentais. Como acreditava que os problemas psiquiátricos resultavam de conflitos psíquicos internos, Freud desenvolveu um método engenhoso e bastante original para aliviá-los.

A "terapia pela fala", como Freud a chamava, originou-se de duas formas distintas de terapia a que ele se submetera no início da carreira. A primeira era a hipnose. Como parte das pesquisas realizadas sob a supervisão de Jean-Martin Charcot em 1885, Freud aprendeu a usar a hipnose com pacientes que sofriam de histeria, que à época era uma doença definida vagamente como um quadro de emoções volúveis e incontroláveis. Freud ficou admirado ao constatar que os sintomas de histeria geralmente pareciam desaparecer após uma sessão de hipnose. Aos poucos ele passou a acreditar que talvez fosse possível adaptar a hipnose a uma forma mais metódica de terapia pela fala (ou *psicoterapia*, no jargão da psiquiatria).

A cura pela fala de Freud também tinha raízes nos métodos do médico vienense Josep Breuer, que o orientou quando jovem, no final da década de 1880, e o ajudou no início da clínica médica. Como seu protegido, Freud observou que, quando uma das jovens pacientes de Breur (que passou para a história como Anna O.) discorria de maneira desconexa sobre qualquer pensamento que lhe vinha à cabeça, seus sintomas psiquiátricos diminuíam ou desapareciam. Anna se referia a essa técnica de discurso desinibido como "limpeza da chaminé", enquanto Breuer a chamava de "método catártico". Freud combinou a hipnose de Charcot e o método catártico de Breuer com sua teoria psicanalítica em evolução para criar a primeira forma sistemática de psicoterapia, a que ele deu o nome de *psicanálise*.

A psicanálise foi concebida como uma técnica de investigação das mentes inconscientes dos pacientes para identificar seus conflitos ocultos. Durante a sessão de psicanálise, Freud estimulava os pacientes a fazer a livre associação, falando sobre qualquer coisa que lhes viesse à mente. Como Freud considerava que os sonhos eram uma fonte inestimável de informações sobre os conflitos inconscientes (ficou célebre seu modo de se referir aos sonhos como a "estrada real para o inconsciente"), também estimulava os pacientes a compartilhar detalhes de seus sonhos durante a sessão de psicanálise. Freud insistia que a grande vantagem da psicanálise era que a hipnose funcionava com somente cerca de um terço dos pacientes, enquanto a psicanálise funcionava com todos.

O método psicanalítico de Freud acabou definindo muitas das formas tradicionais de interação psiquiatra-paciente que continuam em vigor até hoje, incluindo sessões frequentes de terapia, a sessão de 45 ou 50 minutos, a relação controlada com o paciente e um consultório terapêutico confortável com um sofá ou uma poltrona bem acolchoada. Os psicanalistas geralmente se sentavam atrás do paciente, uma prática herdada do início da carreira de Freud, quando ele se sentava atrás dos pacientes enquanto os hipnotizava, para poder pressionar a testa deles enquanto os estimulava formalmente a se lembrar de acontecimentos cujo acesso à consciência estava bloqueado.

A prática clínica do terapeuta invisível adquiriu posteriormente uma justificação teórica com o conceito de *transferência*. Durante a sessão de psicanálise, o terapeuta devia se transformar numa lousa em branco, distante, reservado e afastado do campo de visão, a fim de facilitar a projeção nele de relacionamentos passados pelo paciente. Acreditava-se que isso induzia a erupção de revelações do inconsciente, como a submissão ao Oráculo de Delfos.

Embora atualmente os psiquiatras não fiquem mais fora do campo de visão dos pacientes, o conceito freudiano de transferência resistiu como um dos fundamentos da psicoterapia moderna, sendo ensinado a todo residente de psiquiatria, estudante de graduação de psicologia clínica e estagiário de assistência social*. Para Freud, as ferramentas da transferência, da interpretação dos sonhos e da livre associação haviam sido concebidas para alcançar o objetivo final da psicanálise: "tornar o oculto visível".

Pense um pouco a respeito dessa abordagem de tratamento da doença mental. Se você sofresse de depressão, obsessões, esquizofrenia (como Elena Conway) ou de ataques de pânico (como Abigail Abercrombie), então – de acordo com a teoria psicanalítica – a melhor maneira de aliviar seus sintomas seria desenterrar os conflitos psíquicos ocultos geradores de seu comportamento patológico. Para trazer esses conflitos à tona, o psicanalista, como José na Bíblia, poderia interpretar o significado oculto dos seus sonhos. Se você se recusasse a falar sobre eles – se, em vez disso, quisesse falar sobre o que poderia ser feito para evitar que cometesse suicídio se a depressão tomasse conta de você novamente –, o psicanalista interpretaria esse desejo de troca de tema como uma "resistência" que precisaria ser enfrentada.

---

* No contexto acadêmico brasileiro, os componentes curriculares e as atribuições profissionais das carreiras mencionadas podem ser diversos. [N. do T.]

À medida que a popularidade da psicanálise e o número de seus praticantes cresciam, alguns dos protegidos de Freud quiseram conduzi-la por outros caminhos, e começaram a propor novas teorias sobre a doença mental e a mente que eram muito diferentes das de Freud. Talvez alguns conflitos psíquicos não tivessem nenhuma relação com o sexo. Será que o inconsciente teria um significado cósmico? E se a mente tivesse *quatro* partes, em vez de três?

Se Freud era o CEO do movimento psicanalítico, seu estilo gerencial era mais parecido com o de Steve Jobs do que com o de Bill Gates. Ele queria ter o controle total sobre tudo, e todos os projetos tinham de estar de acordo com suas próprias suscetibilidades. À medida que a sociedade continuava a crescer e uma quantidade maior de teorias novas eram propostas, o CEO psicanalítico percebeu que precisava fazer alguma coisa para ter um controle mais rígido do movimento e, simultaneamente, levar suas teorias para um público mais amplo. No jargão empresarial, Freud queria aumentar sua participação no mercado ao mesmo tempo que mantinha um controle rígido da marca.

Ele decidiu dissolver a cada vez mais rebelde Sociedade Psicológica das Quartas-feiras – que ainda se reunia em seu salão abafado e lotado – e reconstituí-la como uma organização profissional formal. Somente aqueles que se comprometeram inteiramente com suas teorias foram convidados a continuar como membros; os outros, ele expulsou. Em 15 de abril de 1908 o novo grupo apresentou-se ao público como a Sociedade Psicanalítica. Com apenas vinte e dois membros, a jovem sociedade defendia o compromisso de remodelar cada centímetro da psiquiatria e atrair o interesse do mundo inteiro – se não se desfizesse antes.

Hereges

Embora a teoria psicanalítica estivesse ficando popular e Freud confiasse que suas ideias arrojadas sobre a doença mental fossem basicamente acertadas, ele estava bem consciente do fato de estar pisando num terreno escorregadio com relação à comprovação científica. Em vez de reagir à falta de dados comprobatórios realizando pesquisas que preenchessem as lacunas, Freud tomou uma decisão que selaria o destino da psicanálise e afetaria de maneira decisiva a trajetória da psiquiatria americana, fossilizando uma teoria científica promissora e dinâmica e transformando-a numa religião petrificada.

Freud optou por apresentar sua teoria de uma forma que desestimulou o questionamento e impediu qualquer tentativa de verificação ou refutação. Exigiu lealdade absoluta a ela, insistindo que seus discípulos seguissem suas práticas clínicas sem nenhum desvio.

À medida que a Sociedade Psicanalítica florescia, o cientista que outrora exigira rigor cético em *Projeto para uma psicologia científica* agora apresentava suas hipóteses como artigos de fé aos quais se deveria aderir com fidelidade absoluta.

Por ser um psiquiatra que sobreviveu aos piores desmandos da teocracia psicanalítica, encaro a fatídica decisão de Freud com tristeza e pesar. Se estamos exercendo a medicina, se estamos na trilha da ciência, se estamos estudando algo tão vertiginosamente complicado como a mente humana, então devemos estar sempre preparados a submeter humildemente nossas teorias a réplicas e à verificação por outros e a modificá-las quando surgem novas evidências. O que foi especialmente decepcionante com relação à estratégia insular de Freud é que inúmeros elementos essenciais de sua teoria acabaram se mostrando corretos, mesmo à luz das pesquisas da neurociência contemporânea. A teoria de Freud dos sistemas cognitivos complementares e concorrentes é fundamental para a neurociência moderna, exemplificados em importantes modelos neurais de visão, memória, controle motor, tomada de decisão e linguagem. O conceito, tornado público pela primeira vez por Freud, de estágios progressivos do desenvolvimento mental constitui o fundamento dos modernos campos da psicologia do desenvolvimento e da neurobiologia do desenvolvimento. Até hoje, não encontramos uma maneira melhor de compreender os padrões de comportamento autodestrutivo, narcisista, passivo-dependente e passivo-agressivo do que os que Freud propôs.

Porém, ao lado dos *insights* proféticos, as teorias de Freud também estavam cheias de incorreções, omissões e erros francamente clamorosos.

Hoje balançamos a cabeça diante da sua convicção de que o menino quer se casar com a mãe e matar o pai, enquanto o desenvolvimento sexual natural da menina a leva ao desejo de ter um pênis. Como o juiz Louis Brandeis declarou de forma tão apropriada: "A luz do sol é o melhor desinfetante", e parece provável que muitas das conjecturas menos dignas de crédito de Freud teriam sido descartadas pelo processo meticuloso de investigação científica se tivessem sido tratadas como hipóteses analisáveis, em vez de editos papais.

Em vez disso, qualquer um que criticasse ou modificasse as teorias de Freud era considerado um apóstata blasfemo, denunciado como um inimigo mortal da psicanálise e excomungado. O mais influente membro-fundador do movimento psicanalítico, Alfred Adler, o homem que outrora Freud chamara com admiração de "única pessoa importante ali", foi a primeira figura de peso a ser expulsa.

Antes de conhecer Freud, Adler já havia exposto as próprias ideias sobre terapia, enfatizando a necessidade de perceber o paciente como uma pessoa integral e compreender toda a sua história. Contrastando com a teoria de Freud de uma consciência dividida, Adler acreditava que a mente era indivisível – um *individuum*. A insistência de Freud em interpretar todos os conflitos de um paciente como sendo de natureza sexual, não importando quão improvável e forçado isso fosse, também incomodava Adler, pois ele considerava que a agressão era uma fonte de conflito psíquico igualmente poderosa.

Mas deve ter havido outros motivos para eles se separarem. Quando perguntado a respeito da profunda animosidade entre os psiquiatras – numa referência clara aos membros da Sociedade das Quartas-feiras –, Freud respondeu: "As diferenças científicas não são tão importantes, geralmente é outro tipo de animosidade, ciúme, ou desejo de vingança, que estimula a inimizade. As diferenças científicas vêm depois." Freud era reservado, frio, com uma mente extremamente concentrada, mais adaptada à pesquisa que à política. A maioria dos seus pacientes eram membros instruídos das camadas superiores da sociedade vienense, enquanto o sociável Adler tinha mais afinidade com a classe operária.

A HISTÓRIA DO DIAGNÓSTICO

Como Stálin declarou Trótski *persona non grata*, em 1911 Freud declarou publicamente que as teorias de Adler eram contrárias ao movimento e emitiu um ultimato a todos os membros da Sociedade Psicanalítica para que o renegassem, ou eles próprios seriam expulsos. Freud acusou-o de ter delírios paranoicos e de usar "táticas terroristas" para enfraquecer o movimento psicanalítico. Segredou aos amigos que a revolta de Adler era a de "um indivíduo anormal enlouquecido pela ambição".

Quanto a Adler, sua inimizade com Freud durou pelo resto da vida. Sempre que alguém observava que ele tinha sido seu antigo discípulo, Adler sacava enraivecido um cartão-postal desbotado pelo tempo – o convite para o primeiro bate-papo com café – como prova de que fora Freud quem tinha procurado inicialmente sua companhia intelectual, não o contrário. Em 1937, pouco antes de morrer, Adler jantava em um restaurante de Nova York com o jovem Abraham Maslow, um psicólogo que acabaria sendo reconhecido pelo conceito de autorrealização. Maslow perguntou casualmente a respeito de sua amizade com Freud. Adler reagiu violentamente, chamando Freud de trapaceiro e intrigante.

Seguiram-se outros banimentos e deserções, entre elas a de Wilhelm Stekel, o homem que primeiro teve a ideia da Sociedade Psicológica das Quartas-feiras, e de Otto Rank, a quem Freud durante anos chamara de "leal ajudante e colega de trabalho". Aos olhos de Freud, porém, a maior afronta veio do médico suíço Carl Gustav Jung, seu próprio Brutus.

Em 1906, assim que leu o livro de Jung, *Estudos em associação de palavras*, que tinha influência da psicanálise, Freud convidou-o a sua casa em Viena. Os dois homens, com uma diferença de idade de dezenove anos, imediatamente reconheceram no outro sua alma gêmea. Conversaram durante treze horas seguidas, e a história não diz se pararam para comer ou ir ao banheiro. Logo depois, Freud enviou a Jung, em Zurique, uma coletânea de seus últimos ensaios publicados, dando início a uma intensa troca de cartas e a uma estreita colaboração que durou seis anos. Jung foi eleito o primeiro presidente da Associação Psicanalítica Internacional com o apoio entusiástico de Freud, que acabou consagrando-o como "seu filho primogênito adotado, herdeiro e sucessor". Porém – como acontecera entre Freud e Adler –, as sementes da discórdia estavam presentes em seu relacionamento desde o início.

Jung era uma pessoa profundamente espiritual, e suas teorias tendiam fortemente ao misticismo. Ele acreditava na sincronicidade, a ideia de que as coincidências aparentes da vida – como o sol brilhando através das nuvens quando você sai da igreja após ter se casado – eram cosmicamente orquestradas. Minimizava a importância dos conflitos sexuais, concentrando-se, em vez disso, no papel quase divino do *inconsciente coletivo* – uma parte do inconsciente, segundo ele, que contém lembranças e ideias que pertencem a toda a espécie.

Freud, que tinha uma postura diametralmente oposta, era ateu e não acreditava que a espiritualidade ou o ocultismo devessem ter qualquer ligação com a psicanálise. Ele afirmava jamais ter experimentado qualquer "sentimento religioso", muito menos os sentimentos místicos que Jung professava. E, como é sabido, aos olhos de Freud, o conflito sexual era a condição *sine qua non* da psicanálise.

Freud começou a ficar cada vez mais preocupado que o endosso dado por Jung a teorias não científicas prejudicassem o movimento (o que é irônico, pois tampouco havia projeto de desenvolver um respaldo científico para as ideias de Freud). Finalmente, em novembro de 1912, Jung e Freud se encontraram pela última vez, em um encontro do círculo íntimo de Freud em Munique. Durante o almoço, o grupo estava discutindo um ensaio psicanalítico recente sobre o faraó egípcio Amenófis. Jung comentou que havia sido dada uma importância exagerada ao fato de Amenófis ter ordenado que o nome de seu pai fosse apagado de todas as inscrições. Freud levou o comentário para o lado pessoal, denunciando Jung por deixar o nome dele, Freud, fora de suas publicações recentes, entregando-se a tal frenesi que caiu no chão desacordado. Pouco tempo depois os dois colegas se separaram para sempre, e Jung abandonou completamente a teoria psicanalítica, substituindo-a por sua forma pessoal de psiquiatria, que chamou, em uma evidente dívida com Freud, de "psicologia analítica".

Apesar das tensões no interior do conflagrado movimento psicanalítico, por volta de 1910 a psicanálise tinha se tornado o *traitement du jour* na

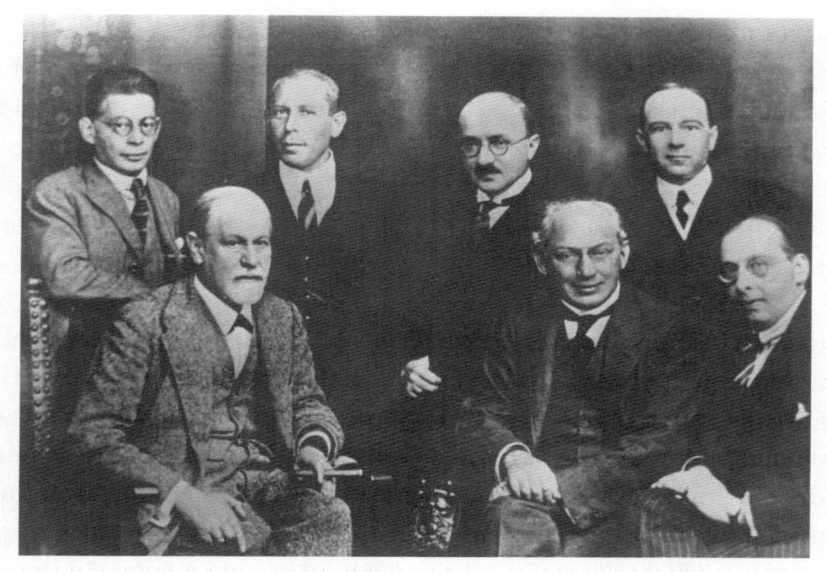

Círculo íntimo de Freud na Sociedade Psicanalítica. Da esquerda para a direita: Otto Rank, Freud, Karl Abraham, Max Eitingon, Sándor Ferenczi, Ernest Jones e Hanns Sachs (HIP/Art Resource, NY).

Europa continental e se firmado como uma das formas mais populares de terapia entre as classes alta e média, especialmente entre os judeus afluentes. A teoria psicanalítica também se tornou extremamente influente nas artes, moldando a obra de romancistas, pintores e dramaturgos. Porém, embora por volta de 1920 todo europeu culto tivesse ouvido falar de Freud, a psicanálise nunca dominou por completo a psiquiatria europeia. Mesmo quando chegou ao auge na Europa, a psicanálise competiu com outras abordagens da doença mental, entre elas, a teoria da Gestalt, a psiquiatria fenomenológica e a psiquiatria social, enquanto, nos Estados Unidos, seu fracasso foi absoluto.

Então, no final da década de 1930, uma súbita guinada histórica varreu a psicanálise da face da Europa continental. Após a ascensão dos nazistas, Freud e sua teoria nunca mais recuperariam a posição que haviam desfrutado no continente nas primeiras décadas do século XX. Ao mesmo tempo, a sequência de acontecimentos desencadeados pelo fascismo alemão despertou a psicanálise de seu sono americano e transmitiu um novo vigor freudiano à América do Norte, que viria a controlar sistematicamente todas as instituições da psiquiatria americana – gerando, em pouco tempo, o psiquiatra.

Uma peste nos Estados Unidos

Enquanto a psiquiatria europeia do século XIX oscilava como um metrônomo entre as teorias psicodinâmica e biológica, antes da chegada de Freud havia muito pouco que pudesse ser interpretado como progresso na psiquiatria americana. Embora a medicina americana tivesse se beneficiado, em graus variados, dos avanços no campo cirúrgico, nas vacinas, nos princípios de assepsia, na enfermagem e na teoria dos germes vindos das escolas médicas europeias, o tratamento da saúde mental continuava hibernando.

Tradicionalmente, as origens da psiquiatria americana remontam a Benjamin Rush, um dos signatários da Declaração de Independência. Considerado um pai fundador dos Estados Unidos, através das névoas amareladas do tempo ele adquiriu outro título paterno: pai da psiquiatria americana. Rush foi considerado o Pinel do "Novo Mundo" por defender que a doença mental e as adições eram doenças médicas, não fraquezas morais, e por tirar as algemas dos internos do Hospital Pensilvânia em 1780.

No entanto, embora tenha publicado o primeiro livro didático sobre doença mental nos Estados Unidos – o volume *Medical Inquires and Observations, Upon the Diseases of the Mind* [*Pesquisas e observações médicas sobre as doenças da mente*], de 1812 –, Rush não estimulou nem realizou experiências e coleta de provas que sustentassem sua tese, organizando seus relatos da doença mental em torno de teorias que lhe pareciam pessoalmente atraentes. Por exemplo, ele acreditava que muitas doenças mentais eram provocadas pela interrupção da circulação do sangue. É interessante observar que antes do advento da moderna neurociência muitos psiquiatras imaginavam que a doença mental fosse uma espécie de cano de esgoto entupido, em que os transtornos ocorriam por causa da obstrução

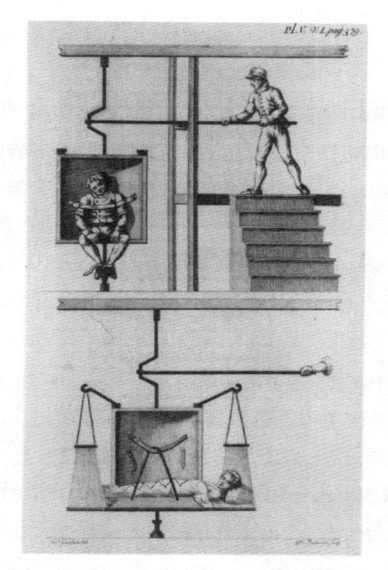

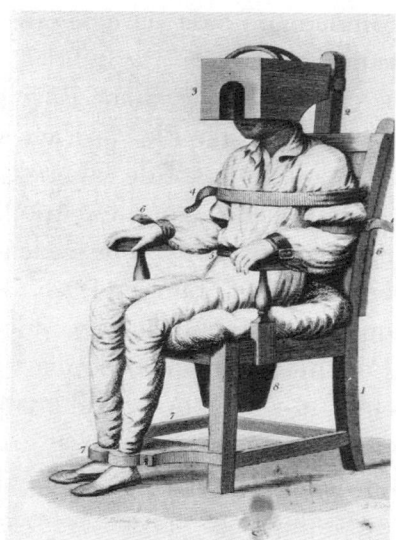

Cadeira giratória e cadeira tranquilizadora, que tratavam doenças mentais no século XIX (Biblioteca Nacional de Medicina dos Estados Unidos).

do fluxo de algum agente biológico essencial: os canais magnéticos de Mesmer, a energia orgônica de Reich, a circulação do sangue de Rush.

Para melhorar a circulação no cérebro dos pacientes com doenças mentais, Rush os tratava com um aparelho especial que ele próprio inventara: a cadeira giratória. A base da cadeira estava ligada a um eixo de ferro que podia ser girado rapidamente por meio de uma manivela manual. O paciente psicótico era amarrado com firmeza na cadeira e depois girado repetidamente, como num parque de diversões, até os sintomas psicóticos ficarem encobertos pela vertigem, pela desorientação e pelo vômito.

Rush acreditava que outra fonte de doença mental era a sobrecarga sensorial. O excesso de estímulo visual e auditivo, dizia ele, confunde a mente. Para combater a quantidade excessiva de informações que ela recebe, Rush inventou a cadeira tranquilizadora. Primeiro, o paciente era amarrado a uma cadeira sólida. Em seguida, uma caixa de madeira que lembrava vagamente uma casa de passarinho era baixada e envolvia sua cabeça, impedindo-o de ver e de ouvir e tornando o ato de espirrar algo bastante desagradável.

Mas o método preferido de Rush para tratar a loucura era mais direto: esvaziar o intestino. Ele fabricava suas próprias "pílulas depurativas"; elas continham "10 grãos de calomelano e 15 grãos de jalapa" – laxantes poderosos fabricados com mercúrio, a substância venenosa encontrada nos antigos termômetros. Seus pacientes davam um apelido mais engraçado para as pílulas: "raios do Rush". Ao soltar o intestino, garantia Rush, expeliam-se todas as substâncias nocivas à saúde, junto com o café da manhã, o almoço e o jantar do dia anterior. Infelizmente, a ciência moderna ainda não descobriu nenhuma prova de que a doença mental possa ser curada por meio da evacuação.

Rush reconhecia que justamente os indivíduos que ele considerava mais necessitados de sua faxina intestinal terapêutica – os maníacos e psicóticos – eram os que frequentemente ofereciam mais resistência à medicina do bom doutor. Sem se deixar desanimar, ele vislumbrou uma solução. "Às vezes é difícil convencer os pacientes nesse estado de loucura a tomar mercúrio em qualquer uma das formas em que ele é ministrado", escreveu. "Nesses casos, consegui o que queria salpicando diariamente alguns grãos de calomelano num pedaço de pão e depois passando por cima uma fina camada de manteiga." Em meio às cadeiras giratórias nojentas e à evacuação constante dos intestinos, aposto que a ala psiquiátrica do hospital de Rush devia ser uma sujeira completa.

Sua fama como médico deveu-se menos aos tratamentos à la Rube Goldberg* do que a seus programas de ação e defesa das pessoas com doenças mentais. Após constatar as condições horríveis em que se encontravam os pacientes do Hospital Pensilvânia da Filadélfia, Rush liderou em 1792 uma campanha bem-sucedida para que o estado construísse uma ala independente em que eles pudessem ser abrigados em condições mais humanitárias. Além disso, embora os raios e carrosséis de Rush possam parecer iniciativas equivocadas e até mesmo um pouco tolas, certamente

---

* Famoso cartunista americano (1883-1970), cuja série de maior sucesso foi "Invenções do professor Lucifer Gorgonzola Butts", que retratava "invenções" cômicas do professor imaginário. [N. do T.]

eram mais humanos que as surras e algemas que eram a norma nos manicômios na virada do século XVIII.

Quando Freud chegou a Nova York em 1909, a psiquiatria americana estava firmemente consolidada como uma profissão de alienistas que trabalhavam com enorme dificuldade nos manicômios. As pesquisas psiquiátricas eram muito pouco originais, consistindo em ensaios sem inspiração com títulos como "O imbecil com instintos criminosos" e "Os efeitos do exercício na retardação das condições de depressão". Num cenário intelectual tão árido e improdutivo como esse, qualquer centelha original poderia dar início a uma conflagração.

A primeira e única visita de Freud aos Estados Unidos ocorreu em setembro de 1909, poucos anos antes da Primeira Guerra Mundial. Ele cruzou o oceano a bordo do transatlântico *George Washington* com Carl Jung, com quem ainda mantinha uma relação de proximidade. A unidade psicanalítica estava no auge, pouco antes de os fiéis seguidores de Freud começarem a se dispersar, e ele acreditava que suas novas teorias sacudiriam a psiquiatria americana de sua letargia. Quando o navio atracou em Nova York, Freud teria dito a Jung: "Eles não sabem que estamos lhes trazendo a peste." O comentário acabaria se mostrando mais profético do que ele imaginara.

Freud viera aos Estados Unidos a pedido de G. Stanley Hall, o primeiro americano a receber um doutorado em psicologia e o fundador da Associação Americana de Psicologia. Hall convidara Freud para receber o título de doutor *honoris causa* da Universidade Clark, em Worcester, Massachusetts, que ele presidia, e para dar uma série de palestras públicas. Essas conferências representaram o primeiro reconhecimento público da obra de Freud nos Estados Unidos.

É curioso observar que foram os psicólogos que manifestaram seu interesse e tomaram a iniciativa de convidá-lo a expor suas ideias nos Estados Unidos. A psicologia (cuja tradução é "estudo da alma") era uma jovem disciplina cuja criação, em 1879, é atribuída ao médico alemão Wilhelm Wundt. Ele era formado em anatomia e fisiologia, mas, quando o estudo anatômico das funções mentais chegou a um beco sem saída, voltou-se para as manifestações externas do cérebro refletidas no comportamento humano e fundou um laboratório experimental dedicado ao comportamento na Universidade de Leipzig.

William James, que também era médico, tornou-se quase na mesma época o principal patrocinador estudioso da psicologia nos Estados Unidos. Assim como Wundt, James era um empirista dedicado que acreditava na importância das provas e da experimentação.

Chama a atenção que a falta de perspectiva dos paradigmas de pesquisa médica tradicionais tenha levado os médicos de orientação psiquiátrica a invocar a psicologia como sua disciplina científica. Daí o convite feito a Freud.

É interessante observar que a disciplina de psicologia tem origem no final do século XIX e no início do século XX, com os esforços dos médicos para compreender as funções mentais usando métodos tradicionais (à época) de pesquisa médica, esforços que foram frustrados, o que os obrigou a perseguir seus objetivos por meios não convencionais. Também chama a atenção que os pioneiros da psicologia (Wundt, James, Hermann von Ebbinghaus e, logo depois, Ivan Pavlov e B. F. Skinner) eram ardorosos empiristas dedicados à pesquisa. Embora Freud também tenha desenvolvido construtos psicológicos para explicar as funções e as doenças mentais, enfrentando os mesmos obstáculos, ele evitou sistematicamente qualquer forma de validação empírica de sua teoria.

No momento de sua visita, Freud era praticamente desconhecido nos Estados Unidos; nem mesmo ocupava lugar de destaque nas notícias difundidas por Clark sobre sua conferência. A mídia não cobriu sua chegada nem o período que antecedeu sua palestra e foi muito parcimoniosa após sua fala, com exceção da cobertura que *The Nation* fez do evento: "Um dos mais cativantes entre os eminentes sábios estrangeiros presentes foi Sigmund Freud, de Viena. Sabe-se muito pouco a seu respeito nos Estados Unidos, tanto da pessoa como de sua obra. Seus pontos de vista estão começando a ser citados agora na Alemanha como a psicologia do futuro, do mesmo modo que outrora a música de Wagner foi apelidada de música do futuro."

Freud era um orador articulado e convincente que raramente deixava de impressionar homens e mulheres cultos. Alguns dos principais cientistas e médicos encontraram-se com ele, tanto na Europa como nos Estados Unidos, e quase todos saíram transformados. Entre os presentes às palestras de Freud em Clark estava James, que ficou tão impressionado com ele que disse: "O futuro da psicologia pertence ao seu trabalho."

A anarquista Emma Goldman, conhecida por fundar a revista *Mother Earth*, distribuir anticoncepcionais e tentar assassinar o presidente da Carnegie Steel, também estava presente e ficou impressionada. "Só pessoas que têm a mente depravada", ela afirmou depois, "seriam capazes de criticar seus motivos ou considerar 'obscena' uma personalidade tão nobre e admirável como Freud." A personalidade nobre e admirável de Freud foi convidada por James Jackson Putnam – o influente professor de doenças do sistema nervoso de Harvard – a visitá-lo em seu refúgio campestre. Após quatro dias de intensas discussões, Putnam abraçou a teoria de Freud e endossou publicamente o homem e sua obra. Pouco tempo depois, Putnam ajudou a organizar o primeiro encontro da Associação Americana de Psicanálise, que logo se tornaria a mais influente organização psicanalítica dos Estados Unidos – não que houvesse muita concorrência.

Apesar da recepção calorosa e da profusão de elogios, no início o impacto de Freud na psiquiatria americana foi bastante modesto. Vinte anos depois, a Associação Americana de Psicanálise tinha atraído apenas noventa e dois membros em todo o país. Embora a psicanálise tivesse começado a ser aceita entre os pacientes abastados e cultos da cidade de Nova York que sofriam de transtornos leves – reproduzindo o êxito anterior de Freud na cosmopolita Viena –, ela não penetrou nas universidades e nas escolas médicas, não conseguiu fazer nenhum progresso na psiquiatria manicomial, quanto mais no poder hegemônico no tratamento da saúde mental nos Estados Unidos.

Em 1930, se você dissesse a um psiquiatra que a psicanálise freudiana em breve dominaria a psiquiatria americana, ele consideraria o comentário ridículo. Não havia muita razão para acreditar que a psicanálise um dia se espalharia para além de algumas poucas cidades da costa leste. A subida de Hitler ao poder, porém, deixou a Europa às portas da guerra, desestabilizando os governos e as fronteiras dos países. Ela teve um efeito semelhante na situação e nas fronteiras da psiquiatria. Enquanto anunciava o fim da psicanálise na Europa, o fascismo promovia a ascensão inesperada de um império psicanalítico nos Estados Unidos.

No final do século XIX e início do século XX, o antissemitismo era perturbadoramente comum na Europa. Embora fosse um ateu declarado, Freud era etnicamente judeu; ele temia que, se na mente do público a psicanálise ficasse associada aos judeus, estaria condenada. Desde o começo ele se esforçou bastante para minimizar qualquer ligação potencial entre as ideias psicanalíticas e o judaísmo. Esse foi um dos motivos – provavelmente o principal – que levou Freud a pressionar para que Carl Jung se tornasse o primeiro presidente da Associação Psicanalítica Internacional. O suíço Jung não era nem vienense nem judeu, e sua presidência enviaria um sinal claro ao público de que a psicanálise não era uma cabala judaica. Apesar disso, a defesa que Freud fez de Jung provocou protestos indignados de Adler e Stekel. Os mais antigos apoiadores de Freud achavam que o cargo devia ficar com um membro do grupo original de Viena. Quando Adler e Stekel confrontaram Freud, ele declarou que precisava do apoio de outro país (Suíça) para conter a perceptível hostilidade antissemita que os rodeava em Viena e, tirando dramaticamente o paletó, gritou: "Meus inimigos estariam dispostos a me ver morrer; eles me tirariam até o paletó das costas!"

Porém, apesar de todo o empenho de Freud, a psicanálise estava inextricavelmente ligada à cultura judaica. O círculo próximo de Freud compunha-se quase que inteiramente de judeus, o mesmo acontecendo com a grande maioria da primeira geração de psicanalistas; e eles tendiam a acreditar que o fato de ser judeu ajudava a valorizar a ciência de Freud. Muitos dos primeiros pacientes psicanalíticos vinham de comunidades judaicas afluentes. No apogeu da Sociedade Psicológica das Quartas-feiras, o único membro não judeu era Ernest Jones, um neurologista inglês de Londres. Sándor Ferenczi, confidente íntimo de Freud e antigo presidente da Associação Psicanalítica Internacional, fez o seguinte comentário a respeito do isolamento de Jones: "Raras vezes, como agora, ficou tão evidente para mim como é vantajoso psicologicamente ter nascido judeu." De acordo com o historiador Edward Shorter, a mensagem implícita de grande parte do nascente movimento psicanalítico era: "Nós, judeus, demos um presente precioso à civilização moderna."

Quando Hitler aumentou sua influência na Europa Central – especialmente na Áustria, a capital da psicanálise –, muitos psicanalistas fugiram para países mais seguros. Logo após a subida de Hitler ao poder, houve uma fogueira com livros de psicanálise no centro de Berlim, incluindo todos os de Freud. O dr. M. H. Göring (primo de Hermann Göring, segundo na hierarquia de comando, logo depois de Hitler) assumiu a direção da Sociedade Alemã de Psicoterapia, a principal organização psiquiátrica da Alemanha, e expurgou-a de todos os elementos judaicos e psicanalíticos, reorganizando-a como o Instituto de Pesquisa Psicológica e de Psicoterapia do Reich.

Freud ficou em Viena enquanto foi possível, mesmo tendo de aturar uma bandeira com a suástica ocupando toda a frente da entrada de seu prédio; até que, um dia, na primavera de 1938, soldados nazistas deram uma busca em seu apartamento, localizado no segundo andar. Sua esposa, Martha, pediu que eles deixassem os fuzis no saguão de entrada. O comandante dirigiu-se formalmente ao dono da casa como "Herr Professor" e ordenou que seus homens vasculhassem todo o apartamento em busca de contrabando. Quando os soldados finalmente partiram, Martha Freud comunicou ao marido que eles haviam confiscado cerca de 840 dólares em xelins austríacos. "Caramba", observou Freud, então com 82 anos de idade, "nunca ganhei tanto por uma única visita."

Mas Freud acabaria pagando muito mais aos nazistas por um visto de saída que permitiria que ele levasse a família e suas posses para a Grã-Bretanha: cerca de 200 mil dólares em valores atuais. O dinheiro para a "taxa de saída" foi arranjado por meio da venda de documentos e objetos de Freud e de uma generosa contribuição de uma admiradora dele chamada Marie Bonaparte; toda a operação de saída foi sub-repticiamente facilitada pelo "comissário" nazista que comandara a invasão da casa de Freud. (Outro refugiado judeu fugiu de Viena com sua família mais ou menos na mesma época, mas com muito menos publicidade: Eric Kandel, um menino de 9 anos de idade, que seria influenciado por Freud para se tornar psiquiatra e receberia o Prêmio Nobel por pesquisas do cérebro.) Praticamente do dia para a noite o movimento lançado por Freud foi eliminado da Europa.

Embora Freud tivesse emigrado para Londres, a maioria dos psicanalistas emigrados buscou refúgio nas grandes cidades dos Estados Unidos, especialmente em Nova York. Para os membros do movimento, era como se o Vaticano e seus cardeais tivessem mudado o local da Santa Sé de Roma para Manhattan. Tendo sido analisados ou treinados pelo mestre em pessoa, esses emigrados foram recebidos com pompa pelo nascente movimento psicanalítico dos Estados Unidos. Foram-lhes oferecidas cátedras nas principais universidades, e eles escreveram livros populares e fundaram institutos de psicanálise.

Não tardaria para que esses refugiados da psiquiatria transformassem a natureza básica da saúde mental nos Estados Unidos, mas não necessariamente para melhor. Eles trouxeram consigo a abordagem dogmática, baseada na fé psiquiátrica que Freud esposara, desestimulando a investigação e a experimentação. Por fim, exatamente como Freud previra, a psicanálise se tornaria uma peste para a medicina americana, infectando todas as instituições psiquiátricas com sua postura dogmática e anticientífica. Mas a resistência à pesquisa e à verificação empírica era apenas parte do problema.

Todos os luminares da psicanálise eram imigrantes judeus desalojados que fugiam da perseguição. Eles haviam sido treinados por judeus, a maioria de seus pacientes era judia, e eles tinham passado por experiências angustiantes fugindo de um regime ferozmente antissemita. Por volta de 1940, a psicanálise americana tinha se tornado um fenômeno único nos anais da medicina: uma teoria sem base científica, adaptada para as necessidades psíquicas de um grupo étnico minoritário. Seria difícil imaginar uma terapia menos adequada para tratar pessoas com graves doenças mentais.

A ascensão do psiquiatra

A Associação Americana de Psiquiatria (APA na sigla em inglês) é a principal organização profissional de psiquiatras dos Estados Unidos, sendo mais conhecida pelo público como responsável pelo *Manual diagnóstico e estatístico de transtornos mentais*. A APA é também a mais antiga organização médica americana em atividade, tendo sido fundada em 1844 como Associação de Superintendentes Médicos das Instituições Americanas para as Pessoas com Doenças Mentais. (Em comparação, a Associação Médica Americana foi fundada em 1847.)

Durante seu primeiro século de existência, a APA foi quase exclusivamente uma sociedade de alienistas. Em 1890, adotou a imagem de Benjamin Rush como brasão, e seu rosto continua até hoje no emblema oficial da APA. Em 1909, quando Freud visitou os Estados Unidos, a APA tinha mudado o nome para Associação Médico-Psicológica Americana (refletindo a ênfase na psicologia que Freud orquestrara e Wundt e James abraçaram), muito embora seus membros ainda trabalhassem sobretudo em instituições para pessoas com doenças mentais e continuassem sendo alienistas em 1921, quando adotaram o nome atual da organização.

Nas duas primeiras décadas após a visita de Freud aos Estados Unidos, os membros da APA não se mostraram particularmente interessados em suas teorias infundadas sobre os conflitos inconscientes, que pareciam pouco relevantes para acalmar os gritos e as tendências suicidas dos internos alojados em manicômios superlotados. Por outro lado, os psicanalistas americanos certamente se preocupavam com a APA. A partir de 1924, a Associação Americana de Psicanálise (APsaA na sigla em inglês) passou a realizar seus encontros no mesmo momento e na mesma cidade da Associação Americana de Psiquiatria, que era muito maior. No início da década de 1930, a APsaA começou a fazer uma forte pressão para que a APA reconhecesse oficialmente a abordagem psicanalítica da psiquiatria, provocando um enorme conflito no seu comitê executivo.

Inicialmente, os principais alienistas da APA resistiram a endossar as teorias de Freud, que eles consideravam não científicas e não comprovadas. Finalmente, porém, a disposição começou a mudar quando os alienistas perceberam que, ciência à parte, a psicanálise oferecia uma vantagem evidente para sua categoria: uma porta de saída do manicômio. Durante quase um século, o papel mais importante a que o psiquiatra podia aspirar na área médica era ser diretor de um manicômio, um alienista num hospício rural supervisionando um bando de incuráveis, trabalhando distante dos colegas médicos, isolado da sociedade em geral. Em comparação, nessa época os neurologistas já tinham criado clínicas aprazíveis e lucrativas fora dos hospitais, onde podiam obter honorários generosos de pacientes ricos para tratar dor de cabeça, paralisia muscular e desmaio, entre outras doenças. Os neurologistas olhavam de cima seus primos caipiras do campo, e mesmo o mais eminente dos alienistas se ressentia de sua condição inferior. O psiquiatra Frank Braceland, que costumava presidir encontros de psiquiatras e neurologistas quando serviu como diretor do Conselho Americano de Psiquiatria e Neurologia, de 1946 a 1952, descreveu as relações das categorias irmãs na década de 1940, quando o entrevistei para um documentário histórico em 1979:

> Era impossível fazer com que neurologistas e psiquiatras ficassem juntos, porque nenhum lado gostava muito do outro. Para os neurologistas, a neurologia era a "rainha da medicina" e a psiquiatria era o bobo da corte. Os psiquiatras, por sua vez, insistiam que os neurologistas pregavam a neurologia, mas praticavam a psiquiatria.

Ora, pela primeira vez na história inglória da psiquiatria, a extraordinária nova terapia psicanalítica de Freud oferecia aos alienistas a oportunidade de introduzir práticas próprias baseadas no consultório. Fosse ele um admirador de Freud, Adler, Jung ou Rank, o psicanalista poderia tratar pacientes ricos com enfermidades mentais leves no ambiente civilizado de uma sala de estar equipada com todo o conforto.

Naturalmente, adotar a psicanálise significava adotar uma redefinição radical de doença mental. Antes, o limite entre doente e saudável era estabelecido entre aqueles que *precisavam* ser institucionalizados e aqueles que *não* precisavam ser institucionalizados. Ter uma doença mental significava ter uma doença mental *grave* – sofrer de psicose desvairada, depressão debilitante, desatenção maníaca ou declínio intelectual significativo. Mas com Freud o limite entre doença mental e saúde mental ficou impreciso, já que a teoria psicanalítica sugeria que quase todo mundo tinha um tipo de conflito neurótico que podia ser resolvido com tratamento (psicanalítico) adequado. A psicanálise introduziu um novo tipo de paciente psiquiátrico, alguém que conseguia atuar eficazmente na sociedade, mas que queria atuar ainda melhor. Hoje esses tipos de paciente são conhecidos como *worried well* ("angustiados saudáveis").

Os "angustiados saudáveis" transformaram-se no principal mercado para a psicanálise, tanto na Europa como nos Estados Unidos, alimentando sua ascensão. Em 1917, apenas cerca de 8% dos psiquiatras americanos tinham clínica particular. Por volta de 1941, esse número tinha subido para 38%, em grande parte devido à adoção da psicanálise. Por volta da década de 1960, mais de 66% dos psiquiatras americanos atendiam em clínica particular. Em vez de usar jalecos brancos e enfrentar a rotina cansativa de lidar com internos histéricos e catatônicos, os psiquiatras podiam conversar com empresários ricos sobre suas recordações da infância e conduzir suavemente matronas bem penteadas através de suas associações livres.

Melhor ainda: a psicanálise conferia aos psiquiatras um papel significativo e atuante no tratamento. Como feiticeiros adivinhos, eles interpretavam as experiências emocionais pessoais de seus pacientes, valendo-se de sua inteligência e criatividade para formular diagnósticos elaborados e coordenar tratamentos complexos. Em vez de infelizes cuidadores de pessoas com doenças mentais, eles se tornaram *consiglieri* dos ricos, cultos e influentes. Não eram mais alienistas. Tinham se tornado *shrinks**.

O termo "headshrinker"** surgiu na década de 1940 nos escritórios e estúdios de Hollywood, refletindo o novo papel dos psiquiatras. Durante esse período, os filmes de aventura estavam em moda nos cinemas, especialmente os que tinham lugar em selvas exóticas onde tribos de canibais costumavam encolher a cabeça dos inimigos. Como o nome da pessoa que aplicou pela primeira vez o termo "headshrinkers" aos psiquiatras perdeu-se na história, não sabemos ao certo se ela pretendia sugerir que os psicanalistas encolhiam os egos enormes das estrelas de cinema, pondo-os em seu devido lugar, ou se estava comparando a psicanálise à feitiçaria

---

* Termo que se utiliza vulgarmente nos Estados Unidos para se referir aos psiquiatras. [N. do T.]

** Literalmente "encolhedor de cabeça", do verbo "to shrink", que significa "encolher". [N. do T.]

primitiva do médico-feiticeiro da selva. A última explicação parece mais provável. Uma das primeiras vezes em que o termo "headshrinker" apareceu impresso foi em 1948, numa carta ao editor do *Baltimore Sun*. Ela foi escrita por um psicanalista, em resposta a um artigo de autoria do célebre escritor H. L. Mencken, de Baltimore, que tinha atacado a terapia freudiana, chamando-a de "bobagem". O psicanalista retrucou: "Mencken deveria examinar a lista de exigências necessárias para se obter a certificação antes de censurar esses cavalheiros como médicos-feiticeiros, "head shrinkers", totemistas e voduístas."

Faz sentido que Hollywood, com sua cultura do egocentrismo, da autossuperação e da ostentação, tenha sido uma das primeiras comunidades a adotar uma nova terapia que implicava uma autoanálise sem fim. Um estudo acadêmico de 1949 sobre os cartuns nas revistas populares documentou a transição que estava ocorrendo dentro da psiquiatria. "Cartuns mais antigos sobre psiquiatria retratam apenas pacientes psicóticos em manicômios", conclui o autor. "Nenhum *psiquiatra* é retratado porque a psiquiatria não era, então, uma profissão. O número de cartuns sobre psiquiatras aumentou bastante nas décadas de 1930 e 1940, até se tornarem ainda mais frequentes que cartuns sobre clínicos gerais e sacerdotes."

O termo "headshrinker" passou a ser usado amplamente após a publicação de um artigo na revista *Time*, em 1950, sobre o personagem de faroeste B, Hopalong Cassidy, que dizia: "Qualquer um que tivesse previsto que ele acabaria virando um ídolo famoso das crianças americanas teria sido levado imediatamente para um 'headshrinker'*." O asterisco remetia à seguinte nota de rodapé: "Jargão de Hollywood para psiquiatra." Por volta de meados da década de 1950, o país inteiro usava o termo, que acabou indo parar na letra do musical da Broadway *Amor, sublime amor*, de 1957:

JETS: We're disturbed, we're disturbed,
   We're the most disturbed,
   Like we're psychologic'ly disturbed.
DIESEL: In the opinion of this court, this child is depraved
   on account he ain't had a normal home.

ACTION: Hey, I'm depraved on account I'm deprived.
DIESEL: So take him to a headshrinker.*

Animados com sua crescente influência, os psicanalistas americanos da década de 1940 aspiravam a uma proeminência e a um poder ainda maiores. Sabendo que o caminho da influência passava pelas escolas médicas e pelos hospitais-escola, começaram a mirar as universidades. Um *Bulletin of the American Psychoanalytic Association* de 1940 estimula seus membros a "firmar um contrato formal com uma universidade próxima", afirmando depois que "é de interesse da psiquiatria, e especialmente do desenvolvimento da psiquiatria psicanalítica, que nossos institutos de formação psicanalítica formem mais pessoas que integrarão o corpo docente das escolas médicas e ocuparão cargos nos hospitais". Um depois do outros, Case Western Reserve, Universidade de Pittsburgh, Universidade da Califórnia em São Francisco, Johns Hopkins, Universidade da Pensilvânia, Columbia, Stanford, Yale e Harvard assistiram à ascensão dos analistas a suas cátedras departamentais, e cada nova conquista era comemorada como um triunfo dentro do movimento psicanalítico.

Por volta de 1960, quase todo cargo importante de psiquiatria no país era ocupado por um psicanalista. Havia vinte institutos de formação psicanalítica nos Estados Unidos, muitos afiliados a departamentos de psiquiatria das principais universidades. A Associação Americana de Psicanálise passou de 92 membros em 1932 (quando começaram a chegar os primeiros imigrantes europeus) para cerca de 1.500 em 1960. Nessa época, praticamente todos os psiquiatras clínicos – formalmente credenciados ou não – eram de orientação psicanalítica. Em 1924, o primeiro psiquiatra de inclinação freudiana foi eleito presidente da APA, e os 58 anos seguintes assistiram a uma sequência quase contínua de presidentes da Associação Americana de Psiquiatria que eram psicanalistas.

---

* JETS: Estamos doidos, estamos doidos / Estamos doidos pra valer, / Estamos doidos da cabeça. / DIESEL: Na opinião do tribunal, esta criança é depravada / porque não teve um lar normal. / ACTION: Ei, eu sou depravado porque sou. / DIESEL: Então leve-o para um *headshrinker*. [N. do T.]

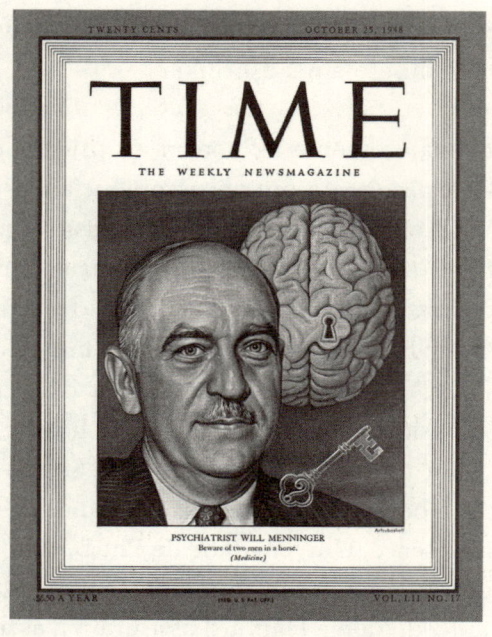

William Menninger na capa da revista *Time* (*Time*, 25 de outubro de 1948, © Time, Inc. Utilizado com permissão).

William Menninger, um dos mais famosos e respeitados psicanalistas americanos, tornou-se o rosto da psiquiatria dos Estados Unidos, promovendo entusiasticamente sua categoria na mídia; em 1948, a revista *Time* pôs Menninger na capa, classificando-o de "gerente de vendas da psiquiatria americana". Ele era tão influente que conseguiu um encontro pessoal com o presidente Harry Truman em 1948, persuadindo-o a enviar "uma mensagem de saudação" ao encontro conjunto da APA e da APsaA. Truman escreveu: "Nunca precisamos tanto de especialistas em engenharia humana. O principal pré-requisito para a paz deve ser a sanidade, que permite que todos os cidadãos pensem com clareza. Precisamos continuar procurando a orientação de especialistas na área da psiquiatria e de outras ciências da mente." Com "psiquiatria e ciências da mente" o presidente queria dizer psicanálise. Com "especialistas em engenharia humana" ele queria dizer psiquiatras.

Mães esquizofrênicas e paz mundial

De suas posições influentes nas escolas médicas universitárias e na APA, os psicanalistas agora podiam ditar a formação dos futuros psiquiatras. Currículos baseados em teorias biológicas e comportamentais foram reduzidos ao mínimo, enquanto ideias influenciadas por Freud tornaram-se o núcleo de praticamente todos os programas de psiquiatria das escolas médicas – na verdade, constituíam uma visão de mundo abrangente que permeava a formação de todo aspirante à psiquiatra. Além de assistir a palestras sobre psicanálise e ter seus casos supervisionados por analistas, se um estudante de medicina quisesse ser psiquiatra ele teria de se submeter à própria análise "bem-sucedida" durante a pós-graduação.

Pense um pouco nisso. A única forma de se tornar psiquiatra – um verdadeiro profissional médico – era compartilhando sua história de vida, seus sentimentos, medos e aspirações mais recônditos, seus sonhos noturnos e suas fantasias diurnas com alguém que usaria esse material profundamente íntimo para decidir quão leal você era aos princípios freudianos. Imagine se a única forma de se tornar físico teórico fosse aderindo de maneira firme e incondicional à teoria da relatividade ou aos preceitos da mecânica quântica; ou se a única maneira de se tornar economista fosse revelando se Karl Marx lhe apareceu nos sonhos em forma de anjo (ou demônio). Caso um novato quisesse galgar os escalões da psiquiatria acadêmica ou conquistar uma clientela próspera, ele tinha de demonstrar lealdade à teoria psicanalítica. Senão, corria o risco de ser expulso, tendo de trabalhar no setor hospitalar público, o que geralmente significava uma instituição pública de saúde mental. Se você estivesse procurando um método de doutrinação que promovesse uma ideologia específica dentro de uma profissão, provavelmente não conseguiria fazer muito mais do que forçar todos os candidatos ao emprego a se submeter a uma psicoterapia confessional com um terapeuta-inquisidor já comprometido com a ideologia.

Se um renomado psiquiatra que, por um motivo qualquer, tivesse se formado fora do paradigma freudiano questionasse a validade da psicanálise, ele seria recebido aos gritos nas conferências e/ou estigmatizado com diagnósticos como transtorno de personalidade passivo-agressiva ou transtorno de personalidade narcísica ou chamado de sociopata. Em 1962, o influente psiquiatra Leon Eisenberg fez alguns comentários críticos acerca do caráter não científico da psicanálise num encontro de professores de medicina. "Os diretores de departamento se precipitaram para os microfones da tribuna. Toda figura importante que estava presente se ergueu para defender o primado da psicanálise como o 'conhecimento básico' da psiquiatria", lamentou Eisenberg, de acordo com o excelente livro de Hannah Decker: *The Making of DSM-III* [A elaboração do DSM-III].

Sob a hegemonia da psicanálise, psiquiatras em formação foram desestimulados a se preocupar com os tipos de pacientes que geralmente acabam sendo mandados para manicômios e instituições mentais, como Elena Conway, dando preferência ao tratamento daqueles com doenças mais leves e sensíveis à psicanálise. O tratamento das pessoas com doenças mentais graves – o primeiro e o principal mandato da psiquiatria – ficou subordinado ao tratamento dos "angustiados saudáveis". O livro *Uma história da psiquiatria*, de Edward Shorter, apresenta as recordações de um residente de psiquiatria do Hospital Estadual de Delaware na década de 1940:

> Era deixado muito claro, de maneira insistente, que deveríamos considerar a psiquiatria institucional simplesmente como uma breve etapa de transição. Nosso objetivo profissional ideal era exercer a psicanálise numa clínica particular, ao mesmo tempo que faríamos a supervisão da formação em um dos institutos de psicanálise independentes de um departamento universitário. Do ponto de vista das teorias psicanalíticas da década de 1940, nossas atividades terapêuticas diárias no Hospital Delaware eram consideradas altamente questionáveis. As terapias somáticas, assim nos diziam, eram tapa-buracos, ocultando em vez de revelar. Receitar um sedativo para um paciente psicótico agitado não era terapêutico para o paciente, e sim considerado como uma reação de ansiedade por parte do médico.

Depois de subjugar a psiquiatria acadêmica e criar uma indústria da clínica particular para essa especialidade, os psicanalistas americanos reavaliaram a potência de seu *métier* terapêutico e concluíram que ele era um remédio ainda mais forte do que se acreditara inicialmente. O próprio Freud havia declarado que a psicanálise não era facilmente aplicável à esquizofrenia e às doenças maníaco-depressivas, e as palavras do mestre haviam induzido a maioria dos psicanalistas a evitar tratar pacientes com doenças mentais graves. Porém, à medida que o século XX avançava, os psicanalistas americanos começaram a defender que *era* possível convencer os esquizofrênicos a abandonar seus delírios, persuadir os maníacos a abrir mão de suas manias e induzir os autistas a deixar de lado o autismo. O movimento psicanalítico americano tomou uma nova iniciativa: transformar os alienistas em analistas.

Um dos precursores dessa transmutação profissional foi o psiquiatra de formação suíça Adolf Meyer, que emigrou para os Estados Unidos em 1892, onde inicialmente trabalhou como neurologista e neuropatologista. Em 1902, ele se tornou diretor do Instituto Patológico do Estado de Nova York (hoje conhecido como Instituto de Psiquiatria do Estado de Nova York), onde começou a defender que as doenças mentais graves eram resultado de disfunções de personalidade, e não de patologia cerebral, e que as teorias de Freud ofereciam a melhor explicação para o modo como essas disfunções levavam à doença. Em 1913, Meyer tornou-se presidente da primeira clínica de internação psiquiátrica dentro de um hospital geral americano, na Universidade Johns Hopkins, e começou a aplicar os métodos psicanalíticos recém-chegados aos pacientes esquizofrênicos e maníaco-depressivos da clínica.

Influenciados pelo trabalho pioneiro de Meyer em Baltimore, duas instituições próximas, em Maryland, tornaram-se hospitais modelo no uso da psicanálise para tratar as pessoas com doenças mentais graves: o Sanatório Chestnut Lodge e o Hospital Sheppard e Enoch Pratt. Em 1922, o psiquiatra Harry Stack Sullivan chegou a Sheppart Pratt. Na visão de Sullivan, a esquizofrenia resultava de "reações de ansiedade" – falta de ajustamento às pressões da vida – e só ocorria em indivíduos incapazes de ter experiências sexuais satisfatórias. Sob a orientação de Adolf Meyer, Sullivan desenvolveu um dos primeiros métodos psicanalíticos para tratar pacientes esquizofrênicos. Como acreditava que eles tinham dificuldade de incorporar suas experiências de vida a uma narrativa pessoal coerente, buscou membros da equipe do hospital com históricos pessoais semelhantes ao de cada paciente esquizofrênico e estimulou esses funcionários a conversar de maneira informal com eles na expectativa de oferecer significado e coerência a uma "grande quantidade de experiências de vida".

Não tardou para que outros hospitais psicanalíticos fossem abertos por todo o país. Junto com o Chestnut Lodge e o Sheppard Pratt, o Hospital McLean, perto de Boston, o Austen Riggs, em Stockbridge, Massachusetts, e o Manicômio Bloomingdale, na cidade de Nova York, tornaram-se baluartes do tratamento psicanalítico de pessoas com doenças mentais graves – aquelas que podiam pagar por isso. A Clínica Menninger, em Topeka, Kansas, foi o exemplo mais célebre de união entre a psicanálise e a psiquiatria manicomial. Administrada por três gerações da família Menninger, a clínica era um complexo reservado situado numa localidade rural intocada (conforme o relato de Johann Reil mais de um século antes) e patrocinado por pacientes ricos que permaneciam durante longos períodos – às vezes anos –, enquanto se submetiam à livre associação, à análise dos sonhos e a outros componentes do tratamento psicanalítico intensivo. A Clínica Menninger acabou se tornando a principal instituição americana de tratamento psiquiátrico por cerca de cinco décadas: nesse período, a peregrinação a Topeka foi o equivalente psiquiátrico da jornada do inválido a um local sagrado na busca de um milagre. (Woody Allen fez piada, com um ar contrito, acerca da terapia analítica que nunca chegava ao fim e do ritmo lento dos resultados: "Vou dar mais um ano para o meu analista, depois vou para Lurdes.") Entre as celebridades que fizeram uso dos benefícios restauradores da clínica estavam Dorothy Dandridge, Judy Garland, Robert Walker, Marilyn Monroe e, mais recentemente, Brett Favre.

Doenças mentais que haviam permanecido inexplicáveis durante um século e meio – desafiando alienistas, psiquiatras biológicos e psiquiatras psicodinâmicos igualmente – agora se tornavam o objeto de uma nova forma de interpretação psicanalítica pós-freudiana. Em 1935, Frieda Fromm-Reichmann, uma psicanalista que emigrara da Alemanha (mais conhecida como a psiquiatra fictícia de *Nunca lhe prometi um jardim de ro-*

sas), chegou a Chestnut Lodge, onde começou a rever as teorias de Sullivan sobre esquizofrenia. Na visão de Fromm-Reichmann, a esquizofrenia não era provocada por reações de ansiedade do paciente; ela era induzida pela mãe. "O esquizofrênico tem uma desconfiança e um ressentimento exagerados com relação às outras pessoas", escreveu, "devido à repressão e à rejeição violentas que sofreu nos primeiros anos de vida por parte de pessoas importantes de sua infância – como regra, principalmente de uma mãe 'esquizofrênica'."

De acordo com Fromm-Reichmann, a mãe esquizofrênica provocava a psicose no filho por meio de um padrão de comportamento pernicioso. Naturalmente, essa explicação não foi bem recebida pelos pais das crianças esquizofrênicas. Mas Fromm-Reichmann lhes garantiu que isso não devia ser motivo de preocupação: como a esquizofrenia era o reflexo de conflitos psicológicos implantados ali pelos pais, ela podia ser tratada por meio de um longo processo de terapia pela fala.

Depois de Fromm-Reichmann, os pais – e particularmente a mãe – tornaram-se a fonte preferida de todos os tipos de doença mental: uma vez que o desenvolvimento psicossexual inicial da pessoa era o solo onde brotavam todas as doenças, a psicanálise declarou que mamãe e papai eram os principais candidatos a responsáveis pela psicose. O eminente antropólogo Gregory Bateson, marido de Margaret Mead e pesquisador do Instituto de Pesquisa Mental da Califórnia, postulou uma teoria do "duplo vínculo" da esquizofrenia, que elegia a mãe como o membro mais doente da família. De acordo com Bateson, as mães alimentavam a esquizofrenia nos filhos ao fazer exigências conflitantes (o duplo vínculo) – por exemplo, ao insistir, ao mesmo tempo: "Fale só quando falarem com você!" e "Não responda!" ou ao dizer à criança para "tomar iniciativas e fazer alguma coisa" e então criticá-la por fazer algo sem autorização. Ele argumentava que o ego resolvia essa situação em que não havia solução favorável refugiando-se num mundo de fantasia onde o impossível se tornava possível – onde, por exemplo, tartarugas voavam e era possível falar e ficar quieto ao mesmo tempo.

Autismo? Engendrado pela "mãe-geladeira" – uma cuidadora fria e impassível com relação aos filhos. Homossexualidade? Induzida por mães dominadoras que instilavam o medo da castração nos filhos junto com uma rejeição profundamente arraigada das mulheres. Depressão? "O ego tenta punir a si próprio para se antecipar à punição dos pais", declarou o célebre psicanalista Sándor Radó. Em outras palavras, pensamentos suicidas eram o resultado da raiva que você sentia da mamãe e do papai quando criança voltando-se para dentro de você, uma vez que não podia expressar seus sentimentos reais aos pais sem sentir medo da represália deles. Paranoia? "Ela surge nos primeiros seis meses de vida", decretou a analista Melanie Klein, "quando a criança cospe o leite da mãe, temendo que a mãe vá se vingar por causa do ódio que a criança sente por ela."

Não bastava que os pais tivessem de sofrer a tragédia representada pela doença mental do filho; depois dessa enxurrada de diagnósticos sem sentido, eles também tinham de sofrer a injúria de ser considerados culpados pela doença devido a seu mau comportamento. Os tratamentos indicados eram ainda piores. Passou-se a acreditar que a esquizofrenia e o transtorno bipolar – doenças que durante séculos foram tão enigmáticas que o único tratamento eficaz era a institucionalização – podiam ser curados por meio do tipo certo de terapia pela fala. Como um gato no alto da árvore, o indivíduo demente apenas tinha de ser convencido a descer para a realidade. Essa crença levou a situações que iam do ridículo (um psiquiatra insistindo para que o psicótico falasse sobre suas fantasias sexuais) ao desastroso (um psiquiatra estimulando o paciente suicida a aceitar que seus pais nunca o amaram). Tendo trabalhado com milhares de pacientes esquizofrênicos, posso assegurar que a cura por meio da fala é tão provável como a cura por meio de sangrias ou laxantes.

Por volta de 1955, a maioria dos psicanalistas havia concluído que *todas* as formas de doença mental – incluindo as neuroses e as psicoses – eram manifestações de conflitos psicológicos internos. Mas a arrogância do movimento psicanalítico americano não parou aí. Nessa altura, se ele tivesse podido confiar em seu próprio divã terapêutico, o movimento psicanalítico teria sido diagnosticado com todos os sintomas clássicos da mania: comportamentos extravagantes, opiniões pretensiosas e uma fé irracional em seu poder de mudar o mundo.

Tendo reunido as pessoas com doenças graves debaixo de sua tenda diagnóstica em expansão, os psicanalistas agora queriam incluir o restante da raça humana debaixo da tenda principal do seu circo. "Desapareceu para sempre a ideia de que a pessoa com doença mental é uma exceção", escreveu Karl Menninger (irmão mais velho de William) em seu bestseller *The Vital Balance*, de 1963. "Hoje se aceita que a maioria das pessoas tem algum grau de doença mental em algum momento." O livro trazia conselhos detalhados para o leitor sobre como lidar com as pressões da "vida diária" e da "confusão mental". Ao aceitar a psicanálise, afirmou Menninger, era possível alcançar "uma condição melhor que a do simples bem-estar". Desse modo, a psicanálise passou de uma categoria médica para um movimento da potencialidade humana.

Já não era mais aceitável dividir o comportamento humano em normal e patológico, uma vez que praticamente todo comportamento humano refletia alguma forma de conflito neurótico; e embora o conflito fosse inerente a todos, como as impressões digitais e os umbigos, não havia dois conflitos idênticos. No final da década de 1950 e início da década de 1960, os psicanalistas tentaram convencer a população de que éramos *todos* ligeiramente feridos, neuróticos normais, psicóticos funcionais... e de que os ensinamentos de Freud continham os segredos para erradicar a discórdia interior e alcançar nosso pleno potencial como seres humanos.

No entanto, mesmo esse projeto ambicioso ainda não foi suficiente para satisfazer a ambição dos psicanalistas. O movimento acreditava que o alcance da teoria freudiana era tal que seria capaz de solucionar os problemas políticos e sociais de seu tempo. Um grupo de psicanalistas liderado por William Menninger criou o Grupo para o Progresso da Psiquiatria (GAP na sigla em inglês), o qual publicou, em 1950, um relatório intitulado "A responsabilidade social da psiquiatria: uma tomada de posição", defendendo o ativismo social contra a guerra, a pobreza e o racismo. Embora esses objetivos fossem louváveis, a crença da psiquiatria em sua capacidade de alcançá-los era quixotesca. Não obstante, o relatório ajudou a convencer a APA a mudar o foco para a solução de problemas sociais importantes, ajudando-a a definir a pauta da principal instituição federal dedicada à pesquisa da doença mental.

Em 15 de abril de 1949 Harry Truman instituiu formalmente o Instituto Nacional de Saúde Mental (NIMH na sigla em inglês), indicando Robert Felix, um psicanalista em atividade, como seu primeiro diretor. De acordo com o espírito psicanalítico preestabelecido de ativismo social, Felix anunciou que a intervenção psiquiátrica precoce no ambiente comunitário poderia evitar que doenças mentais leves se transformassem em psicoses incuráveis. Ele proibiu explicitamente que o NIMH destinasse recursos às instituições de saúde mental e recusou-se a financiar pesquisas biológicas, incluindo as pesquisas sobre o cérebro, já que acreditava que o futuro da psiquiatria estava no ativismo comunitário e na engenharia social. O dinâmico e carismático Felix era adepto da política organizacional, e convenceu o Congresso e as instituições filantrópicas de que só seria possível evitar a doença mental se fosse eliminada a pressão exercida pelo racismo, pela pobreza e pela ignorância. De 1949 a 1964, a mensagem enviada pela mais importante instituição de pesquisa da psiquiatria americana *não* foi: "Encontraremos no cérebro as respostas para a doença mental." A mensagem foi: "Se aperfeiçoarmos a sociedade, então poderemos erradicar a doença mental."

Influenciados pelos estímulos da GAP e do NIMH, os psicanalistas pressionaram suas organizações de classe a assumir uma posição contrária ao envolvimento americano no Vietnã e à segregação escolar; eles "marcharam com Martin Luther King por razões de natureza psiquiátrica". Os psicanalistas não queriam salvar apenas a alma do indivíduo; eles queriam salvar o mundo.

Na década de 1960, o movimento psicanalítico havia assumido os contornos de uma religião. Seus principais membros davam a entender que éramos todos neuróticos pecadores, mas que o arrependimento e o perdão podiam ser encontrados no divã psicanalítico. As palavras de Jesus poderiam ser atribuídas ao próprio Freud: "Eu sou o caminho, e a verdade, e a vida; ninguém vem ao Pai senão por mim." Psicanalistas eram consultados por agências governamentais e pelo Congresso, tinham o perfil traçado pela *Time* e pela *Life*, e se tornavam personagens assíduos dos programas de entrevista. Ser "analisado" tinha se tornado o *nec plus ultra* da classe média alta americana.

Galvanizada pela psicanálise, a psiquiatria havia completado sua longa marcha dos manicômios rurais até o cidadão comum e completado sua evolução, de uma atividade de alienistas para uma de analistas e depois de ativistas. No entanto, apesar de todo o barulho, pouco foi feito ou podia ser feito para aliviar os sintomas e o sofrimento das pessoas que viviam o caos cotidiano de uma doença mental grave. Os esquizofrênicos não estavam melhorando. Os maníaco-depressivos não estavam melhorando. Indivíduos ansiosos, autistas, obsessivos e suicidas não estavam melhorando. Malgrado todas as alegações prodigiosas, a psiquiatria não conseguia cumprir com o prometido. Qual era a utilidade da psiquiatria se ela não podia ajudar os mais necessitados?

O restante da medicina estava plenamente consciente da impotência da psiquiatria e de seu universo fechado e autorreferente. Médicos de outras especialidades olhavam para os psiquiatras com atitudes que variavam da perplexidade ao desprezo. A psiquiatria era vista como um refúgio de inúteis, mercenários e alunos perturbados com seus próprios problemas mentais, uma percepção que não se limitava aos profissionais médicos. Vladimir Nabokov sintetizou a atitude de muitos céticos ao escrever: "Deixem que as pessoas crédulas e vulgares continuem acreditando que todas as angústias mentais podem ser curadas com a aplicação diária de velhos mitos gregos em suas partes íntimas."

Enquanto a psicanálise se aproximava do seu apogeu no final da década de 1950, a psiquiatria, naturalmente, afundava, tão cega com relação ao perigo quanto um motorista embriagado que dorme ao volante. Em retrospecto, é fácil perceber por que a psiquiatria americana perdeu o rumo de maneira tão radical: ela estava se guiando por um mapa defeituoso da saúde mental.

Capítulo 3

O que é doença mental?
Uma miscelânea de diagnósticos

As estatísticas sobre saúde mental revelam que um em cada quatro americanos sofre de alguma forma de doença mental. Pense em seus três melhores amigos. Se eles estão bem, então o quarto é você.

– RITA MAE BROWN

Definir doença e saúde é uma tarefa quase impossível. Podemos definir a doença mental como determinada condição de vida angustiada. O sofrimento pode estar na pessoa afligida, naqueles que a rodeiam ou em ambos.

– Psicanalista KARL MENNINGER, *The Vital Balance: The Life Process in Mental Health and Illness*

As três letras mais importantes da psiquiatria

Se você já consultou um profissional de saúde mental, provavelmente se deparou com as letras D, S e M, um acrônimo do *Diagnostic and Statistical Manual of Mental Disorders*, que tem um título antiquado. Esse compêndio oficial de todas as doenças mentais é conhecido como a bíblia da psiquiatria, e por uma boa razão: cada um dos diagnósticos consagrados da psiquiatria está registrado em suas páginas. O que talvez você não se dê conta é de que o *DSM* pode ser o livro mais influente escrito no século passado.

Seus conteúdos afetam diretamente a maneira como dezenas de milhões de pessoas trabalham, aprendem e vivem – e se elas vão ou não para a cadeia. Ele serve como um manual de carreira para milhões de profissionais de saúde mental, entre eles, psiquiatras, psicólogos, assistentes sociais e enfermeiras psiquiátricas. Ele determina o pagamento de centenas de bilhões de dólares a hospitais, médicos, farmácias e laboratórios por meio do Medicare*, do Medicaid** e das empresas privadas de saúde. Solicitações de financiamento para pesquisa acadêmica são aprovadas ou negadas, dependendo do uso que fizerem dos critérios de diagnóstico do *Manual*, e ele fornece um estímulo (ou um corte) equivalente a dezenas de bilhões de dólares para a pesquisa e o desenvolvimento de produtos farmacêuticos. Milhares de programas em hospitais, clínicas, consultórios, escolas, universidades, prisões, casas de repouso e centros comunitários dependem de suas classificações. O *DSM* determina as instalações que os empregadores têm de oferecer para os trabalhadores com deficiência mental e define os seus direitos de compensação nos casos de doenças mentais. Advogados, juízes e funcionários prisionais usam o *Manual* para determinar a responsabilidade criminal e as indenizações por delito nos procedimentos legais. Pais podem obter serviços educacionais gratuitos para seus filhos ou a prerrogativa de classes especiais se invocarem um de seus diagnósticos pediátricos.

Mas o impacto maior do *Manual* é sobre a vida de dezenas de milhões de homens e mulheres que desejam profundamente se ver livres da angústia causada pelo transtorno mental, uma vez que, antes de mais nada, o livro define precisamente toda doença mental conhecida. São essas definições detalhadas que possibilitam a influência médica sem paralelo que o *DSM* tem na sociedade.

Portanto, como chegamos até aqui? Como passamos das definições psicanalíticas de mães esquizofrenogênicas e de neuroses inconscientes aos diagnósticos do *DSM* que vão do transtorno esquizoafetivo de tipo depressivo (código 295.70) à tricotilomania – transtorno que faz com que a pessoa arranque compulsivamente os cabelos e pelos do corpo (código 312.39)? E como podemos confiar que nossas definições de doença mental

---

* Programa de saúde pública do governo federal americano que reembolsa hospitais e médicos por tratamento médico prestado a pessoas habilitadas acima de 65 anos de idade. (N. do T.)

** Programa de saúde administrado conjuntamente pelos estados e pelo governo federal americano que reembolsa hospitais e médicos por tratamento médico prestado a quem não pode pagar. (N. do T.)

do século XXI são melhores que as inspiradas por Freud? Como veremos, as histórias da psicanálise e do *DSM* correm em paralelo por quase um século até se chocarem numa batalha tectônica pela própria alma da psiquiatria, uma batalha que se deu em torno da definição de doença mental.

Podemos situar as origens da bíblia da psiquiatria em 1840, o primeiro ano em que o Bureau do Censo Americano coletou dados oficiais sobre a doença mental. Os Estados Unidos mal tinham completado cinquenta anos. Mesmer morrera não fazia muito tempo, Freud ainda não era nascido e praticamente todo psiquiatra americano era um alienista. Os Estados Unidos estavam obcecados com o registro estatístico de seus cidadãos, por meio de um censo decenal previsto na Constituição. O censo de 1830 computou pela primeira vez as deficiências, embora limitando sua definição à surdez e à cegueira. O censo de 1840 acrescentou uma nova deficiência – a doença mental –, que foi tabulada por intermédio de uma única opção: "louco e idiota".

Os transtornos mentais e os de desenvolvimento foram, em sua infinita quantidade, englobados nessa categoria ampla, não sendo passada nenhuma orientação aos funcionários americanos encarregados de coletar os dados do censo para determinar se um cidadão deveria ou não ser enquadrado no caso "louco e idiota". Com base nas teorias predominantes à época, os funcionários do censo provavelmente consideravam "loucura" qualquer distúrbio suficientemente grave para justificar a institucionalização, abrangendo o que hoje consideraríamos esquizofrenia, transtorno bipolar, depressão e demência. Do mesmo modo, é provável que "idiotia" se referisse a qualquer nível reduzido de atividade intelectual, o que hoje subdividiríamos em síndrome de Down, autismo, síndrome do X frágil, cretinismo e outros quadros. Porém, sem qualquer orientação clara, cada funcionário acabava seguindo sua própria noção peculiar do que constituía uma deficiência mental – noções que muitas vezes eram influenciadas por puro racismo.

"No que se refere ao número de casos de loucura, cegueira, surdez e estupidez entre o povo desta nação, os relatórios do censo estão cheios de erros clamorosos e impressionantes", informou a Associação Estatística Americana ao Congresso americano em 1843, no que talvez tenha representado o primeiro protesto público contra a rotulação exagerada da doença mental. "Em muitas cidades, toda a população de cor é declarada louca; em inúmeras outras, dois terços, um terço, um quarto ou um décimo dessa raça infeliz são relacionados como sendo afetados pela doença. Além disso, os erros do censo são igualmente incontestáveis com relação à loucura entre os brancos." Mais preocupante ainda foi o fato de que os resultados desse censo foram utilizados para defender a escravidão: como os índices de loucura e idiotia relatados entre afro-americanos dos estados do Norte fossem muito superiores aos dos estados do Sul, defensores da escravidão argumentaram que ela era benéfica para a saúde mental.

Surpreendentemente, a mesma separação básica das condições mentais em loucura e idiotia continua existindo em nossas modernas instituições até hoje. No momento em que escrevo estas palavras, todo estado tem uma infraestrutura administrativa separada para a doença mental e para a deficiência de desenvolvimento, apesar de cada uma dessas condições afetar estruturas cerebrais e funções mentais similares. Essa divisão relativamente arbitrária é o reflexo de influências históricas e culturais na percepção dessas condições, mais do que de qualquer realidade cientificamente justificável. Uma classificação tão artificial quanto essa resultou na oferta de serviços para transtorno de abuso de substância por meio de uma infraestrutura e uma agência governamental independentes, muito embora os transtornos de adição sejam tratados pela ciência médica da mesma maneira que outra doença qualquer.

No século XX, o censo tinha começado a voltar sua atenção para a coleta de estatísticas sobre internos de instituições de saúde mental, uma vez que se acreditava que a maioria das pessoas com doenças mentais se encontrasse ali. Porém, como cada instituição tem seu próprio sistema de classificação de pacientes, as estatísticas sobre doença mental continuaram extremamente inconsistentes e subjetivas. Em resposta a essa cacofonia de sistemas classificatórios, em 1917 a Associação Médico-Psicológica Americana (precursora da Associação Americana de Psiquiatria) encarregou seu Comitê de Estatísticas de estabelecer um sistema uniforme de coleta e apresentação de dados de todas as instituições de saúde mental dos Estados Unidos.

O comitê, que era formado por alienistas profissionais e não por pesquisadores ou teóricos, baseou-se em consensos clínicos para classificar as doenças mentais em 22 "grupos", como "psicose com tumor cerebral", "psicose causada por sífilis" e "psicose causada por senilidade". O método de classificação resultante foi publicado em um pequeno volume intitulado *The Statistical Manual for the Use of Institutions for the Insane* [Manual estatístico para uso das instituições de doentes mentais], embora os psiquiatras logo passassem a chamá-lo de *Standard* [Padrão].

Ao longo das três décadas seguintes, o *Standard* tornou-se o compêndio de doenças mentais mais usado nos Estados Unidos, embora seu único propósito fosse reunir estatísticas dos pacientes internados em asilos; o *Standard* não foi pensado (nem era usado) para diagnosticar pacientes externos dos consultórios psiquiátricos. Ele foi o precursor imediato do *Diagnostic and Statistical Manual of Mental Illness*, o qual acabaria copiando a expressão "Statistical Manual" [Manual estatístico] do *Standard*, expressão que, por sua vez, havia sido tomada de empréstimo da linguagem utilizada nos censos do século XIX.

Apesar da existência do *Standard*, no início do século XX as categorias básicas da doença mental estavam longe de atingir um consenso. Cada centro de ensino psiquiátrico utilizava um sistema diagnóstico próprio que atendia a suas necessidades locais; as psicoses eram definidas de maneira diversa em Nova York, Chicago e São Francisco. O resultado disso era uma profusão de nomes, sintomas e supostas causas de transtornos que impedia a comunicação entre os profissionais, a pesquisa acadêmica e a reunião de dados médicos precisos.

As coisas tomaram um rumo diferente do outro lado do Atlântico. Até o final do século XIX, a classificação europeia de doença mental era tão confusa quanto a da psiquiatria americana. Então, do meio desse caos surgiu um classificador *par excellence*, um psiquiatra alemão que impôs uma ordem rigorosa ao diagnóstico psiquiátrico no continente. Sua influência sobre a concepção e o diagnóstico que o mundo tinha da doença mental acabaria rivalizando – e em seguida ultrapassando – com a de Sigmund Freud.

Ele se arruma maravilhosamente bem

Emil Kraepelin nasceu na Alemanha em 1856 – no mesmo ano de Freud – e a apenas algumas centenas de quilômetros de seu local de nascimento. (Foram tantos os personagens fundamentais da psiquiatria originários de países de língua alemã – Franz Mesmer, Wilhelm Griesinger, Sigmund Freud, Emil Kraepelin, Julius Wagner-Jauregg, Manfred Sakel, Eric Kandel – que se poderia chamá-la, com razão, de "disciplina alemã".) Kraepelin se formou na escola de medicina sob a orientação de Paul Fleischig, um famoso neuropatologista, e William Wundt, o criador da psicologia experimental. Sob a tutela desses dois empiristas, Kraepelin desenvolveu um apreço pela importância da pesquisa e das provas irrefutáveis que o acompanhou ao longo da vida.

Após se tornar professor de psiquiatria na atual Estônia, Kraepelin ficou assustado com a complexidade da terminologia diagnóstica; por isso, esforçou-se para descobrir uma maneira sensata de trazer coerência e ordem à classificação das doenças mentais. Um dos problemas mais exasperantes era o fato de muitos transtornos que pareciam diferentes apresentarem muitas vezes os mesmos sintomas. Por exemplo, a ansiedade se manifestava como um sintoma importante de depressão e de histeria, enquanto os delírios estavam presentes na psicose, na mania e nas formas graves de depressão. Essa superposição levou muitos psiquiatras a juntar a depressão e a histeria em um único transtorno, ou a endossar uma única definição que incluísse tanto a psicose como a mania.

Kraepelin estava seguro de que a observação dos sintomas era fundamental para diferenciar as doenças mentais, mas não achava que eles bastassem. (Agir assim seria o mesmo que agrupar todas as doenças associadas à febre em um único diagnóstico.) Consequentemente, ele buscou outros critérios que pudessem ajudá-lo a diferenciar os transtornos e, ao acompanhar a evolução de seus pacientes ao longo de suas vidas, encontrou um critério. Kraepelin resolveu organizar as doenças não apenas pelos sintomas, mas também de acordo com a evolução de cada uma. Por exemplo, algumas psicoses aumentavam e diminuíam de intensidade, e um dia desapareciam, sem nenhum motivo aparente, enquanto outras ficavam cada vez piores, a ponto de os pacientes atingidos por elas se tornarem incapazes de cuidar de si. Em 1883, Kraepelin reuniu um esboço de seu sistema classificatório improvisado em um pequeno livro intitulado *Compêndio de psiquiatria*.

Nesse compêndio, Kraepelin dividia as psicoses em três grupos, baseado em seus históricos: demência precoce, loucura maníaco-depressiva e paranoia. A demência precoce estava mais próxima do que hoje chamaríamos de esquizofrenia, embora Kraepelin limitasse seu diagnóstico aos pacientes cuja capacidade intelectual se deteriorava de maneira contínua ao longo do tempo. A loucura maníaco-depressiva é um retrato do conceito atual de transtorno bipolar. O seu método classificatório logo se tornou objeto de polêmica, porque a demência precoce e a loucura maníaco-depressiva eram geralmente consideradas manifestações do mesmo

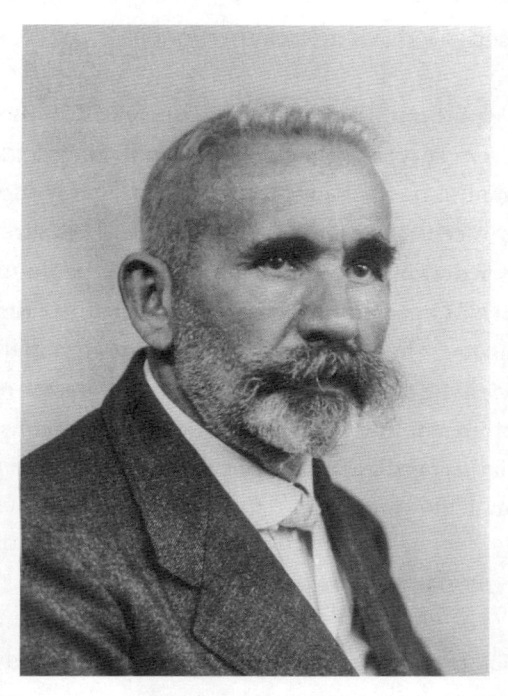

Emil Kraepelin, criador do atual sistema de diagnóstico psiquiátrico (©National Library of Medicine/Science Source).

transtorno fundamental – embora Kraepelin justificasse a distinção ressaltando que a loucura maníaco-depressiva era ocasional e não contínua, como acontecia com a demência precoce.

Apesar da resistência inicial à nova proposta de Kraepelin, seu sistema classificatório foi finalmente aceito pela maioria dos psiquiatras europeus, e por volta dos anos 1890 ele havia se transformado na primeira linguagem comum utilizada por psiquiatras europeus de todas as tendências teóricas para discutir as psicoses. Para ajudar a explicar seu sistema classificatório, Kraepelin descreveu casos prototípicos para cada diagnóstico, originários de sua própria experiência com os pacientes. Essas descrições vivas tornaram-se um instrumento pedagógico que influenciou gerações de psiquiatras europeus, e são tão convincentes hoje como foram quando ele as registrou há mais de um século. Seus relatos detalhados da demência precoce e da doença maníaco-depressiva convenceram muitos psiquiatras de que as duas condições eram diferentes. Este é um trecho de sua descrição da demência precoce:

> Os pacientes veem camundongos, formigas, o cão dos infernos, foices e machados. Ouvem corvos grasnando e passando em grande velocidade, pássaros chilreando, ruídos de espíritos, abelhas zumbindo, murmúrios, vozes gritando e censurando vindas do celeiro. Elas dizem: "Esse homem tem de ser decapitado, enforcado", "Porco, patife miserável, vou acabar com você." O paciente é o maior dos pecadores, renegou a Deus, Deus o amaldiçoou, ele está perdido por toda a eternidade, vai para o inferno. O paciente percebe que o encaram de maneira estranha, riem dele, censuram-no, zombam dele. As pessoas o espionam; judeus, anarquistas e espíritas o perseguem; eles envenenam o ar com um pó tóxico e a cerveja com ácido cianídrico.

E da psicose maníaco-depressiva:

> O paciente não sabe o que é cansaço, permanece em movimento dia e noite; os pensamentos vêm como um jorro. Ele troca os móveis e visita conhecidos distantes. A política, o idioma universal, a aeronáutica, a

questão feminina, todos os tipos de atividade de interesse público e a necessidade de que sejam aperfeiçoados o mantêm ocupado. Possui 16 mil cartões-postais com a foto de seu vilarejo. Não consegue ficar calado por muito tempo. Ele se gaba de suas perspectivas de casamento, anuncia-se como um conde, fala de heranças que pode vir a receber e seus cartões de visita trazem uma coroa impressa. Pode-se fazer passar por muito professor ou diplomata. Canta, tagarela, dança, faz travessuras e se exercita. Marca o compasso, bate palmas, critica, ameaça, joga tudo no chão, tira a roupa e se arruma maravilhosamente bem.

Ao longo da década seguinte, o compêndio que Kraepelin escrevera às pressas se transformou num manual extremamente popular. Novas edições surgiam a intervalos cada vez menores, cada uma maior que a precedente. Por volta dos anos 1930, a maioria dos psiquiatras europeus havia adotado as classificações de Kraepelin. Em compensação, do outro lado do Atlântico a história era muito diferente. Enquanto a minoria dos alienistas americanos havia adotado seu sistema de diagnóstico nas primeiras décadas do século XX, no final da Segunda Guerra Mundial sua influência sobre a psiquiatria americana havia sido quase totalmente eliminada pela ascensão dos freudianos, justamente no instante em que a influência freudiana na Europa era varrida pelos nazistas.

Infinitas neuroses

Segundo a doutrina psicanalítica, como a doença mental tinha origem nos conflitos inconscientes exclusivos da pessoa, ela era infinitamente variável, e não podia ficar circunscrita a diagnósticos fechados. Cada caso precisava ser tratado (e diagnosticado) de acordo com suas características. Kraepelin, por sua vez, traçou uma fronteira clara entre saúde mental e doença mental. Essa linha divisória nítida, juntamente com seu sistema classificatório de transtornos baseado nos sintomas e na evolução da doença ao longo do tempo, ia totalmente de encontro à concepção psicanalítica de doença mental, a qual defendia que o estado mental da pessoa está assentado em um contínuo entre a psicopatologia e a sanidade mental; todos tinham certo grau de disfunção mental, diziam os freudianos.

O próprio Freud reconhecia que havia padrões gerais de comportamento disfuncional – como histeria, obsessão, fobias, ansiedade e depressão –, mas acreditava que todos eram manifestações mutáveis de neuroses decorrentes de pressões emocionais que ocorrem em etapas específicas do crescimento. Por exemplo, um diagnóstico psicanalítico de Abigail Abercrombie talvez relacionasse seus períodos de ansiedade com o modo como ela reagiu à rígida criação luterana recebida dos pais, combinada com a decisão de sair de casa quando jovem para trabalhar em vez de se casar. Um diagnóstico kraepeliano descreveria Abbey como alguém que sofria de transtorno de ansiedade, com base nos sintomas de medo e inquietação profundos acompanhados de palpitações do coração, suores e vertigens, sintomas que ocorriam juntos em ataques regulares. (O método de diagnóstico de Wilhem Reich apresenta ainda outra diferença: ele acreditava que a contração do corpo de Abbey impedia que seus orgônios circulassem livremente, o que causava ansiedade.) Trata-se, evidentemente, de interpretações diferentes.

Os psicanalistas acreditavam que a atenção exagerada aos sintomas específicos do paciente podia ser uma distração, afastando o psiquiatra da verdadeira natureza do transtorno. O que o psicanalista devia fazer era olhar além dos simples comportamentos, sintomáticos ou de outro tipo, para extrair a dinâmica emocional oculta e a narrativa histórica da vida do paciente. Dada a profunda discordância quanto ao conceito básico de doença mental entre os sistemas de Freud e de Kraepelin, não surpreende que este ridicularizasse abertamente a psicanálise:

> Encontramos por toda parte os traços característicos da investigação freudiana, a representação de hipóteses e conjecturas arbitrárias como fatos comprovados, que são usados sem hesitação para a construção de novos castelos no ar, cada vez mais altos, além da tendência de generalizar de maneira desmedida a partir de uma única observação. Como estou mais habituado a caminhar sobre os alicerces mais sólidos da experiência direta, meu espírito limitado de cientista natural tropeça a cada

passo em objeções, incertezas e dúvidas, enquanto a torre elevada da imaginação dos discípulos de Freud os conduz sem dificuldade.

Para complicar ainda mais as coisas, os seguidores de cada escola de psicanálise tinham suas próprias categorias e definições dos conflitos inconscientes. Os freudianos ortodoxos enfatizavam o papel fundamental dos conflitos sexuais. Para os adlerianos, a agressão era a fonte principal de conflito. A escola da psicologia do ego misturava essas abordagens, destacando tanto o impulso sexual como o agressivo. Os junguianos, por sua vez, procuravam identificar o choque dos arquétipos psíquicos dentro do inconsciente do indivíduo.

Outros psicanalistas simplesmente inventavam seus próprios diagnósticos a partir do nada. Helene Deutsch, uma renomada emigrante austríaca, criou a "personalidade como se" para descrever as pessoas "que parecem suficientemente normais porque substituíram relações de verdade com outras pessoas por contatos pseudoemocionais; elas se comportam 'como se' nutrissem sentimentos por outras pessoas e mantivessem relacionamentos com elas, e não pseudorrelacionamentos superficiais". Paul Hoch e Phillip Polatin sugeriram a "esquizofrenia pseudoneurótica" para descrever as pessoas que dedicam pouquíssima – ou talvez muitíssima – atenção emocional a seus relacionamentos. Dá medo pensar que pacientes diagnosticados com esquizofrenia pseudoneurótica foram outrora submetidos a psicocirurgia clínica na Universidade Columbia, onde Hoch trabalhava.

Freud também teve sua participação nas criações psicopatológicas, como o transtorno de personalidade anal-retentivo: "tipo de personalidade anal-erótica que se caracteriza pela disciplina, pela avareza e pela obstinação". Alguém que ingerisse comida, álcool ou drogas em excesso era rotulado por Freud como tendo a personalidade fixada na fase oral; ele argumentava que esses pacientes haviam sido privados de alimento por via oral (isto é, não tinham sido amamentados) quando bebês. Freud caracterizava outros conflitos neuróticos como complexo de Édipo (o homem que, inconscientemente, deseja matar o pai e ter relações sexuais com a mãe), complexo de Electra (a mulher que, inconscientemente, deseja matar a mãe e ter relações sexuais com o pai), angústia de castração (o garoto que tem medo de perder o pênis como castigo por sentir atração sexual pela mãe) ou inveja do pênis (a mulher que, inconscientemente, anseia pelo poder e pelo *status* proporcionados pelo pênis).

O diagnóstico psicanalítico mais famoso foi, sem dúvida, o da homossexualidade. Numa época em que a sociedade a considerava tanto imoral como ilegal, a psiquiatria também a classificou como doença mental. Ironicamente, o próprio Freud não acreditava que a homossexualidade fosse uma doença mental, tendo apoiado conhecidos seus que eram homossexuais por carta e pessoalmente. Porém, a partir dos anos 1940 e até os anos 1970, a visão predominante da homossexualidade entre os psicanalistas afirmava que ela se desenvolvia nos dois primeiros anos de vida devido a uma mãe controladora, que impedia que o filho se separasse dela, e a um pai fraco ou que rejeitava o filho, e que não servia de modelo para ele nem apoiava suas tentativas de se libertar da mãe.

Essa atribuição infundada e extremamente destrutiva dos conflitos inconscientes nos indivíduos homossexuais ilustra a evidente falibilidade e o potencial de abuso do método psicanalítico de diagnosticar. Na falta de uma metodologia rigorosamente científica, os terapeutas estavam propensos a projetar seus próprios valores e intuições no universo mental de seus pacientes. No início da Segunda Guerra Mundial, cada psicanalista se apegava a suas próprias teorias sobre o que constituía o conflito psíquico e como identificá-lo. Enquanto as teorias de Kraepelin punham em ordem a classificação europeia da doença mental, o diagnóstico americano continuava sendo uma mistura desordenada de diagnósticos.

Foram as Forças Armadas americanas que finalmente vieram socorrer a psiquiatria.

Soldados psicóticos

À medida que as Forças Armadas recrutavam uma quantidade cada vez maior de soldados para lutar na Segunda Guerra Mundial, elas se viram diante de uma questão incompreensível. Todo futuro recruta era avaliado por um médico militar, para determinar se ele estava apto a servir. Os oficiais militares esperavam que os índices de rejeição por razões médicas fossem constantes de um estado para o outro, mas, quando reviram os índices reais de rejeição em todo o país, ficaram surpresos ao descobrir que eles variavam descontroladamente. Um comitê de alistamento de Wichita podia ter um índice de rejeição de 20%, enquanto um comitê de alistamento de Baltimore podia rejeitar 60% dos inscritos. Quando os oficiais militares examinaram mais de perto o problema, perceberam que essa variação não se devia a condições físicas como pé chato ou sopro no coração; devia-se às diferenças dramáticas no modo como cada médico decidia se os recrutas tinham uma doença mental.

Os militares não haviam pensado nas consequências que a aplicação de métodos modernos de diagnóstico psiquiátrico na avaliação dos recrutas traria. Se um médico militar descobria que um futuro recruta não estava apto para o serviço, ele tinha de especificar o diagnóstico preciso que tornava o incorporado inapto... porém, é claro que os psiquiatras influenciados por Freud não estavam acostumados a elaborar diagnósticos precisos. Cada psiquiatra com formação psicanalítica empregava sua própria interpretação peculiar dos conflitos e neuroses ocultos. Mesmo os não freudianos não podiam fazer referência a um sistema óbvio de diagnóstico para usá-lo como justificativa da rejeição dos recrutas. Embora muitos não freudianos confiassem no *Standard*, este manual havia sido criado para reunir estatísticas sobre pacientes internados; nunca havia sido pensado para diagnosticar doenças mentais que pudessem ser encontradas na sociedade como um todo e, certamente, nunca pretendeu avaliar a capacidade de combate dos futuros soldados.

Os recrutas que demonstravam um comportamento considerado problemático no ambiente militar – como incapacidade de prestar atenção ou resistência à autoridade – muitas vezes eram enfiados numa categoria como "personalidade psicopática". Alguns comitês de alistamento viram 40% ou mais dos voluntários serem rejeitados em razão de "psicose".

Esperando implantar um sistema coerente e abrangente de avaliação da saúde mental dos futuros recrutas, o Exército reuniu em 1941 um comitê chefiado por William Menninger, ex-presidente da Associação

Americana de Psiquiatria e cofundador da Clínica Menninger, para criar um conjunto de diagnósticos de doença mental claramente definidos que pudessem ser usados para decidir se determinado candidato estava apto para o serviço. (Ironicamente, Karl, irmão de William e cofundador da Clínica Menninger, escreveu em seu livro *The Vital Balance*: "Só existe uma categoria de doença mental – a saber, a doença mental. Desse modo, a nomenclatura diagnóstica não é apenas inútil, mas restritiva e obstrutiva.")

Menninger publicou seu novo sistema de classificação psiquiátrica em 1943 na forma de um Boletim Técnico do Departamento de Guerra com 28 páginas, que se tornou conhecido como *Medical 203*, por causa do número do boletim. Ele entrou imediatamente em vigor como o manual oficial para diagnosticar tanto os recrutas como os soldados das Forças Armadas americanas. O *Medical 203* descrevia cerca de sessenta transtornos e representou um marco na psiquiatria clínica: foi o primeiro sistema diagnóstico que classificava todas as formas conhecidas de doença mental, incluindo transtornos graves descobertos em pacientes de instituições de saúde mental e neuroses moderadas descobertas em pacientes capazes de ter um desempenho social eficaz.

Ali estava, finalmente, um guia abrangente para diagnosticar a doença mental – e, no entanto, o *Medical 203* foi ignorado quase por completo pelos psiquiatras civis. Para aqueles que atendiam em clínicas privadas, o sentimento predominante foi: "Eu não precisava de um manual de classificação inútil antes da guerra e certamente não preciso de um agora." Os psicanalistas continuaram a utilizar seus próprios diagnósticos criativos, enquanto os psiquiatras dos hospícios e os centros de ensino continuaram a confiar no *Standard* ou em alguma variante local.

Após o final da guerra, a psiquiatria americana continuou sendo uma colcha de retalhos de sistemas diagnósticos. Imagine um ambiente médico no qual os médicos militares definissem ataques cardíacos de uma maneira, as universidades, de outra, e os hospitais de uma terceira maneira, enquanto os clínicos gerais sugerissem que, como o coração de todos tinha algum grau de doença, os ataques cardíacos simplesmente não existiam. A psiquiatria americana estava passando por uma crise de confiança.

Numa célebre pesquisa de 1949, três psiquiatras entrevistaram separadamente 35 pacientes e apresentaram separadamente seus diagnósticos de cada paciente. Em apenas 20% dos casos eles acabaram chegando ao mesmo diagnóstico de determinado paciente (como "doença maníaco-depressiva"). (Pense como você ficaria frustrado se os oncologistas só concordassem 20% das vezes que a mancha no seu braço é câncer de pele.) Os dirigentes da Associação Americana de Psiquiatria reconheceram que essa inquietante falta de confiança acabaria corroendo a credibilidade pública da psiquiatria. Apesar dos protestos de muitos psicanalistas, em 1950 a APA formou uma Comissão de Nomenclatura e Estatística com a tarefa de desenvolver um sistema diagnóstico que padronizaria a classificação de doença mental dentro da psiquiatria civil de uma vez por todas. Diferentemente do *Standard*, esse novo sistema incluiria diagnósticos importantes para a clínica privada, as doenças que os psiquiatras encontravam (ou achavam que encontravam) diariamente em seus consultórios.

A comissão tomou o *Medical 203* como ponto de partida, copiando várias passagens do texto diretamente do boletim militar de Menninger. Ao mesmo tempo, procurou estabelecer uma continuidade com o *Standard* emprestando a expressão "manual estatístico" de seu título. Em 1952, a APA publicou o novo sistema como o primeiro *Diagnostic and Statistical Manual of Mental Disorders* [Manual diagnóstico e estatístico de transtornos mentais], conhecido hoje como *DSM-I*. Ele relacionava 106 transtornos – uma ampliação com relação aos 22 transtornos do *Standard* e aos 60 transtornos do *Medical 203*. Ele tinha uma dependência excessiva dos conceitos psicanalíticos, de maneira mais óbvia no que dizia respeito aos nomes dos transtornos, aos quais ele se referia como "reações", um termo que teve origem com o psicanalista Adolf Meyer, que supervisionou a criação do *DSM-I* enquanto era presidente da APA e que acreditava que a doença mental era o resultado de hábitos inadequados adquiridos como resposta aos elementos de estresse da vida. De acordo com Meyer, para diagnosticar a doença mental era preciso identificar os elementos de estresse exclusivos de cada paciente, além de suas respostas a eles. A esquizofrenia, por exemplo, consistia numa série de reações incontroláveis diante das pressões e dos desafios da vida. Essa reação estava sistematizada na descrição que o *DSM-I* fazia das reações psicóticas: "a reação psicótica pode ser definida como aquela em que a personalidade, na luta para se ajustar às pressões internas e externas, recorre a transtornos afetivos graves, autismo profundo e fuga da realidade, e/ou desenvolvimento de delírios ou alucinações".

Para uma especialidade médica que havia se fragmentado numa confusão de definições específicas a cada instituição, finalmente havia um único documento unificador que podia ser usado em qualquer ambiente psiquiátrico, seja na instituição pública de saúde mental do Arkansas, no consultório de um analista no Upper East Side de Manhattan ou numa unidade médica nas linhas de frente da Coreia. O *DSM-I* representou um primeiro passo indispensável da unificação e da padronização da medicina psiquiátrica.

Mas foi também um primeiro passo precário, uma vez que nenhum dos diagnósticos do *DSM-I* se baseava em prova científica ou pesquisa empírica. Eles refletiam o consenso de um comitê integrado em sua maioria por psicanalistas clínicos, não por pesquisadores. Não tardaria muito para que as falhas clamorosas do *DSM* ficassem expostas diante do mundo todo.

Ser normal nas casas de loucos

Em 1970, quando entrei na faculdade de medicina, o que se usava era a segunda edição do *DSM-I* – o *DSM-II*, uma brochura fina em espiral que custava U$ 3,50. Ele havia sido publicado em 1968 sem grande alarde, continha 182 transtornos (quase o dobro da quantidade do *DSM-I*) e era tão vago e contraditório como seu antecessor. O *DSM-II* havia tirado o termo *reações*, mas tinha mantido o termo *neuroses*. Só fiquei sabendo disso mais tarde; mal olhei para o *DSM-II* durante o curso de medicina – o mesmo aconteceu com a maioria dos residentes de psiquiatria e psicologia.

Em vez disso, investi num volume caro de capa preta intitulado *The Comprehensive Textbook of Psychiatry* [Manual abrangente de psiquiatria], um livro de referência muito mais popular. Ele continha uma miscelânea de informações extraídas da antropologia, da sociologia e da psicologia – tudo misturado com uma boa dose de teoria psicanalítica, é claro. Também havia capítulos sobre terapia do sono, terapia de coma insulínico e lobotomias, enquanto apenas 130 das 1.600 páginas traziam referências ao cérebro ou à neurociência.

A maior parte do que aprendemos na faculdade de medicina não veio dos livros, mas dos professores, e cada um deles dava sua própria interpretação do diagnóstico psiquiátrico. Certo dia, após entrevistarmos um jovem evidentemente psicótico, meu professor começou a discutir as características do paciente como uma maneira de formular seu diagnóstico. Ao fazê-lo, declarou que ele tinha o "cheiro típico da esquizofrenia". Inicialmente pensei que ele estava usando "cheiro" de maneira metafórica, como quando nos referimos ao "doce cheiro do sucesso". Por fim percebi que, como um sabujo psiquiátrico, ele acreditava que seu nariz e olfato refinados podiam detectar o cheiro aparentemente óbvio do esquizofrênico.

Outros professores improvisavam os próprios métodos diagnósticos, como músicos de jazz a executar uma melodia, e nos estimulavam a fazer o mesmo. Embora essa abordagem certamente respeitasse as preocupações e as experiências individuais de cada paciente – e liberasse a criatividade do clínico –, ela não favorecia a consistência do diagnóstico. Para confundir ainda mais o jovem psiquiatra, havia uma penca de modelos diagnósticos que tinham se separado da teoria freudiana: adleriano, junguiano, sullivaniano, kleiniano, kohutiano, além de muitos outros, todos criados por pensadores criativos que eram oradores convincentes, além de personalidades carismáticas. Era como se a influência profissional de cada novo modelo diagnóstico irradiasse diretamente da pena e da verve da personalidade de seu criador, em vez de ser o resultado de uma descoberta científica ou de um conjunto de provas. Quando entrou para o domínio da clínica nos anos 1970, o *DSM* foi totalmente eclipsado pelos concorrentes *cults*.

A maioria dos psiquiatras, é claro, não considerava isso um problema. E daí que havia uma confusão de filosofias a respeito da doença mental

– isso significa que eu tenho a liberdade de escolher aquela que combina mais com meu estilo! A questão da responsabilidade quase não era mencionada, e o fato de a categoria não dispor de nada que se parecesse remotamente com um conjunto de "boas práticas" causava ainda menos preocupação. Essa atitude complacente seria abalada por uma pesquisa que atingiu a psiquiatria com a força de um aríete.

Em 1973, uma revelação sensacional ocupou as colunas normalmente sóbrias do respeitado periódico *Science*. Depois de algumas páginas de ensaios com títulos técnicos como "As mais antigas datações de radiocarbono de animais domésticos" e "Transferência genética e diferenciação populacional", aparecia um artigo realmente chamativo: "Ser normal nas casas de loucos". O autor era David Rosenhan, um advogado pouco conhecido formado em Stanford que recebera recentemente o grau de psicólogo, mas não possuía nenhuma experiência clínica. A primeira frase do artigo deixava claro que ele pretendia enfrentar um das perguntas mais importantes para qualquer ramo da medicina que pretendesse tratar da mente: "Se a sanidade mental e a insanidade mental existem, como identificá-las?"

Rosenhan propôs um experimento para determinar como a psiquiatria americana respondia a essa pergunta. Imaginemos que pessoas totalmente normais, sem nenhum histórico de doença mental, fossem admitidas em um hospital de saúde mental. Será que descobririam que elas eram normais? Se isso acontecesse, como seria feito? Rosenhan não se limitou a propor isso como um experimento teórico. Ele começou, em seguida, a compartilhar os resultados de uma pesquisa extraordinária que havia conduzido ao longo do ano anterior.

Sem o conhecimento das equipes hospitalares, Rosenhan havia planejado a internação secreta de oito pessoas normais em doze hospitais de saúde mental de cinco estados, na costa leste e na costa oeste (alguns de seus cúmplices foram admitidos em vários hospitais). Esses "pseudopacientes" usavam identidades falsas, com idade e profissão alteradas. Eles telefonaram antes para cada hospital para marcar uma consulta, e, ao chegar, reclamaram de estar ouvindo vozes que diziam três palavras: "vazio", "oco" e "baque".

Em cada caso, o pseudopaciente foi internado voluntariamente no hospital. Uma vez tendo chegado à ala psiquiátrica, os cúmplices haviam sido orientados a dizer à equipe que não estavam mais ouvindo vozes (embora nunca tivessem dito que haviam fingido os sintomas para ser admitidos). Eles passaram a agir de maneira normal, supostamente sem apresentar nenhum sintoma de doença. De acordo com a lembrança das enfermeiras, o comportamento deles foi descrito como "amistoso", "cooperativo" e "sem demonstrar nenhum sinal de anormalidade".

A simulação dos pseudopacientes de Rosenhan nunca foi descoberta. Um deles foi diagnosticado como maníaco-depressivo. Todos os demais foram diagnosticados como esquizofrênicos. Quando dispensados, foram classificados como "esquizofrênicos em remissão", exceto o tachado de maníaco-depressivo. A duração da hospitalização variou de 7 a 52 dias. No entanto, como observou Rosenhan sarcasticamente, a questão de sua aparente normalidade jamais foi levantada por nenhum membro da equipe. (Essa afirmação é questionável, uma vez que muitas enfermeiras de fato mencionaram que os pseudopacientes estavam tendo um comportamento normal.) Rosenhan concluiu: "Nos hospitais psiquiátricos não é possível diferenciar as pessoas normais das portadoras de doenças mentais", e condenou toda a categoria pelos diagnósticos não confiáveis e pelo furor classificatório. Essa última acusação tinha uma dose de ironia, considerando que a maioria dos psiquiatras da época rejeitava as classificações diagnósticas, preferindo as interpretações psicanalíticas nuançadas e individualizadas.

O artigo de Rosenhan na *Science* foi motivo de revolta e zombaria tanto entre o público leigo como na comunidade médica, uma reação que pegou os psiquiatras completamente de surpresa. A resposta deles foi defensiva. Eles criticaram abertamente a pesquisa de Rosenhan, argumentando (de forma bastante razoável, na minha opinião) que se alguém se apresenta a um hospital de saúde mental queixando-se de que está ouvindo vozes, o procedimento sensato e ético é internar a pessoa, para que ela seja observada e tratada. Afinal de contas, a esquizofrenia pode ser uma doença perigosa. Se os psiquiatras não confiarem no que os pacientes dizem, então não seria apenas a psiquiatria que correria perigo, mas a profissão médica inteira. Se um paciente se apresentasse no pronto-socorro e dissesse que estava sentindo dor no peito, mas, na ausência de outras evidências da dor, a equipe se recusasse a interná-lo para ser examinado, ele poderia morrer. Do mesmo modo, se uma pessoa inventasse uma doença ingerindo intencionalmente um frasco de sangue para enganar os médicos, depois tossisse sangue de propósito no pronto-socorro, seria extremamente cínico chamar os médicos de incompetentes se eles fizessem uma endoscopia para descobrir o motivo do sangramento.

Rosenhan admitia abertamente sua antipatia pela profissão psiquiátrica, e, na esteira da revolta provocada pela primeira pesquisa, enxergou mais uma oportunidade para prejudicar a credibilidade já em baixa da psiquiatria. Ele abordou um hospital-escola grande e respeitado que havia sido especialmente estridente ao contestar suas descobertas com um novo desafio: "Durante o próximo ano, encaminharei outra rodada de impostores para o seu hospital. Tentem desmascará-los, sabendo muito bem que eles virão, e no fim do ano veremos quantos vocês conseguiram pegar." O hospital anônimo mordeu isca e – talvez numa atitude imprudente – aceitou o desafio.

Dos 193 novos pacientes avaliados ao longo do ano seguinte, a equipe identificou 41 possíveis atores. Exultante, Rosenhan revelou então que não havia encaminhado nenhum impostor ao hospital. Em seguida, declarou que, dada a incapacidade da psiquiatria de diferenciar os indivíduos normais dos loucos, a categoria estava fazendo o equivalente médico de condenar pessoas inocentes como criminosas e mandá-las para a prisão.

Enquanto a maioria dos psiquiatras descartava a pesquisa de Rosenhan como sendo um truque exibicionista, a categoria não podia evitar a humilhação nem ignorar o clamor público. Os jornais se encheram de artigos e de cartas ao editor denunciando a psiquiatria como uma fraude e uma atividade criminosa. Ainda mais penoso para os psiquiatras, os colegas médicos e as companhias de seguro haviam começado a expressar sua desilusão com a psiquiatria de forma acintosa. Após a publicação da pesquisa de Rosenhan, companhias de seguro como Aetna e Blue Cross reduziram drasticamente os seguros de saúde mental das suas apólices, uma vez que elas estavam cada vez mais conscientes de que o diagnóstico e o tratamento psiquiátricos eram temas tratados de forma irresponsável, sem supervisão ou prestação de contas. Em 1975, o vice-presidente da Blue Cross declarou à *Psychiatric News*: "Na psiquiatria, comparado a outros tipos de serviços médicos, não existe clareza nem uniformidade de terminologia no que diz respeito aos diagnósticos mentais, às modalidades de tratamento e aos tipos de instalações que prestam atendimento. Uma das dimensões do problema decorre da natureza oculta ou privada de muitos serviços; só o paciente e o terapeuta têm conhecimento direto dos serviços que foram prestados e por quê."

Por mais que isso fosse ruim, ainda havia muito mais pela frente. A pesquisa de Rosenhan alimentou um movimento ativista em rápido crescimento que pretendia eliminar completamente a psiquiatria. Esse movimento fora lançado havia uma década por um homem chamado Thomas Szasz.

O movimento antipsiquiátrico e a grande crise

Em 1961, Thomas Szasz, um psiquiatra húngaro que pertencia ao corpo docente da Universidade Estadual de Nova York em Siracusa [SUNY, na sigla em inglês], publicou um livro extremamente influente que continua em catálogo até hoje: *The Myth of Mental Illness* [O mito da doença mental]. Nele, argumenta que as doenças mentais não são realidades médicas como o diabetes e a hipertensão, e sim ficções inventadas pela psiquiatria para justificar a grande quantidade de terapias não científicas de eficácia desconhecida descarregadas nos pacientes. Szasz afirmava que a psiquiatria era uma "pseudociência" como a alquimia e a astrologia – uma crítica razoável numa época em que a psicanálise era a força *cult*, por assim dizer, que dominava a psiquiatria.

O livro tornou-o instantaneamente famoso, especialmente entre os jovens que estavam adotando os valores da contracultura e desafiando as formas tradicionais de autoridade. Em meados dos anos 1960, os estudantes acorriam em grande número para assistir a suas aulas na SUNY. Ele começou a publicar artigos e dar palestras, defendendo uma nova abordagem da psicoterapia. O objetivo legítimo e respeitável de um analista, sustentava Szasz, era "deslindar o jogo da vida que o paciente joga". Portanto, os psiquiatras não deviam supor que há algo "errado" com um comportamento excêntrico, uma mensagem que encontrava eco numa geração que adotava outros *slogans* antiautoritários como "Turn *on*, Tune *in*, Drop *out*"* e "Faça amor, não faça guerra".

As teorias de Szasz correspondiam a uma espécie de relativismo comportamental que considerava qualquer comportamento incomum como significativo e válido quando encarado da perspectiva correta. Szasz diria que a decisão tomada por Elena Conway de acompanhar o estranho asqueroso de meia-idade a seu apartamento foi uma manifestação válida de sua personalidade corajosa e de sua disposição admirável de não julgar alguém pela aparência, e não uma decisão temerária causada por uma "doença" arbitrária que os médicos chamam de "esquizofrenia". Szasz queria eliminar de uma vez por todas os hospitais psiquiátricos: "A internação contra a vontade em instituições psiquiátricas é igual à escravidão. Aperfeiçoar os critérios de admissão é como embelezar as grandes propriedades escravistas. O problema não é como aperfeiçoar a admissão, mas como aboli-la."

As teorias de Szasz ajudaram a gerar um movimento ativista organizado que questionava a própria existência da profissão de psiquiatra e

---

* Timothy Leary, um dos líderes do movimento da contracultura, pronunciou essa frase numa conferência de imprensa em Nova York, no dia 19 de setembro de 1966. Ele explicou-a assim posteriormente, em sua autobiografia *Flashbacks*, publicada em 1983: "'Turn *on*' [Se ligue] significava entrar dentro de si para ativar as ferramentas neurais e genéticas. Tornar-se sensível aos inúmeros e variados níveis de consciência e aos detonadores conectados a eles. As drogas eram uma maneira de alcançar esse objetivo. 'Tune *in*' [Fique sintonizado] significava interagir harmoniosamente com o mundo ao redor, externar, concretizar e expressar suas novas perspectivas internas. 'Drop *out*' [Desligue] sugeria um processo ativo, seletivo e elegante de distanciamento dos compromissos involuntários ou inconscientes. 'Drop *out*' significava autoconfiança, descoberta da própria individualidade, compromisso com a inconstância, com a escolha e com a mudança. Infelizmente, minhas explicações dessa sequência de desenvolvimento pessoal foram frequentemente mal interpretadas, passando a significar: 'Fique chapado e abandone qualquer atividade construtiva.'" [N. do T.]

exigia sua erradicação, e *The Myth of Mental Illness* se transformou em seu manifesto. Szasz coroou a traição de sua profissão em 1969, quando se uniu a L. Ron Hubbard e à Igreja da Cientologia para fundar a Comissão dos Cidadãos para os Direitos Humanos (CCHR na sigla em inglês). Recorrendo explicitamente aos argumentos de Szasz, a CCHR defende que a "assim chamada doença mental" não é uma doença médica, que a medicação psiquiátrica é fraudulenta e perigosa e que a categoria psiquiátrica deve ser execrada.

Szasz serviu de inspiração para outras pessoas que duvidavam do valor da psiquiatria, entre as quais um sociólogo desconhecido chamado Erving Goffman. Em 1961, Goffman publicou o livro *Asylums* [Manicômios], no qual denunciava as condições deploráveis das instituições de saúde mental americanas. Como a população dos manicômios estava próxima de um nível jamais atingido, pouco se questionava que a maioria estivesse superlotada e fosse opressiva e sombria. Qual foi a resposta de Goffman a esse problema social indiscutível? Ele declarou que a doença mental não existia.

De acordo com Goffman, o que os psiquiatras chamavam de doença mental significava, na verdade, o fracasso da sociedade em entender as motivações das pessoas diferentes; a sociedade ocidental havia imposto o que ele chamava de "mandato médico sobre esses transgressores. Os internos eram chamados de pacientes". Goffman escreveu que seu objetivo ao investigar as instituições de saúde mental era "conhecer o ambiente social do interno de hospital". Ele evitou de propósito o contato social com a equipe, afirmando que "descrever fielmente a situação do paciente significa, necessariamente, apresentar uma visão facciosa". Goffman defendia sua preferência manifesta afirmando que "pelo menos o desequilíbrio está do lado certo da balança, já que quase toda a literatura profissional sobre pessoas com doença mental é escrita do ponto de vista dos psiquiatras, e eu, socialmente falando, estou do outro lado".

O desejo de propor teorias a respeito do comportamento humano é um impulso inato ao qual frequentemente cedemos; pode ser por isso que tantos pesquisadores psiquiátricos se viram impelidos a deixar de lado as teorias e pesquisas dos cientistas que os precederam a fim de articular sua própria Grande Explicação da doença mental. Apesar do fato de Goffman ser formado em sociologia (não em psiquiatria) e não ter nenhuma experiência clínica, o desejo de propor sua própria Grande Explicação da doença mental logo se apossou dele.

Os indivíduos diagnosticados com doença mental não tinham na verdade uma condição médica legítima, sustentava Goffman, sendo, em vez disso, vítimas da reação da sociedade contra eles – o que Goffman chamou de "influências sociais", tais como pobreza, rejeição da sociedade a seu comportamento, considerado inadequado, e proximidade de uma instituição de saúde mental. Mas, e quando a pessoa estava *convencida* de que havia algo de errado com ela, como no caso dos ataques de pânico de Abigail Abercrombie? Goffman replicava dizendo que a percepção de que o coração palpitava, o sentimento de morte iminente e a sensação de que estava perdendo o controle, tudo isso era influenciado por estereótipos culturais de como a pessoa *devia* se comportar quando estava ansiosa.

Quando a notoriedade de Szasz e Goffman estava crescendo, outro personagem eminente da antipsiquiatria surgiu do outro lado do Atlântico: o psiquiatra escocês R. D. Laing. Embora Laing acreditasse na existência da doença mental, tal como Goffman ele situava sua origem no ambiente social da pessoa, especialmente nas rupturas na rede familiar. Laing considerava o comportamento psicótico uma manifestação de angústia motivada pelas condições sociais intoleráveis da pessoa; desse ponto de vista, a esquizofrenia era um grito de socorro.

Laing acreditava que o terapeuta podia interpretar o simbolismo pessoal da psicose do paciente (resquícios da interpretação dos sonhos de Freud) e usar essa adivinhação para tratar dos problemas ambientais que estavam realmente na origem da esquizofrenia do paciente. Para decodificar com sucesso a sintomatologia psicótica do paciente, Laing sugeria que o terapeuta recorresse a suas "possibilidades psicóticas". Só assim ele poderia compreender a "posição existencial" do esquizofrênico – "sua peculiaridade e diferença, sua singularidade, sua solidão e seu desespero".

As ideias de Szasz, Laing e Goffman criaram o suporte intelectual de um florescente movimento antipsiquiátrico que logo uniu forças com ativistas sociais como Panteras Negras, marxistas, oponentes da Guerra do

Vietnã e outras organizações que estimulavam o desprezo pelas convenções e pela autoridade de uma sociedade ocidental opressora. Em 1968, os partidários da antipsiquiatria fizeram suas primeiras manifestações no encontro anual da Associação Americana de Psiquiatria. No ano seguinte, no encontro da APA em Miami, os delegados olharam para fora da janela e descobriram que havia um avião circulando com uma faixa que dizia: "A psiquiatria mata." Desde então, todo ano os encontros da APA têm sido acompanhados pelas buzinas e pelos piquetes dos protestos do movimento da antipsiquiatria, incluindo o encontro de 2014 em Nova York, presidido por mim.

Apesar de haver um fundo de verdade nos argumentos apresentados pela antipsiquiatria nos anos 1960 e 1970 – como a afirmação bastante válida de que o diagnóstico psiquiátrico era extremamente falível –, muitas de suas alegações se baseavam em distorções exageradas de dados ou em simplificações excessivas das realidades clínicas. As críticas mais elaboradas feitas pela antipsiquiatria costumavam vir de intelectuais encastelados numa torre de marfim e de radicais políticos que não tinham nenhuma experiência direta com doença mental, ou de clínicos independentes que atuavam à margem da psiquiatria clínica... e que talvez nem acreditassem nas teorias que eles endossavam.

O dr. Fuller Torrey, eminente pesquisador da esquizofrenia e principal porta-voz oficial das doenças mentais, disse-me: "As convicções de Laing acabaram sendo postas à prova quando sua própria filha desenvolveu esquizofrenia. Depois disso, ele ficou desiludido com suas teorias. As pessoas que o conheceram me disseram que ele se tornou um sujeito que cobra para dar palestras sobre teorias em que não mais acredita. O mesmo aconteceu com Szasz, que encontrei várias vezes. Ele deixou muito claro que sabia que a esquizofrenia tinha as características de uma verdadeira doença do cérebro, mas que jamais diria isso publicamente."

O movimento da antipsiquiatria continua a prejudicar justamente os indivíduos que ele pretende ajudar – a saber, as pessoas com doenças mentais. Ao lado de Laing, as principais figuras da antipsiquiatria ignoraram solenemente a questão do sofrimento humano, dando a entender que a dor de uma pessoa deprimida ou os sentimentos de um esquizofrênico paranoico desapareceriam se simplesmente respeitássemos e apoiássemos suas crenças excêntricas. Eles também ignoraram o perigo que os esquizofrênicos às vezes representavam para os outros

O famoso psiquiatra Aaron Beck compartilhou comigo um exemplo do custo real de tal ignorância. "Eu estava tratando um paciente interno possivelmente homicida que entrou em contato com Thomas Szasz, que, em seguida, pressionou o Hospital Pensilvânia para liberá-lo. Depois de solto, ele foi responsável por vários assassinatos, e só parou quando a esposa, a quem ameaçara de morte, atirou nele. Penso que o 'mito da doença mental' proclamado por Szasz não era apenas absurdo, mas também prejudicial para os próprios pacientes."

Os governos estaduais, que estavam sempre procurando um jeito de cortar recursos para pessoas com doenças mentais (especialmente as instituições de saúde mental pública, em geral um dos itens mais caros de qualquer orçamento público), ficaram satisfeitíssimas em dar crédito aos argumentos da antipsiquiatria. Embora pretendessem adotar posturas humanas, elas citaram Szasz, Laing e Goffman como justificativa científica e moral para esvaziar os manicômios do Estado e se livrar dos pacientes, devolvendo-os à sociedade. Embora os legisladores tivessem economizado recursos do orçamento, muitos pacientes dos manicômios eram idosos com saúde frágil, além de não terem para onde ir. Essa política malconcebida de desinstitucionalização contribuiu diretamente para a epidemia de pessoas sem teto, muitas delas doentes mentais, e para o rápido crescimento da população desses doentes nas prisões, o que persiste até hoje. As companhias de seguro também aceitaram prontamente o argumento dos antipsiquiatras de que a doença mental era apenas uma "dificuldade de viver", não uma condição médica, e, portanto, o tratamento de tais "doenças" não deveria ser reembolsado, o que levou a mais reduções de cobertura.

O golpe definitivo e mais duradouro à categoria em consequência do movimento da antipsiquiatria foi a investida contra o quase monopólio da psiquiatria no tratamento terapêutico. Como o argumento principal do movimento era de que a doença mental não era uma condição médica, e sim um problema social, os psiquiatras não podiam mais alegar que eles deviam ser os únicos supervisores médicos dos cuidados com a saúde mental. Psicólogos clínicos, assistentes sociais, conselheiros pastorais, praticantes da Nova Era, grupos de encontro e outros terapeutas leigos engrossaram os argumentos dos antipsiquiatras para reforçar sua própria legitimidade como benfeitores das pessoas com doenças mentais, afastando um número crescente de pacientes dos psiquiatras de formação médica. Não tardou para que uma quantidade cada vez maior de autointitulados terapeutas, sem qualquer tipo de licença, começasse a dividir o mercado da saúde mental. A mais ameaçadora e agressiva dessas terapias alternativas não médicas foi a Igreja da Cientologia, um sistema de crenças semirreligioso criado pelo escritor de ficção científica L. Ron Hubbard. A cientologia defende que as pessoas são seres imortais que se esqueceram de sua verdadeira natureza e de suas vidas passadas. Ela condena o uso de drogas psiquiátricas, estimulando, em vez disso, que os indivíduos se submetam a um processo de "auditoria" por meio do qual reexperimentam, intencionalmente, acontecimentos dolorosos ou traumáticos do passado para se livrar de seus efeitos prejudiciais.

Embora cada um dos grupos rivais defendesse suas próprias teorias e métodos, todos compartilhavam de uma certeza comum, articulada de maneira extremamente enfática pela antipsiquiatria: como os transtornos mentais não eram doenças mentais genuínas, não precisavam ser tratados por médicos. Os Conway, que trouxeram a filha esquizofrênica Elena para uma consulta comigo, são um exemplo daqueles que adotam os argumentos da antipsiquiatria, favorecendo os tratamentos holísticos em detrimento dos tratamentos médicos.

Em meados dos anos 1970, a psiquiatria americana estava sendo bombardeada em todas as frentes. Intelectuais, advogados, ativistas, artistas e até psiquiatras condenavam publicamente a categoria de modo regular. Em 1975, o filme *Um estranho no ninho*, baseado no romance de sucesso de Ken Kesey publicado em 1962, passou a simbolizar o crescente sentimento contrário à psiquiatria. Ganhador do Prêmio da Academia, o filme se passava numa instituição de saúde mental do estado de Oregon onde o personagem principal, um malandro carismático e brincalhão interpretado por Jack Nicholson, havia sido internado por comportamento antissocial. Nicholson lidera uma tumultuada revolta dos pacientes contra a autoridade tirânica da guarda da ala psiquiátrica, a enfermeira Ratched, que mantém o controle de forma brutal, forçando McMurphy a se submeter ao tratamento de eletrochoque seguido de uma lobotomia. Embora a história pretendesse ser uma alegoria política e não uma polêmica contra a psiquiatria, o filme desenhou, na mente do público, a imagem de uma categoria profissional falida do ponto vista moral e científico.

Avaliando a situação no início dos anos 1970, a Associação Americana de Psiquiatria advertiu seus membros: "Nossa categoria encontra-se à beira da extinção." Em fevereiro de 1973, a Junta de Curadores convocou uma reunião de emergência para deliberar sobre como lidar com a crise e conter as críticas agressivas. Todos concordaram que havia uma questão fundamental que estava no centro de todos os transtornos da psiquiatria: ela ainda não dispunha de um método *científico* confiável para diagnosticar a doença mental.

Capítulo 4

Destruição de Rembrandts, Goyas e Van Goghs: o resgate dos antifreudianos

Os médicos pensam que fazem muito pelo paciente quando dão um nome à sua doença.
– IMMANUEL KANT

Infelizmente para todos nós, parece que a versão atual da DSM-III *contém todos os elementos para causar uma sublevação na psiquiatria americana que não será debelada tão cedo.*
– BOYD L. BURRIS, presidente da Sociedade Psicanalítica Baltimore
Washington, 1979

Um herói improvável

Nos primeiros anos de vida de Robert Leopold Spitzer, quase nada sugeria que um dia ele se tornaria um revolucionário da psiquiatria, embora não fosse difícil encontrar sinais de uma abordagem metódica do comportamento humano. "Quando tinha 12 anos de idade, passei dois meses em um acampamento de verão, onde fiquei muito interessado em algumas garotas", conta ele. "Por essa razão, desenhei um gráfico na parede que registrava o que eu sentia por cinco ou seis delas. Anotei o sobe e desce dos sentimentos durante o tempo em que estive no acampamento. Também me lembro de ter ficado incomodado com o fato de me sentir atraído por garotas de quem eu não *gostava* muito; assim, pensei que o gráfico talvez me ajudasse a compreender o que eu sentia."

Aos 15 anos de idade, Spitzer pediu permissão dos pais para fazer terapia com um assistente de Wilhelm Reich. Ele achava que isso poderia ajudá-lo a compreender melhor as garotas. Os pais recusaram – eles acreditavam, com certa perspicácia, que a orgonomia de Reich era um embuste. Sem se dar por vencido, Spitzer escapava do apartamento para ter sessões secretas, pagando cinco dólares por semana a um terapeuta reichiano do centro de Manhattan. O jovem terapeuta, que adotava a prática reichiana da manipulação física do corpo, passava as sessões pressionando os membros de Spitzer sem falar muito. Mas Spitzer se lembra de uma coisa que o terapeuta lhe disse. "Se eu me libertasse das minhas inibições paralisantes, sentiria um fluxo circulatório no corpo, uma sensação intensa de consciência corporal."

Buscando aquela sensação de "fluxo circulatório", Spitzer convenceu um analista reichiano que possuía um acumulador de orgônio a permitir que ele usasse o aparelho. Ele passou horas sentado dentro da caixa de madeira apertada absorvendo pacientemente a energia orgônica invisível que, esperava, o transformaria numa pessoa mais feliz, mais forte e mais inteligente. Porém, após um ano de tratamento e de terapia reichiana, Spitzer se desiludiu com a orgonomia. E, como muitos fanáticos que perdem a fé, tomou a decisão de desmascarar e denunciar sua antiga ortodoxia.

Em 1953, no último ano de graduação na Universidade Cornell, Spitzer inventou oito experimentos para testar as afirmações de Reich a respeito da existência da energia orgônica. Para alguns testes, ele recrutou estudantes para servir de cobaias; para outros, ele próprio serviu de cobaia. Após completar os oito experimentos, Spitzer concluiu que "uma análise cuidadosa dos dados não prova, de maneira nenhuma, nem mesmo sugere a existência da energia orgônica".

A maioria das pesquisas feitas por estudantes de graduação nunca chega a um público mais amplo que seu orientador, e o estudo de Spitzer não foi exceção; quando ele apresentou seu ensaio ridicularizando a orgonomia ao *American Journal of Psychiatry*, os editores o rejeitaram prontamente. Porém, alguns meses mais tarde, ele recebeu uma visita inesperada em seu dormitório: um funcionário do Food and Drug Administration (FDA). O homem explicou que a FDA estava investigando as declarações de Reich de que era capaz de curar o câncer. Eles estavam procurando um especialista que testemunhasse acerca da eficácia – ou da falta dela – dos acumuladores orgônicos de Reich, e haviam obtido o nome de Spitzer com a Associação Americana de Psiquiatria, responsável pela publicação do *American Journal of Psychiatry*. Será que Spitzer estaria interessado? Para um jovem cientista ambicioso, tratava-se de uma acolhida gratificante, embora, no fim, seu testemunho não tivesse sido necessário. O episódio demonstrou que Spitzer já estava preparado para desafiar as autoridades psiquiátricas usando provas e bom senso.

Em 1957, após se graduar na Faculdade de Medicina da Universidade de Nova York, Spitzer começou a formação em psiquiatria na Universidade Columbia e em psicanálise no Centro de Formação e Pesquisa Psicanalítica dessa mesma universidade, a mais influente instituição psicanalítica dos Estados Unidos. Porém, quando começou a tratar seus próprios pacientes usando a psicanálise, ele logo se desiludiu mais uma vez. Apesar dos esforços ardentes para aplicar de maneira adequada as nuanças e circunvoluções da teoria psicanalítica, seus pacientes raramente pareciam melhorar. Ele conta: "Com o passar do tempo, fiquei mais consciente de

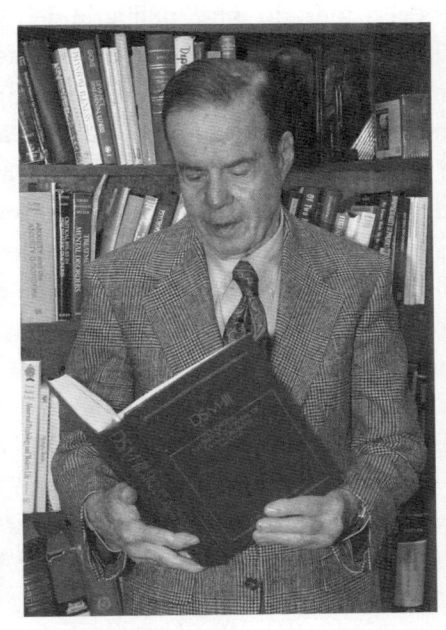

Robert Spitzer, autor do *DSM-III* (cortesia de Eve Vagg, Instituto de Psiquiatria do Estado de Nova York).

que não podia estar seguro de estar lhes dizendo nada além daquilo em que eu queria acreditar. Embora tentasse convencê-los de que podiam mudar, eu não tinha certeza de que aquilo era verdade."

Spitzer continuou seu trabalho como jovem clínico na Universidade Columbia, na expectativa de encontrar uma oportunidade de mudar o rumo de sua carreira. Em 1966, essa oportunidade chegou no refeitório da universidade. Spitzer estava almoçando com Ernest Gruenberg, um membro mais antigo do corpo docente da universidade e presidente da força-tarefa do *DSM-II*, que estava em desenvolvimento. Como Gruenberg conhecia Spitzer do departamento e gostava dele, os dois conversaram de forma descontraída e animada. Quando terminaram de comer, Gruenberg fez uma proposta ao jovem: "Estamos quase finalizando o *DSM-II*, mas ainda estou precisando de alguém que faça anotações e ajude na edição. Você estaria interessado?"

Spitzer perguntou se seria pago. Gruenberg sorriu e balançou a cabeça. "Não", respondeu. Spitzer encolheu os ombros e disse: "Aceito o trabalho."

O *DSM* ainda era considerado inútil pela grande maioria dos psiquiatras, e ninguém achava que a classificação burocrática de diagnósticos fosse um trampolim para progredir na carreira. Mas Spitzer pensava que gostaria mais do quebra-cabeça intelectual de separar as doenças mentais do que do processo ambíguo e inconsequente da psicanálise. O entusiasmo e a atenção como copista do *DSM-II* foram logo recompensados com a promoção ao posto oficial de membro pleno da força-tarefa, tornando-o, aos 34 anos de idade, o membro mais jovem da equipe do *DSM-II*.

Depois que a nova edição do *Manual* ficou pronta, Spitzer continuou sendo membro de um órgão cujo título dava sono: o Comitê de Nomenclatura e Estatística da APA. Esse era, na maioria dos casos, um cargo com pouca vantagem profissional, e Spitzer não tinha a mínima expectativa de que seu envolvimento levasse a algum lugar – até que uma polêmica empurrou-o repentinamente para o foco dos holofotes: o conflito em torno do diagnóstico da homossexualidade no *DSM*.

A classificação da homossexualidade

Durante muito tempo, a psiquiatria americana havia considerado a homossexualidade um comportamento pervertido, e gerações de psiquiatras a haviam classificado como doença mental. O *DSM-I* descrevia a homossexualidade como um "transtorno de personalidade sociopática", enquanto o *DSM-II* conferiu um lugar de destaque ao apresentá-la como o primeiro exemplo de seus "desvios sexuais", descrevendo-a assim:

> Esta categoria refere-se aos indivíduos cujos interesses sexuais estão voltados principalmente para outros que não as pessoas do sexo oposto, a atos que geralmente não estão associados ao coito, ou ao coito praticado em condições contrárias à natureza. Embora muitos deles considerem suas práticas repugnantes, continuam incapazes de substituí-las por um comportamento sexual normal.

Um dos mais importantes defensores do diagnóstico da homossexualidade era o psiquiatra Charles Socarides, membro eminente do Centro de Formação e Pesquisa Psicanalítica da Universidade Columbia. Ele acreditava que a homossexualidade não era uma escolha, um crime ou um ato imoral – era uma forma de neurose cuja origem se encontrava nas "mães sufocantes e nos pais ausentes". Assim, argumentava Socarides, a homossexualidade poderia ser tratada como outro conflito neurótico qualquer. De meados dos anos 1950 a meados dos anos 1970, ele procurou "curar" homens gays tentando ajudá-los a desenterrar seus conflitos infantis, e, com isso, convertendo-os à heterossexualidade. No entanto, existem poucas comprovações válidas de que alguém tenha sido "curado" da homossexualidade por meio da psicanálise (ou por qualquer outro tipo de terapia).

É comum que as teorias pessoais de alguém a respeito da doença mental sejam postas à prova no momento em que um membro da família é acometido pela doença, como quando a teoria da esquizofrenia como jornada simbólica de R. D. Laing foi posta em xeque após sua própria filha ter se mostrado esquizofrênica. (Laing acabou rejeitando a teoria.)

Richard, filho de Charles Socarides, nasceu no mesmo ano em que o pai começou a tratar dos pacientes homossexuais, e, ao chegar à adolescência, se assumiu gay e denunciou as teorias do pai. Richard acabou se tornando o gay abertamente assumido a ocupar o cargo mais elevado do governo federal: o de conselheiro do presidente Clinton. Diferentemente de Laing, Socarides manteve até o fim da vida a convicção inabalável de que a homossexualidade era uma doença.

Os homossexuais encaravam sua condição de uma forma bem diferente dos psiquiatras. No final dos anos 1960, muitos homens gays se sentiram fortalecidos pelo ativismo extraordinário que os rodeava – comícios pela paz, marchas pelos direitos civis, protestos contra a lei do aborto, *sit-ins** feministas. Eles começaram a formar seus próprios grupos de ativistas (como os Gay Liberation Front) e realizar suas próprias manifestações (como os protestos do Orgulho Gay contra as leis de sodomia que criminalizavam as relações homossexuais), que questionavam a visão estreita que a sociedade tinha da homossexualidade. Um dos alvos mais visíveis e atraentes do início do movimento pelos direitos dos gays foi a psiquiatria, o que não surpreende.

Homens gays começaram a falar abertamente a respeito de suas experiências dolorosas na terapia e, especialmente, durante a análise. Influenciados pelas promessas róseas de que alcançariam uma condição "melhor que a do simples bem-estar", eles procuraram os psiquiatras para se sentir melhor consigo mesmos, mas acabaram se sentindo ainda mais deslocados e indesejáveis. Particularmente angustiantes eram as histórias extremamente comuns de psiquiatras que tentavam modificar a identidade sexual dos homossexuais utilizando hipnose, técnicas de confronto e até mesmo terapias de aversão que aplicavam choques elétricos dolorosos no corpo – às vezes nos órgãos genitais.

Em 1970, pela primeira vez grupos de defesa dos direitos dos gays se manifestaram no encontro anual da APA, em São Francisco, unindo forças com o florescente movimento da antipsiquiatria. Ativistas gays formaram uma corrente humana ao redor do centro de convenções, impedindo

---

* Protestos passivos em que os manifestantes se sentam em lugares públicos de acesso proibido. [N. do T.]

A HISTÓRIA DO DIAGNÓSTICO

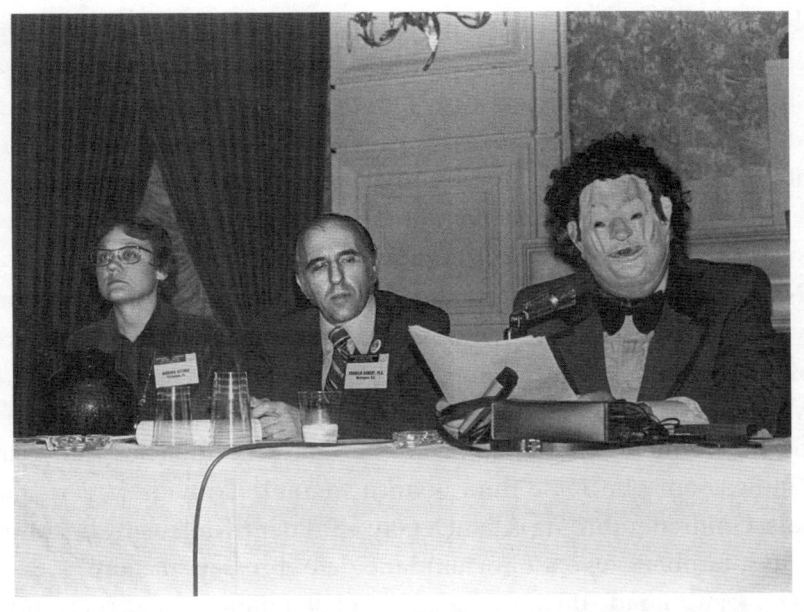

John Fryer disfarçado de "Dr. H. Anônimo", com Barbara Gittings e Frank Kameny, numa conferência sobre homossexualidade e doença mental da APA de 1972 intitulada "Psiquiatria: amiga ou inimiga dos homossexuais? Um diálogo" (Kay Tobin/© Divisão de Arquivos e Manuscritos da Biblioteca Pública de Nova York).

a entrada dos psiquiatras. Em 1972, a Aliança Gay de Nova York decidiu fazer "intervenções-relâmpago" em um encontro de terapeutas comportamentais, utilizando uma forma rudimentar de *flash mob* para exigir o fim das técnicas de aversão. Ainda em 1972, o psiquiatra e ativista pelos direitos dos gays John Fryer fez um discurso no encontro anual da APA com o nome de Dr. H. Anônimo. Ele usou smoking, peruca e uma máscara de personagem de terror que lhe escondia o rosto e falou em um microfone especial que distorcia a voz. Seu famoso discurso começou com as seguintes palavras: "Sou um homossexual. Sou um psiquiatra." Fryer prosseguiu descrevendo a vida opressiva dos psiquiatras gays, que se sentiam forçados a esconder sua orientação sexual dos colegas com medo de ser discriminados, ao mesmo tempo que escondiam sua profissão de outros gays devido ao desprezo que essa comunidade tinha pela psiquiatria.

Robert Spitzer ficou impressionado com a força e a integridade dos ativistas gays. Antes de ter sido indicado para tratar daquela polêmica, ele não tinha amigos nem colegas gays, e desconfiava de que a homossexualidade provavelmente merecesse ser classificada como um transtorno mental. Porém, o entusiasmo dos ativistas convenceu-o de que o assunto deveria ser discutido abertamente e decidido de uma vez por todas por meio de dados e discussões profundas.

No encontro anual seguinte da APA, em Honolulu, ele organizou um painel para discutir se a homossexualidade deveria ser diagnosticada no *DSM*. O painel apresentou um debate entre os psiquiatras que estavam convencidos de que a homossexualidade era o resultado de um defeito de formação e aqueles que acreditavam não haver evidências significativas que indicassem que fosse uma doença mental. Convidado por Spitzer, Ronald Gold, membro da Aliança Gay e influente defensor da libertação dos gays, também teve a oportunidade de expressar suas opiniões a respeito da legitimidade da homossexualidade como um diagnóstico psiquiátrico. O evento atraiu um público de mais de mil profissionais de saúde mental e homens e mulheres gays, tendo recebido enorme cobertura da imprensa. Mais tarde, correu a notícia de que os defensores da postura contrária à caracterização da homossexualidade como doença haviam saído vencedores.

Passados alguns meses, Gold convenceu Spitzer a participar de um encontro secreto com um grupo de psiquiatras gays. Spitzer ficou perplexo ao constatar que vários dos participantes eram diretores de importantes departamentos de psiquiatria e que um era ex-presidente da APA, todos levando vida dupla. Assim que notaram a presença inesperada de Spitzer, eles ficaram surpresos e indignados, encarando-o como um membro do *establishment* da APA que provavelmente os expulsaria, destruindo suas carreiras e relações familiares. Gold tranquilizou-os, dizendo que podiam confiar em Spitzer e que ele representava a maior esperança de uma reavaliação justa e criteriosa para decidir se a homossexualidade deveria continuar constando do *DSM*.

Depois de conversar com os participantes, Spitzer ficou convencido de que não havia dados confiáveis indicando que ser homossexual era o resultado de qualquer processo patológico ou que prejudicasse o desempenho mental de alguém. "Todos aqueles ativistas gays eram sujeitos extremamente simpáticos, muito amáveis, atenciosos e compassivos. Ficou claro para mim que o fato de ser homossexual não diminuía a capacidade da pessoa de atuar socialmente de forma eficaz em alto nível", explicou. No final da reunião, estava convencido de que o diagnóstico 302.0, homossexualidade, devia ser eliminado do *DSM-II.*

Porém, Spitzer se viu num complicado impasse intelectual. Por um lado, o movimento da antipsiquiatria defendia de forma estridente que todas as doenças mentais eram construções sociais artificiais perpetuadas por psiquiatras ávidos de poder. Como todos os outros membros da APA, Spitzer sabia que esses argumentos estavam atingindo a credibilidade da categoria. Ele acreditava que as doenças mentais eram transtornos médicos reais, não construtos sociais – mas agora ele estava prestes a declarar que a homossexualidade era justamente um desses construtos. Se ele não a reconhecesse como doença, poderia abrir a porta para que os antipsiquiatras argumentassem que se deveria reconhecer que outros transtornos, como a esquizofrenia e a depressão, também não eram doenças. Mais preocupante ainda, talvez as companhias de seguro usassem a decisão de revogar o diagnóstico da homossexualidade como pretexto para parar de pagar por *qualquer* tratamento psiquiátrico.

Por outro lado, caso Spitzer sustentasse que a homossexualidade era um transtorno médico, a fim de preservar a credibilidade da psiquiatria, ele agora se dava conta de que isso causaria um imenso sofrimento a homens e mulheres saudáveis que simplesmente sentiam atração por pessoas de seu próprio sexo. A psicanálise não oferecia nenhuma saída para o impasse, já que a posição irredutível de seus praticantes era de que a homossexualidade tinha origem em conflitos traumáticos na infância. Spitzer resolveu finalmente a charada inventando um novo conceito psiquiátrico, que logo se mostraria fundamental na revolucionária nova edição do *DSM: sofrimento subjetivo.*

Ele começou argumentando que se não havia nenhuma evidência clara de que a condição do paciente lhe causava sofrimento emocional ou prejudicava sua capacidade de agir, e se ele insistia que estava bem, então não se deveria impor o rótulo de doença mental. Se alguém afirmava estar contente, satisfeito e agindo de forma satisfatória, então quem era o psiquiatra para afirmar o contrário? (Segundo a linha de raciocínio de Spitzer, mesmo que um esquizofrênico insistisse que estava bem, o fato de ser incapaz de se relacionar ou de trabalhar justificaria o rótulo de doença mental.) Ao endossar o princípio do sofrimento subjetivo, Spitzer deixou claro que a homossexualidade não era um transtorno mental, não autorizando, por si só, nenhuma espécie de intervenção psiquiátrica.

Esse parecer ainda deixava em aberto a possibilidade de que se uma pessoa gay *pedisse* ajuda, insistindo que estava sofrendo de ansiedade ou de depressão como resultado direto do fato de ser gay, então a psiquiatria poderia intervir. Spitzer sugeriu que tais casos deveriam receber um novo diagnóstico, de "distúrbio de orientação sexual", uma abordagem que deixava em aberto a possibilidade de os psiquiatras tentarem mudar a orientação de alguém que *pedisse* que eles o fizessem. (Spitzer acabou se arrependendo de ter endossado qualquer forma de conversão sexual.)

Quando sua proposta chegou ao Conselho de Pesquisa ao qual o Comitê de Nomenclatura e Avaliação estava subordinado, foi aprovada unanimemente a anulação do diagnóstico de transtorno de homossexualidade do *DSM-II* e sua substituição pelo diagnóstico de orientação sexual mais limitado. No dia 15 de dezembro de 1973, a Junta de Curadores aceitou a recomendação do Conselho, e a mudança foi incorporada oficialmente na forma de revisão do *DSM-II*.

Spitzer esperava que isso provocasse um alvoroço no campo da psiquiatria; em vez disso, porém, seus colegas o elogiaram por ter encontrado uma acomodação humana e prática: uma solução que evitava a antipsiquiatria ao mesmo tempo que anunciava ao mundo que a homossexualidade não era uma doença. "A ironia é que, depois de tudo concluído", lembra Spitzer, "a crítica mais forte que recebi veio dos membros da minha instituição de origem, o Centro Psicanalítico da Columbia."

Em 1987, o distúrbio de orientação sexual também foi eliminado como transtorno do *DSM*. Em 2003, a APA instituiu o Prêmio John E. Fryer, em homenagem ao discurso mascarado do dr. Anônimo. O prêmio é concedido anualmente a uma figura pública que tenha contribuído de maneira significativa para a saúde mental de lésbicas, gays, bissexuais e transgêneros (LGBTs). Em 2013, o dr. Saul Levin tornou-se o primeiro líder gay assumido da Associação Americana de Psiquiatria, ao ser indicado para os cargos de diretor-presidente e diretor médico da entidade.

Embora a psiquiatria americana tenha sido vergonhosamente lenta na eliminação da homossexualidade como doença mental, o resto do mundo tem sido ainda mais lento. A Classificação Internacional de Doenças publicada pela Organização Mundial da Saúde só eliminou o "transtorno da homossexualidade" em 1990, e até hoje ainda registra o "distúrbio de orientação sexual" como condição diagnóstica. Esse diagnóstico preconceituoso é frequentemente citado por países que aprovam leis contrárias à homossexualidade, como a Rússia e a Nigéria.

No entanto, a mídia não tratou a eliminação do transtorno de homossexualidade da bíblia da psiquiatria feita em 1973 como um triunfo progressista da psiquiatria. Em vez disso, os jornais e os antipsiquiatras zombaram da APA por "decidir o que era doença realizando uma votação democrática". Ou a doença mental era uma condição médica ou não era, protestaram os críticos – os neurologistas não votariam para decidir se uma artéria entupida do cérebro era realmente um derrame, não é? Em vez de proporcionar a tão necessária ajuda para a imagem da psiquiatria, o episódio se mostrou mais um empecilho para a categoria pressionada.

Apesar de o resto do mundo não encarar as coisas dessa maneira, Spitzer conseguira realizar um feito impressionante de diplomacia diagnóstica. Ele introduzira um novo e influente jeito de conceber a doença mental em termos de sofrimento subjetivo, satisfizera os ativistas gays e evitara de maneira eficaz os críticos da antipsiquiatria. Isso não passou despercebido aos dirigentes da Associação Americana de Psiquiatria.

Quando a Junta de Curadores se encontrou na reunião de emergência sobre políticas especiais, no pico da crise da antipsiquiatria, em fevereiro de 1973, eles perceberam que a melhor maneira de desviar a maré de críticas era fazer uma mudança radical no modo como a doença mental era conceituada e diagnosticada – uma mudança enraizada na ciência empírica, e não em dogmas freudianos. Os dirigentes concordaram que o modo mais convincente de demonstrar essa mudança era por meio da transformação do compêndio oficial de doenças mentais da APA.

No final da reunião de emergência, os curadores haviam autorizado a criação da terceira edição do *Diagnostic and Statistical Manual* e orientado a força-tarefa do futuro *DSM* a "definir doença mental e o que é um psiquiatra". Mas, se a APA queria deixar para trás a teoria freudiana – uma teoria que ainda ditava como a vasta maioria dos psiquiatras diagnosticava seus pacientes –, então como definir a doença mental?

Um psiquiatra tinha a resposta: "Assim que a reunião sobre políticas especiais votou autorizando um novo *DSM*, eu sabia que queria ser o responsável por ele", Spitzer lembra. "Conversei com o diretor médico da APA e disse que adoraria liderar aquele negócio." Ciente de que a nova edição do *DSM* exigiria mudanças radicais e percebendo a habilidade com que Spitzer administrara a situação litigiosa relacionada à homossexualidade, a Junta da APA indicou-o para presidir a força-tarefa do *DSM-III*.

Spitzer sabia que, se queria modificar o modo como a psiquiatria diagnosticava os pacientes, precisaria de um sistema de definição de doença mental inteiramente novo – um sistema fundado na observação e nos dados, não na tradição e nos dogmas. Em 1973, porém, só havia um lugar nos Estados Unidos que havia desenvolvido um sistema desse tipo.

Os critérios de Feighner

Nos anos 1920, o pequeno contingente de psicanalistas americanos se sentia sozinho e ignorado, enfurnado em sua pequena ilha psiquiátrica, isolado de um continente de alienistas. Porém, por ocasião da sessão de emergência da APA de 1973, a situação havia mudado. Os psicanalistas conseguiram remodelar inteiramente a maior parte da psiquiatria americana à imagem de Freud, fazendo com que os poucos psiquiatras biológicos e kraepelianos sobreviventes se sentissem isolados e sitiados.

Apenas um punhado de instituições havia conseguido resistir à invasão psicanalítica e conservar uma abordagem equilibrada da pesquisa psiquiátrica. O mais famoso desses raros redutos estava localizado apropriadamente no estado do Missouri. Três psiquiatras da Universidade Washington em St. Louis – Eli Robins, Samuel Guze e George Winokur – romperam com os colegas da psiquiatria convencional, adotando uma abordagem do diagnóstico muito diferente. Eles baseavam sua sensibilidade iconoclasta em um fato indiscutível: ninguém jamais havia demonstrado que os conflitos inconscientes (ou outra coisa qualquer) realmente fossem a causa da doença mental. Robins, Guze e Winokur sustentavam que, sem provas evidentes ou uma relação causal, os diagnósticos não podiam ser inventados a partir da simples inferência e da especulação. Os freudianos podiam ter se convencido da existência da neurose, mas isso não era um diagnóstico científico. Porém, se faltava à medicina qualquer conhecimento concreto daquilo que causava as diversas doenças mentais, então como o trio da Universidade Washington acreditava que elas deviam ser definidas? Ressuscitando a abordagem de Kraepelin, cuja atenção estava voltada para os sintomas e sua evolução.

Caso se chegasse a um acordo sobre um conjunto específico de sintomas e sua evolução no tempo com relação a cada suposto transtorno, então todos os médicos diagnosticariam as doenças do mesmo modo, independentemente da formação ou da orientação teórica. Isso asseguraria finalmente a consistência e a confiabilidade do diagnóstico, declarou o grupo da Universidade Washington – características escandalosamente ausentes dos *DSM-I* e *II*. O trio acreditava que Kraepelin podia salvar a psiquiatria.

Robins, Guze e Winokur pertenciam a famílias oriundas da Europa Oriental que tinham emigrado recentemente para os Estados Unidos. Eles almoçavam juntos todos os dias, trocavam ideias; o que os unia era a sensação de terem um propósito comum e o isolamento do restante do universo psiquiátrico. (Sua condição de párias significou que o NIMH negou o financiamento de suas pesquisas clínicas dos anos 1950 até o final dos anos 1960.) De acordo com Guze, nos anos 1960 os psiquiatras da Universidade Washington começaram a perceber que: "Havia gente em todo o país que queria algo diferente da psiquiatria e que estava buscando alguém ou algum lugar que tomasse a dianteira. Durante muitos anos isso representou uma grande vantagem para nós com relação ao recrutamento. Sempre diziam aos residentes que procuravam algo diferente da formação psicanalítica que fossem para St. Louis. Recebemos vários residentes interessantes." Um desses residentes interessantes era John Feighner.

Após concluir a faculdade de medicina na Universidade de Kansas, Feighner planejava fazer residência médica como clínico geral, mas foi convocado para o serviço militar. Ele serviu como médico militar, cuidando dos veteranos do Vietnã. A destruição psicológica dos soldados de quem tratou deixou-o tão abalado que, após seu desligamento, ele mudou de rumo, indo em 1966 para a Universidade Washington fazer residência médica em psiquiatria.

No terceiro ano da residência, Feighner foi convidado a participar de reuniões com Robins, Guze e Winokur. Ele absorveu rapidamente a visão kraepeliana do diagnóstico que eles adotavam e decidiu tentar desenvolver critérios de diagnóstico da depressão baseados nas teorias dos colegas. Após examinar quase mil artigos publicados sobre transtornos de humor, descobriu sintomas específicos da depressão baseados nos dados desses ensaios. Impressionado com o rápido progresso do seu residente, o triunvirato da Universidade Washington formou um comitê para ajudar Feighner – e estimulou-o a encontrar critérios não apenas para a depressão, mas para todas as doenças mentais conhecidas.

O comitê, que também incluía os psiquiatras Robert Woodruff e Rod Munoz, da mesma universidade, reuniu-se toda semana ou a cada quinze dias durante um período de nove meses. Feighner trabalhou incansavelmente, levando cada ensaio que encontrava sobre qualquer transtorno para o comitê analisar e utilizando essas pesquisas para propor critérios que eram discutidos, aprimorados e endossados pelo grupo. Em 1972, ele publicou o sistema definitivo do comitê no respeitado *Archives of General Psychiatry* com o título de "Critérios diagnósticos para uso em pesquisa psiquiátrica", embora seu sistema logo tenha se imortalizado como "Critérios de Feighner". O ensaio terminava com um claro sinal de advertência para a psicanálise: "Estes sintomas representam uma síntese baseada em dados, não em opinião ou tradição."

Os Critérios de Feighner acabaram se tornando uma das publicações mais influentes da história da medicina e uma das mais citadas em um jornal de psiquiatria, tendo recebido uma média de 145 citações por ano desde a época de sua publicação até 1980; ao contrário, os artigos publicados no *Archives of General Psychiatry* no mesmo período receberam em média apenas duas citações por ano. Porém, quando o ensaio de Feighner foi publicado, ele não teve um impacto muito significativo na prática clínica. Para a maioria dos psiquiatras, o sistema diagnóstico da Universidade Washington parecia um exercício acadêmico inútil, um instrumento de pesquisa esotérico que tinha pouca relevância no tratamento dos neuróticos que atendiam em consultório. Uns poucos psiquiatras prestaram atenção nele. Um foi Robert Spitzer. O outro fui eu.

Cinco anos após a publicação do ensaio, John Feighner foi dar uma palestra sobre seus novos critérios diagnósticos no Hospital St. Vincent, em Nova York, onde eu fazia o segundo ano de residência. Feighner não impressionava pelo físico, mas seu jeito impetuoso e a inteligência brilhante faziam dele uma personalidade carismática. Suas ideias ecoavam minha desilusão crescente com a psicanálise e abordavam a realidade clínica confusa que eu enfrentava diariamente com os pacientes.

Como de hábito, os residentes de St. Vincent almoçavam com o palestrante após a palestra. Em meio a pizzas e refrigerantes, crivamos Feighner de perguntas, e eu me lembro de ter sido um questionador extremamente impaciente; fui atrás dele quando saiu do edifício e continuei a seu lado enquanto procurava um táxi, para poder continuar conversando com ele o maior tempo possível. Feighner me contou que tinha acabado de se mudar para integrar o corpo docente do recém-criado Departamento de Psiquiatria da Universidade da Califórnia, em San Diego, além de ter aberto um hospital psiquiátrico particular que empregava seus novos métodos diagnósticos na vizinha Rancho Santa Fé, o primeiro desse tipo. Esse encontro com Feighner revelou-se bastante promissor para mim.

Alguns meses depois, reencontrei Feighner. Eu recebi um telefonema de um tio informando que a filha, minha prima Catherine, que frequentava uma universidade do Meio-Oeste, estava tendo problemas. Fiquei surpreso, pois tinha crescido com ela e sabia que era uma pessoa inteligente, sensível e equilibrada. Porém, de acordo com o pai, ela estava fora de controle. Ficava até tarde nas festas, se embebedava, mantinha relações sexuais de risco e se envolvia em inúmeros relacionamentos complicados. Mas às vezes ela também se enfurnava no quarto durante dias, faltava às aulas e se recusava a ver qualquer pessoa. Meu tio não sabia o que fazer.

Liguei para a colega de quarto dela e para o conselheiro do seu alojamento. De acordo com os relatos preocupados de ambos, parecia que ela sofria de uma forma de doença maníaco-depressiva, hoje chamada de transtorno bipolar. Embora a universidade contasse com serviços de saúde mental, a equipe era composta de psicólogos e assistentes sociais que ofereciam principalmente aconselhamento. O departamento de psiquiatria da universidade, por sua vez, era dirigido por psicanalistas, como todos os centros psiquiátricos importantes da época (incluindo a Clínica Menninger, Austen Riggs, Chestnut Lodge, Sheppard Pratt e a Clínica Payne Whitney). Como eu tinha começado a questionar a eficácia dos tratamentos psicanalíticos, não queria confiar minha prima aos cuidados equivocados de nenhuma daquelas instituições freudianas. Mas, então, como ajudar Cathy? De repente tive uma ideia inspiradora: ligar para John Feighner.

Expliquei a situação de Cathy e elaborei um plano para que fosse internada em seu novo hospital quase do outro lado do país, providenciando para que ela ficasse diretamente sob seus cuidados. Logo depois que ela chegou, Feighner confirmou meu diagnóstico provisório de doença maníaco-depressiva usando os Critérios de Feighner, medicou-a com lítio (um remédio novo e bastante polêmico) e dentro de semanas estabilizou sua condição. Cathy recebeu alta, voltou a frequentar as aulas e formou-se no tempo previsto.

Hoje não sou favorável a enviar pacientes para fora do estado em busca de tratamento psiquiátrico, pois geralmente é possível encontrar atendimento competente local. Mas em 1977, no início da minha carreira, eu não confiava o suficiente na minha categoria a ponto de expor a saúde de uma pessoa querida ao padrão psiquiátrico de tratamento então existente.

Embora Feighner tivesse causado uma forte impressão em mim, seus critérios geralmente foram recebidos com enfado. Segundo a historiadora Hannah Decker, os kraepelianos da Universidade Washington não se surpreenderam com a falta de impacto, acreditando que teriam "sorte" se conseguissem ocupar "um pedacinho" de um setor controlado pelos psicanalistas.

De fato, eles acabaram tendo muita sorte.

O livro que mudou tudo

"O pessoal da Universidade Washington ficou contentíssimo por eu ter conseguido o emprego, porque eles não faziam parte da corrente dominante; agora, porém, eu iria usar seu sistema diagnóstico para o *DSM*", conta Spitzer, sorrindo. Ele fora apresentado ao grupo da Universidade Washington em 1971 quando trabalhava numa pesquisa do NIMH sobre depressão, dois anos antes de ser indicado para presidente do *DSM-III*. O responsável pelo projeto sugeriu que Spitzer visitasse a Universidade Washington para avaliar as teorias, influenciadas por Kraepelin, sobre o diagnóstico da depressão que haviam surgido com Feighner e o trio composto por Robins, Guze e Winokur. "Quando cheguei lá e descobri que eles estavam introduzindo listas de sintomas de cada transtorno baseados em dados de pesquisas publicadas", Spitzer relata com visível prazer, "foi como se eu tivesse finalmente acordado de um feitiço. Finalmente uma forma racional de abordar o diagnóstico além das nebulosas definições psicanalíticas do *DSM-II*."

Armado com os Critérios de Feighner e determinado a neutralizar as alegações do movimento da antipsiquiatria por meio da introdução da confiança inabalável no diagnóstico, a primeira tarefa de Spitzer como presidente foi indicar os outros membros da força-tarefa do *DSM-III*. "Fora do Conselho da APA, ninguém realmente se importava muito com o novo *DSM*; portanto, ele ficou totalmente sob meu controle", explica Spitzer. "Eu não tinha de explicar minhas indicações para ninguém – desse modo, cerca de metade dos meus indicados era do tipo que concordava com Feighner."

Quando os sete membros da força-tarefa se reuniram pela primeira vez, cada um deles esperava ser o estranho no ninho, acreditando que sua ânsia por um diagnóstico cada vez mais objetivo e preciso representaria um ponto de vista minoritário. Para sua surpresa, eles constataram que no grupo havia um consenso favorável ao "empirismo árido" da Universidade Washington: todos concordavam que o *DSM-II* devia ser tranquilamente descartado, enquanto o *DSM-III* devia empregar critérios baseados em sintomas explicitamente definidos, em vez de descrições genéricas. Nancy Andreasen, da Universidade de Iowa, membro da força-tarefa, recorda: "Tínhamos a sensação de que estávamos provocando uma pequena revolução na psiquiatria americana."

Spitzer instituiu 25 comitês independentes para a *DSM-III*, exigindo que cada um deles produzisse descrições detalhadas de um campo da doença mental, como transtornos de ansiedade, transtornos de humor ou transtornos sexuais. Para integrar esses comitês, ele indicou psiquiatras que se consideravam antes de mais nada cientistas, não clínicos, e os orientou a ir atrás de dados publicados que estivessem relacionados à definição de possíveis critérios diagnósticos – independentemente de os critérios experimentais estarem ou não alinhados com a interpretação tradicional do transtorno.

Sptizer mergulhou na criação do novo *DSM* com vigor e determinação. "Eu trabalhava de domingo a domingo, às vezes doze horas por dia", recorda-se. "Por vezes eu acordava Janet no meio da noite perguntando sua opinião sobre uma questão; ela então se levantava e trabalhávamos juntos." Janet Williams, a esposa de Spitzer, doutora em serviço social e a mais destacada especialista em avaliação diagnóstica, confirma que o *DSM-III* foi um projeto absorvente para ambos. "Enquanto estava trabalhando no *DSM-III*, ele respondeu a todas as cartas que a força-tarefa recebeu e a cada artigo criticando o projeto, por mais desconhecida que fosse a publicação – e, não se esqueça, isso foi antes do computador", conta Janet. "Felizmente, éramos exímios datilógrafos." Jean Endicott, um psicólogo que trabalhou bem próximo de Spitzer, lembra: "Quando ele chegava, na segunda-feira, era óbvio que tinha passado o fim de semana inteiro trabalhando no *DSM*. Se você se sentava ao lado dele no avião, não havia dúvida de qual seria o assunto da conversa."

Não tardou para que Spitzer apresentasse uma ideia que – se fosse adotada – alteraria a definição médica de doença mental de maneira fundamental e irrevogável. Ele sugeriu que se suprimisse o único critério que havia muito tempo os psicanalistas consideravam essencial ao diagnosticar a doença do paciente: a *causa* da doença, ou o que os médicos chamam de *etiologia*. Desde Freud, os psicanalistas acreditavam que a doença mental era causada por conflitos inconscientes. Identifique os conflitos e você identificará a doença, anunciava a venerável doutrina freudiana. Spitzer rejeitava essa abordagem. Ele compartilhava o ponto de vista do grupo da Universidade Washington de que não havia nenhuma evidência que confirmasse a causa de *qualquer* doença mental (com exceção das adições). Ele queria cancelar todas as referências à etiologia que não estivessem apoiadas em dados sólidos. O restante da força-tarefa concordou de maneira unânime.

Para substituir as causas, Spitzer formulou dois novos critérios essenciais para qualquer diagnóstico: (1) os sintomas têm de provocar sofrimento no indivíduo ou têm de diminuir a sua capacidade de funcionar (esse era o critério de "sofrimento subjetivo" que ele propusera inicialmente enquanto batalhava para que a homossexualidade deixasse de ser considerada patologia), e (2) os sintomas têm de ser duradouros (assim, se você ficasse triste um dia por causa da morte do seu hamster de estimação, isso não caracterizaria depressão).

Essa era uma definição de doença radicalmente diferente de qualquer outra já vista. Não apenas se distanciava bastante da visão psicanalítica de que a doença mental podia estar oculta do próprio paciente, mas também aperfeiçoava a definição de Emil Kraepelin, que não fazia referência alguma ao sofrimento subjetivo e também considerava como doenças as indisposições passageiras.

Spitzer formulou um processo para diagnosticar pacientes em duas etapas que era ao mesmo tempo simples e surpreendentemente novo: em primeiro lugar, confirmar a presença (ou a ausência) de sintomas específicos e há quanto tempo eles estão ativos; em seguida, comparar os sintomas observados com o conjunto de critérios fixos de cada transtorno. Se os sintomas correspondessem aos critérios, então o diagnóstico estava correto. Só isso. Nada de ficar esmiuçando o inconsciente em busca de pistas para o diagnóstico, nada de interpretar o simbolismo oculto dos sonhos – apenas identificar comportamentos e pensamentos específicos e sintomas psicológicos.

A força-tarefa do *DSM-III* percebeu muito rápido que, para se manter fiel aos dados publicados, muitas vezes era preciso criar conjuntos de critérios bastante complexos. No *DSM-II*, por exemplo, a esquizofrenia era tratada por meio de uma série de descrições impressionistas, entre as quais esta definição de esquizofrenia paranoica:

> Este tipo de esquizofrenia se caracteriza principalmente pela presença de delírios de perseguição ou de grandeza, frequentemente associados a alucinações. Percebe-se às vezes uma religiosidade excessiva. A atitude do paciente é frequentemente hostil e agressiva, e seu comportamento tende a ser coerente com os delírios.

Em comparação, o *DSM-III* estipulou vários conjuntos e subconjuntos de condições necessárias para o diagnóstico de esquizofrenia. Esta, por exemplo, é a condição C:

> C. Pelo menos três dos seguintes sintomas devem estar presentes para um diagnóstico de esquizofrenia "definitiva", e dois para um diagnóstico de esquizofrenia "provável". (1) Isolamento. (2) Histórico desfavorável de integração social e no trabalho anterior à doença. (3) Histórico familiar de esquizofrenia. (4) Ausência de alcoolismo ou de uso excessivo de drogas no período de um ano antes do início da psicose. (5) Início da doença antes dos 40 anos de idade.

Os críticos não tardaram a lançar um olhar de desprezo para as orientações do tipo "Selecione um dos critérios do grupo A e dois do grupo B", chamando isso de abordagem diagnóstica do "cardápio chinês", uma referência aos cardápios prolixos que eram comuns nos restaurantes chineses da época. Spitzer e a força-tarefa replicaram dizendo que a complexidade cada vez maior dos critérios diagnósticos atendia muito melhor à realidade baseada em fatos dos transtornos mentais do que as generalidades ambíguas do *DSM-II*.

Mas a visão utópica da força-tarefa de se chegar a uma psiquiatria mais eficaz por meio da ciência apresentava um problema importante: ainda não havia explicação científica para muitos transtornos. Como poderia Spitzer determinar quais sintomas constituíam um transtorno quando tão poucos psiquiatras fora da Universidade Washington e um punhado de outras instituições desenvolviam pesquisas rigorosas sobre os sintomas? O que a força-tarefa precisava era de estudos transversais e prolongados dos sintomas dos pacientes e saber como os padrões dos sintomas persistiam ao longo do tempo, a frequência com que ocorriam nas famílias, como respondiam ao tratamento e como reagiam aos imprevistos da vida. Embora Spitzer insistisse que os diagnósticos deveriam se basear em dados conhecidos, muitas vezes esses dados eram bastante escassos.

Se não havia uma literatura ampla sobre um diagnóstico específico, então os membros da força-tarefa seguiam um procedimento metódico. Primeiro eles entravam em contato com pesquisadores em busca de dados não publicados ou de literatura de difícil acesso (relatórios técnicos, relatórios governamentais ou outras pesquisas não publicadas em formato revisto por pares). Em seguida, entravam em contato com especialistas que tinham experiência com o diagnóstico provisório. Finalmente, toda a força-tarefa discutia os supostos critérios até chegar a um consenso. Spitzer me disse o seguinte: "Procuramos fazer com que os critérios representassem a opinião mais fiel dos maiores especialistas da área. O princípio condutor foi de que eles tinham de ser lógicos e racionais." O *DSM-III* trouxe muitos transtornos novos, entre eles, o transtorno de déficit de atenção, o autismo, a anorexia nervosa, a bulimia, o transtorno do pânico e o transtorno de estresse pós-traumático.

Havia um fator não científico evidente que influenciou os novos critérios diagnósticos: assegurar que as companhias de seguro pagariam pelos tratamentos. Spitzer sabia que elas já estavam reduzindo os benefícios de saúde mental, como resultado do movimento da antipsiquiatria. Para combater isso, o *DSM-III* enfatizou que seus critérios não representavam o diagnóstico definitivo, mas que a "avaliação clínica tem importância capital na formulação do diagnóstico". Eles acreditavam que essa ressalva protegeria os psiquiatras da tentativa de uma companhia de seguro de demonstrar que o paciente não obedecia exatamente aos critérios especificados. Na realidade, o tempo mostrou que as companhias de seguro não desafiam os diagnósticos dos psiquiatras – em vez disso, questionam a opção e a duração do *tratamento* decorrente do diagnóstico.

O *DSM-III* representou uma abordagem revolucionária da doença mental, nem psicodinâmica nem biológica, mas capaz de incorporar novas pesquisas de qualquer campo teórico. Ao rejeitar as causas (entre elas, a neurose) como critérios diagnósticos, o *DSM-III* representou também uma rejeição completa da teoria psicanalítica. Antes do *DSM-III*, os Critérios de Feighner haviam sido utilizados quase que exclusivamente em pesquisas acadêmicas, e não na prática clínica. Agora o *DSM-III* tornaria os Critérios de Feighner a lei da clínica. Antes, porém, era preciso vencer um obstáculo impressionante.

O *DSM-III* só seria publicado pela APA se seus membros o aprovassem. Em 1979, uma maioria sólida e estridente desses membros eram psicanalistas. Como Spitzer poderia convencê-los a endossar um livro que contrariava a abordagem deles e que poderia significar sua própria ruína?

O confronto

Ao longo de todo o mandato, Spitzer comunicou de maneira transparente e contínua o progresso da força-tarefa com o *DSM-III* por meio de um fluxo permanente de cartas pessoais, atas de reuniões, relatórios, boletins, publicações e conferências. Toda vez que fazia uma apresentação pública ou publicava uma versão atualizada do *DSM-III* ele encontrava resistência. No início, a crítica era relativamente leve, já que a maioria dos psiquiatras não tinha nenhum interesse pessoal em um novo manual diagnóstico. Gradativamente, à medida que se revelavam mais detalhes acerca do conteúdo do *DSM-III*, a reação se intensificou.

O momento decisivo aconteceu em junho de 1976, num encontro especial em St. Louis (patrocinado pela Universidade de Missouri, não pela Universidade Washington) com um público de cem expoentes da psiquiatria e da psicologia. "O *DSM-III* no meio do caminho", como a conferência foi chamada, representou a primeira vez em que muitos psicanalistas proeminentes tomaram conhecimento da nova visão de diagnóstico proposta por Spitzer. Foi quando finalmente se revelou o segredo. O encontro degenerou em polêmica. Os participantes denunciaram o que consideravam um sistema estéril que eliminava a essência intelectual do *DSM*, afirmando que Spitzer estava transformando a arte do diagnóstico numa prática mecânica. Spitzer era abordado a todo momento no corredor por psicanalistas que queriam saber se ele estava planejando deliberadamente destruir a psiquiatria e por psicólogos que queriam saber se ele estava tentando marginalizar sua categoria intencionalmente.

Quando o encontro chegou ao fim, grupos influentes se mobilizaram para se opor a Spitzer; sua reação foi dedicar-se com um vigor redobrado à tarefa de responder à oposição. Dois dos oponentes mais temíveis eram a Associação Americana de Psicologia, a maior organização profissional de psicólogos (às vezes chamada de "Grande APA", já que existem muito mais psicólogos que psiquiatras nos Estados Unidos), e a Associação Americana de Psicanálise, ainda a maior organização profissional de psiquiatras freudianos. Um dos objetivos originais do *DSM-III* era demonstrar que a doença mental era uma condição médica genuína, a fim de rechaçar a alegação do movimento da antipsiquiatria de que a doença mental era simplesmente um rótulo cultural. Porém, os psicólogos – terapeutas com doutorado, porém não em medicina – haviam se beneficiado bastante do argumento da antipsiquiatria. Se a doença mental era um fenômeno social, como acusavam Szasz, Goffman e Laing, então não era preciso ter diploma médico para tratá-la: qualquer um podia usar legitimamente a psicoterapia para orientar o paciente a lidar com seus problemas. Se a Associação Americana de Psiquiatria declarasse formalmente que a doença mental era um transtorno médico, os psicólogos teriam suas recentes conquistas profissionais reduzidas.

Inicialmente, o presidente da Grande APA, Charles Kiesler, escreveu para a Associação Americana de Psiquiatria de forma diplomática: "Não quero que haja um conflito sectário entre nossas associações. Imbuída desse espírito, a Associação Americana de Psicologia deseja oferecer todos os seus préstimos para ajudar a Associação Americana de Psiquiatria a aperfeiçoar ainda mais o *DSM-III*." A resposta de Spitzer também foi cordial: "Acreditamos, certamente, que a Associação Americana de Psicologia está numa posição ímpar para nos ajudar em nosso trabalho." Ele incluiu, em sua resposta, o último rascunho do *DSM-III*, que afirmava claramente que a doença mental era uma condição médica. Aí o presidente Kiesler deixou de lado as meias palavras:

> Como existe uma constatação de que as doenças mentais são transtornos, isso sugere que aos assistentes sociais, psicólogos e educadores faltam formação e capacidade para diagnosticar, tratar ou lidar com esses transtornos. Se a abordagem atual não for modificada, então a Associação Americana de Psicologia iniciará seu próprio projeto verdadeiramente empírico de classificação dos transtornos de comportamento.

A ameaça velada feita por Kiesler de publicar sua própria versão (não médica) do *DSM* teve um efeito diferente do pretendido: ofereceu a Spitzer uma brecha para conservar sua interpretação médica. Spitzer escreveu de volta, respeitosamente estimulando Kiesler e a Associação Americana de Psicologia a buscar seu próprio sistema de classificação, sugerindo que esse livro poderia representar uma valiosa contribuição para a saúde mental. Na realidade, Spitzer supunha (corretamente) que as enormes exigências para empreender tal tarefa – estando ele próprio no meio do caminho da sua – acabariam impedindo que a grande APA fosse bem-sucedida; ao mesmo tempo, seu endosso ao projeto de Kiesler lhe servia como proteção da interpretação médica do *DSM-III* – afinal de contas, os psicólogos tinham liberdade de pôr sua própria definição de doença mental em seu próprio livro.

Porém, a maior batalha de Spitzer – uma verdadeira batalha pela alma da psiquiatria – foi, de longe, o embate do tudo ou nada com os psicanalistas. As instituições psicanalíticas não deram muita atenção à força-tarefa do *DSM-III* durante seus dois primeiros anos de existência, e não apenas porque não se importassem com a classificação dos transtornos mentais. Elas simplesmente não tinham muito a temer da parte de ninguém: durante quatro décadas, os freudianos haviam dirigido a categoria sem nenhuma restrição. Eles controlavam os departamentos e hospitais universitários, as clínicas particulares e até (assim supunham) a Associação Americana de Psiquiatria; representavam o rosto, a voz e a carteira da psiquiatria. Era inimaginável que algo tão insignificante como um manual classificatório ameaçasse sua autoridade suprema. Nas palavras de Donald Klein, membro da força-tarefa do *DSM-III*: "Para os psicanalistas, interessar-se pelo diagnóstico descritivo era ser superficial e um pouco estúpido."

Entretanto, a conferência Midstream havia tirado os psicanalistas da apatia, obrigando-os a enfrentar os possíveis efeitos do *DSM-III* na clínica e na percepção pública da psicanálise. Logo após a conferência, um famoso psicanalista escreveu para Spitzer: "O *DSM-III* livra-se do castelo da neurose e o substitui por um diagnóstico de Levittown", comparando o manual de Spitzer a um conjunto residencial padronizado que estava sendo construído em Long Island. Dois outros psicanalistas famosos fizeram a seguinte acusação: "A eliminação do passado da psiquiatria pela força-tarefa do *DSM-III* pode ser comparada ao diretor de um museu nacional que destruísse seus Rembrandts, Goyas, Utrillos, Van Goghs etc. porque acredita que sua coleção de histórias em quadrinhos cômicas de Warhol são mais relevantes."

Porém, no geral, uma vez que os psicanalistas ainda tinham uma enorme dificuldade em acreditar que qualquer coisa significativa sairia do projeto de Spitzer, nunca houve uma grande urgência por trás da reação deles. Afinal de contas, a publicação do *DSM-I* e do *DSM-II* não havia produzido nenhum impacto visível na categoria. Passaram-se mais de nove meses após a conferência para que o primeiro grupo de psicanalistas abordasse Spitzer com uma solicitação formal. O presidente e o presidente eleito da Associação Psicanalítica Americana enviaram um telegrama para a APA solicitando que fosse adiado qualquer trabalho adicional no *DSM-III* até que a associação tivesse a possibilidade de avaliar cuidadosamente o atual conteúdo e examinar o processo pelo qual qualquer novo conteúdo seria aprovado. A APA recusou.

Em setembro de 1977 foi criado um comitê de coordenação, composto por quatro ou cinco psicanalistas da APsaA, que começou a bombardear Spitzer e a força-tarefa com solicitações. Mais ou menos na mesma época, outro grupo de quatro ou cinco psicanalistas da poderosa seção de Washington, DC, da APA também começou a pressionar por mudanças no *DSM-III*. A seção de Washington era provavelmente a unidade mais influente e mais bem organizada da APA, devido ao grande número de psiquiatras da capital do país interessados nos benefícios de saúde mental mais elevados oferecidos aos funcionários públicos federais. Durante os seis meses seguintes, Spitzer e os psicanalistas pelejaram em torno das definições dos transtornos.

A certa altura, Spitzer comunicou à força-tarefa que ia concordar com algumas das solicitações dos psicanalistas como uma necessidade política para assegurar a adoção do *DSM-III*. Para sua surpresa, os outros membros da força-tarefa votaram unanimemente contra ele. Spitzer havia escolhido sua força-tarefa em razão do compromisso deles com mudanças radicais, e agora a dedicação intransigente do grupo a esses princípios era maior que a dele. Incentivado pela própria equipe a se manter firme, Spitzer informou diversas vezes os psicanalistas de que não podia atender a suas solicitações.

À medida que a votação decisiva se aproximava, as facções psicanalíticas apresentaram propostas alternativas e fizeram tentativas frenéticas de pressionar Spitzer a aceitar suas exigências. Mas Spitzer, que durante quatro anos dedicara ao *DSM* quase todas as horas em que estava acordado, sempre tinha uma resposta baseada em provas científicas e argumentos práticos para defender sua posição, enquanto, muitas vezes, só restava aos psicanalistas ficar gaguejando que a psicanálise freudiana devia ser defendida com base na história e na tradição. "Havia discussões a respeito da colocação de cada palavra, do uso de um adjetivo ou de um advérbio, do emprego de maiúsculas nos verbetes", contou Spitzer à historiadora Hannah Decker. "Cada retificação, cada tentativa de fazer um ajuste fino trazia embutida uma importância simbólica para os envolvidos num processo que era, ao mesmo tempo, político e científico."

Spitzer venceu arduamente as exasperantes negociações e o combate apaixonado com as palavras até chegar a um rascunho final no início de 1979. A única coisa que faltava era sua ratificação no encontro de maio na assembleia da APA. Com a proximidade da votação, os psicanalistas finalmente perceberam o quanto estava em jogo e aumentaram a pressão sobre a força-tarefa e o Conselho de Curadores com uma ferrenha determinação, advertindo várias vezes que abandonariam o *DSM-III* (e a APA) em massa se suas exigências não fossem atendidas. À medida que se aproximava o tão esperado dia da votação, o contra-ataque final desferido pelos oponentes de Spitzer tiveram como alvo um elemento crucial da psicanálise – a *neurose*. Esta era o conceito fundamental da teoria psicanalítica e representava para seus profissionais a própria definição de doença mental. Também era a principal fonte de renda da clínica médica, já que a ideia de que *todos* sofrem de algum tipo de conflito neurótico encaminhou um fluxo constante de "angustiados saudáveis" para os divãs dos analistas. Como se pode imaginar, os psicanalistas ficaram horrorizados ao saber que Spitzer pretendia suprimir a neurose da psiquiatria.

Nessa época, quem dirigia a seção da APA de Washington era o influente e iconoclasta psiquiatra Roger Peele. Embora Peele geralmente apoiasse a visão diagnóstica de Spitzer, ele se sentiu obrigado a desafiá-lo em nome de seu eleitorado de psicanalistas. "O diagnóstico mais comum em Washington nos anos 1970 era algo chamado neurose depressiva", disse Peele. "Era isso que eles faziam todo dia." Ele apresentou uma solução conciliatória chamada Proposta Peele, que defendia a inclusão do diagnóstico de neurose "para evitar um rompimento desnecessário com o passado". A força-tarefa recusou a proposta.

Nos últimos dias antes da votação, foi apresentada uma enxurrada de tentativas de salvar a neurose, com nomes como Plano Talbot, Modificação Burris, Iniciativa McGrath e o Projeto de Paz Neurótico do próprio Spitzer. Todos foram rejeitados por um lado ou pelo outro. Finalmente, a fatídica manhã chegou – 12 de maio de 1979. Mesmo nessa fase adiantada, os psicanalistas fizeram uma investida final. Spitzer respondeu com uma solução conciliatória: embora o *DSM* não incluísse nenhum diagnóstico específico de neurose, traria denominações psicanalíticas para determinados diagnósticos sem mudar os critérios (como "neurose hipocondríaca" por hipocondria ou "neurose obsessivo-compulsiva" por transtorno obsessivo-compulsivo), e um apêndice incluiria descrições de "transtornos neuróticos" numa linguagem semelhante à do *DSM-II*. Mas será que essa concessão insignificante satisfaria a base de psicanalistas da assembleia da APA?

Trezentos e cinquenta psiquiatras se reuniram em um grande salão de baile do Hotel Conrad Hilton de Chicago. Spitzer galgou o tablado de dois níveis, explicou os objetivos da força-tarefa e fez um breve resumo do processo do *DSM* antes de apresentar o esboço final para a assembleia, partes do qual haviam sido datilografadas poucas horas antes. Mas os psicanalistas ainda tentaram um lance de última hora.

O psicanalista Hector Jaso apresentou a moção de que a assembleia adotasse o esboço do *DSM-III*, com uma emenda: a "neurose depressiva" seria inserida como um diagnóstico específico. Spitzer retrucou que tal inclusão seria contrária à coerência e ao escopo do manual inteiro; além disso, os dados disponíveis simplesmente não confirmavam a existência da neurose depressiva. A moção de Jaso foi submetida a votação oral e fragorosamente derrotada.

Mas será que a assembleia estava rejeitando uma mudança de última hora ou desaprovando todo o projeto do *DSM-III*? Finalmente, após dezenas de milhares de horas de trabalho, o resultado do projeto visionário de Spitzer, o *DSM-III*, foi posto em votação. A assembleia respondeu de maneira praticamente unânime: *SIM*.

"Então aconteceu algo bastante fora do comum", Peele relatou em *The New Yorker*. "Algo que não costuma acontecer com muita frequência na assembleia: as pessoas ficaram de pé e aplaudiram." O rosto de Spitzer ficou paralisado. E então: "Os olhos de Bob se encheram de lágrimas. Aquele grupo, que ele temia que torpedearia todos os seus esforços e aspirações, estava ovacionando-o de pé."

Como Spitzer conseguiu vencer a classe dominante da psiquiatria? Embora os psicanalistas tenham reagido energicamente a seus esforços para eliminar conceitos freudianos, para a maioria deles as vantagens do livro transformador de Spitzer superavam suas falhas. Afinal de contas, estavam plenamente conscientes do problema da imagem pública da psiquiatria e da ameaça representada pela antipsiquiatria. Perceberam que a psiquiatria precisava passar por uma transformação, e que ela tinha de se basear em alguma forma de conhecimento médico. Mesmo os adversários de Spitzer reconheciam que seu novo e radical *Manual diagnóstico* apresentava-se como um salva-vidas para toda a disciplina, uma oportunidade de restaurar a reputação ferida da psiquiatria.

O impacto do *DSM-III* foi tão dramático como Spitzer esperava. A teoria psicanalítica foi banida para sempre do diagnóstico psiquiátrico e das pesquisas psiquiátricas, e o papel dos psicanalistas na liderança da APA foi extremamente reduzido dali por diante. O *DSM-III* afastou a psiquiatria da tarefa de curar as doenças sociais e fez com que ela voltasse a se concentrar no tratamento das doenças mentais graves. Os critérios diagnósticos de Spitzer podiam ser empregados com uma confiabilidade impressionante por qualquer psiquiatra, de Wichita a Walla Walla. As Elena Conway e Abigail Abercrombie do mundo, por tanto tempo esquecidas, uma vez mais assumiram um lugar de destaque na psiquiatria americana.

Também houve consequências inesperadas. O *DSM-III* criou uma simbiose preocupante entre o manual e as companhias de seguro que logo passaria a influenciar todos os aspectos do tratamento da saúde mental nos Estados Unidos. As companhias de seguro só pagavam por determinadas condições relacionadas no *DSM*, exigindo que os psiquiatras enfiassem cada vez mais pacientes em um número limitado de diagnósticos para garantir que eles seriam reembolsados pelo tratamento oferecido. Embora a força-tarefa pretendesse que o *DSM-III* só fosse utilizado por profissionais da saúde, os sacrossantos diagnósticos do manual se tornaram imediatamente o retrato de fato da doença mental para todos os setores da sociedade. Como as companhias de seguro, as escolas, as universidades, as agências de financiamento de pesquisa, as empresas farmacêuticas, os legislativos federal e estaduais, os sistemas judiciários, as Forças Armadas, o Medicare e o Medicaid ansiavam pela coerência dos diagnósticos psiquiátricos, não tardou para que todas essas instituições passassem a vincular suas políticas e seus financiamentos ao *DSM-III*. Nunca antes na história da medicina um único documento havia provocado tamanha transformação e afetado tanta gente.

Eu não estava presente no histórico encontro de Chicago em que a Assembleia da APA aprovou o *DSM-III*, embora tenha tido a sorte de presidir a última aparição pública de Spitzer. Bob foi obrigado a se aposentar em 2008 por ter contraído uma forma grave e debilitante do mal de Parkinson. Para marcar a data, organizamos uma homenagem para celebrar suas conquistas formidáveis, à qual compareceram luminares da

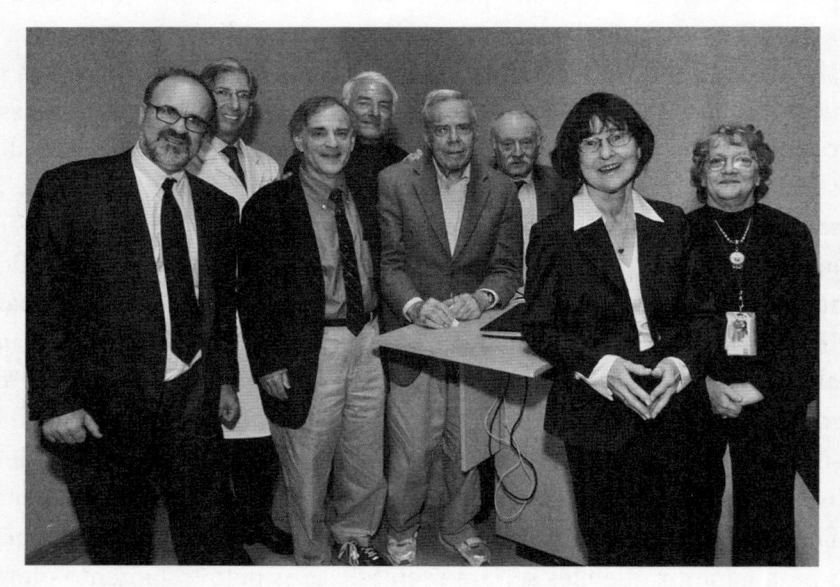

Homenagem a Robert Spitzer. Da esquerda para a direita: Michael First (psiquiatra e aluno de Spitzer que trabalhou nos *DSM-III, IV* e *5*), Jeffrey Lieberman (escritor), Jerry Wakefield (professor de assistência social da Universidade de Nova York), Allen Frances (psiquiatra, aluno de Spitzer e presidente da força-tarefa do *DSM-IV*, Bob Spitzer (psiquiatra e presidente da força-tarefa do *DSM-III*), Ron Bayer (professor de medicina social da Universidade Columbia e autor de um livro sobre a retirada da homossexualidade do *DSM*), Hannah Decker (historiadora e autora de *The Making of DSM-III*) e Jean Endicott (psicóloga que trabalhou com Spitzer). (Cortesia de Eve Vagg, Instituto de Psiquiatria do Estado de Nova York.)

psiquiatria e alunos dele. Os presentes se revezaram para falar sobre o homem que influenciara tão profundamente suas carreiras. Finalmente, Bob se levantou para falar. Embora sempre tivesse sido um orador poderoso e disciplinado, ao iniciar seus comentários ele começou a chorar de forma incontrolável. Paralisado diante da demonstração sincera de afeto e admiração, ele foi incapaz de prosseguir. Enquanto chorava, peguei delicadamente o microfone de sua mão trêmula e disse a todos que a última vez que Bob ficara sem palavras no encontro da assembleia em Chicago tinha sido quando a APA aprovara o *DSM-III*. O público ficou de pé e o ovacionou longamente.

Parte II

A história do tratamento

Se ao menos sua mente fosse tão fácil de consertar como seu corpo.
– Han Nolan

Capítulo 5

Medidas desesperadas: curas pela febre, terapia do coma e lobotomia

O que não pode ser curado tem de ser suportado.
— ROBERT BURTON

Rose. Sua cabeça aberta.
Uma faca enfiada em seu cérebro.
Eu. Aqui. Fumando.
Meu pai, maldoso como um
demônio, roncando – a 100 milhas
dali.
— TENNESSEE WILLIAMS, sobre a
lobotomia de sua irmã Rose.

O inferno na Terra

Durante o primeiro século e meio de existência da psiquiatria, o único tratamento efetivo para as doenças mentais graves era a internação. Em 1917, Emil Kraepelin captou a sensação difusa de desespero entre os clínicos quando disse aos colegas: "Raramente conseguimos mudar o curso da doença mental. Devemos admitir francamente que a grande maioria dos pacientes internados em nossas instituições estão desenganados." Passados trinta anos, a situação mal tinha se modificado. Lothar Kalinowsky, pioneiro da psiquiatria biológica, escreveu em 1947: "Há muito pouco que os psiquiatras podem fazer pelos pacientes além de deixá-los à vontade, manter contato com suas famílias e, no caso de uma remissão espontânea, devolvê-los à sociedade." A remissão espontânea – único raio de esperança para as pessoas com doenças mentais dos anos 1800 até os anos 1950 – era, na maioria dos casos, quase tão provável quanto encontrar um trevo de quatro folhas durante uma tempestade de neve.

No início do século XIX, o movimento de internação mal se iniciara nos Estados Unidos, e havia um número muito pequeno de instituições voltadas às pessoas com doenças mentais nas quais pudessem ser internadas. Em meados do século, Dorothea Dix, grande defensora dessas pessoas, convenceu os legislativos estaduais a construir grande quantidade de instituições de saúde mental. Em 1904 havia 150 mil pacientes nos manicômios e em 1955 o número ultrapassava 550 mil. A maior instituição era o Hospital Público Pilgrim, em Brentwood, Nova York, que chegou a abrigar 19 mil doentes mentais em suas amplas instalações. O hospital era uma pequena cidade: possuía um serviço independente de fornecimento de água, uma central elétrica, uma central de aquecimento, sistema de esgoto, corpo de bombeiros, polícia, tribunais, igreja, correio, cemitério, lavanderia, armazéns, centro de diversões, pista de atletismo, estufas e granja.

O número cada vez maior de pacientes internados era uma lembrança inevitável de que a psiquiatria era incapaz de tratar as doenças mentais graves. Não surpreende que, ao amontoar uma quantidade tão grande de doentes mentais, as condições dos manicômios ficassem muitas vezes intoleráveis. Em 1946, uma escritora de 41 anos chamada Mary Jane Ward publicou o romance autobiográfico *Na cova das serpentes*, em que narra sua experiência no Hospital Público Rockland, uma instituição de saúde mental localizada em Orangeburg, Nova York. Após ter sido erroneamente diagnosticada como esquizofrênica, Ward foi submetida a um fluxo incessante de horrores que pareceu tudo menos um processo terapêutico: salas superlotadas com pacientes imundos, longos períodos de restrições físicas, isolamento prolongado, gritos estridentes dia e noite, pacientes chafurdando nas próprias fezes, banhos gelados, atendentes indiferentes.

Embora as condições dos hospitais de saúde mental fossem indiscutivelmente degradantes, havia muito pouco que a equipe pudesse fazer para melhorar a sina dos pacientes. Os recursos que o governo destinava às instituições públicas eram sempre insuficientes (embora eles geralmente estivessem entre os itens mais dispendiosos de qualquer orçamento público), e a quantidade de pacientes era sempre maior que a capacidade das instituições, cujos recursos eram insuficientes. A triste realidade era que simplesmente não havia nenhum tratamento eficaz para as doenças que afligiam os internos; portanto, a única esperança dos manicômios era tentar manter a superpopulação de pacientes segura, bem alimentada e livre de sofrimentos.

No meu curso de graduação, os indivíduos que sofriam de esquizofrenia, transtorno bipolar, depressão severa, autismo e demência tinham pouca expectativa de recuperação – e praticamente nenhuma expectativa de manter relacionamentos estáveis, empregos úteis ou ter um desenvolvimento pessoal significativo. Os psiquiatras da época estavam conscientes das condições horrorosas que os pacientes encontravam nas instituições de saúde mental e dos desafios insuportáveis que eles tinham de enfrentar fora delas, e ansiavam por alguma coisa – *qualquer coisa* – que aliviasse o sofrimento deles. Levados pela compaixão e pelo desespero, médicos da era manicomial inventaram uma série de tratamentos ousados que hoje provocam um sentimento de repulsa, ou mesmo ultraje, diante de sua barbárie aparente. Infelizmente, muitos desses antigos tratamentos da doença mental ficaram para sempre ligados à imagem sinistra que a população tem da psiquiatria.

O fato elementar era que a alternativa a esses métodos cruéis não era algum tipo de tratamento médico ou psicoterapia sofisticada – a alternativa era o sofrimento interminável, pois não havia nada que funcionasse. Mesmo os riscos de um tratamento violento ou perigoso pareciam muitas vezes valer a pena quando comparados à internação vitalícia num lugar como Pilgrim ou Rockland. No entanto, se quisermos avaliar plenamente o quanto a psiquiatria avançou – a ponto de a grande maioria dos indivíduos portadores de doenças mentais graves terem a possibilidade de levar uma vida relativamente normal e decente se receberem um tratamento adequado, em vez de definharem dentro dos muros decrépitos de um manicômio –, primeiro é preciso conhecer as medidas desesperadas que os psiquiatras adotaram na busca improvável de derrotar a doença mental.

Curas pela febre e terapia do coma

Nas primeiras décadas do século XX os manicômios estavam cheios de internos que sofriam de uma forma particular de psicose conhecida como "paralisia geral do insano", ou PGI, cuja origem era a sífilis avançada. Na falta de tratamento, o microrganismo espiralado causador dessa doença venérea se refugiava no cérebro e produzia sintomas muitas vezes indistinguíveis da esquizofrenia ou do transtorno bipolar. Como no início do século XX a sífilis ainda não tinha cura, os psiquiatras procuravam freneticamente alguma maneira de reduzir os sintomas experimentados por grande quantidade de pacientes com demência causada pela PGI, entre eles o mafioso Al Capone e o compositor Robert Schumann.

Em 1917, no momento em que Freud lançava *Conferências introdutórias à psicanálise*, outro médico vienense estava prestes a fazer uma descoberta igualmente extraordinária. Julius Wagner-Jauregg era descendente de uma família austríaca nobre. Após estudar patologia numa faculdade de medicina, foi trabalhar em uma clínica cuidando de pacientes psicóticos. Certo dia, ele observou algo surpreendente em uma paciente com PGI chamada Hilda.

Havia mais de um ano que Hilda estava mergulhada na fúria incontrolável da doença quando apresentou uma febre totalmente desvinculada da sífilis, um sintoma de infecção respiratória. Quando a febre passou, Hilda despertou com a mente alerta e lúcida. A psicose sumira.

Como os sintomas da PGI geralmente evoluíam numa única direção – para pior –, a diminuição dos sintomas psicóticos de Hilda despertou o interesse de Wagner-Jauregg. O que acontecera? Uma vez que ela havia recuperado a sanidade mental logo após a diminuição da febre, ele supôs que o responsável fosse algo existente na própria febre. Será que a temperatura elevada do corpo havia espantado ou mesmo eliminado as espiroquetas da sífilis instaladas no cérebro?

Hoje se sabe que a febre é um dos mecanismos mais antigos e primitivos de que o corpo dispõe para combater a infecção – um elemento do que é conhecido como "sistema imunológico inato". Embora o calor da febre prejudique tanto o hospedeiro como o invasor, ele geralmente é mais prejudicial ao invasor, porque muitos agentes patológicos são sensíveis a altas temperaturas. (Mais recente em termos evolucionários, nosso "sistema imunológico adaptativo" produz os conhecidos anticorpos que atacam invasores específicos.) Como não dispunha de nenhum conhecimento significativo do mecanismo da febre, Wagner-Jauregg concebeu uma experiência ousada para testar os efeitos das altas temperaturas nas psicoses. Como? Infectando pacientes portadores de PGI com doenças que provocavam febre.

Ele começou oferecendo aos pacientes psicóticos água com bactérias estreptocócicas (que provocam infecção de garganta). Em seguida, experimentou tuberculina, um extrato retirado das bactérias causadoras da tuberculose e, por fim, a malária, provavelmente porque havia uma disponibilidade imediata de sangue infectado com malária dos soldados que voltaram da Primeira Guerra Mundial. Após Wagner-Jauregg ter injetado em seus pacientes PGI parasitas *Plasmodium*, causadores da malária, eles sucumbiram à febre típica da malária... apresentando, logo em seguida, uma melhora sensível em seu estado mental.

Pacientes que até então se comportavam de modo estranho e falavam coisas sem sentido agora estavam tranquilos e conversavam normalmente com o dr. Wagner-Jauregg. Alguns deles pareciam até totalmente curados da sífilis. Hoje, no século XXI, talvez não pareça um bom negócio trocar uma doença terrível por outra, mas pelo menos se podia tratar a malária com quinino, um extrato de casca de quina barato e abundante.

O novo método de Wagner-Jauregg, apelidado de *piroterapia*, logo se transformou no tratamento padrão da PGI. Embora a ideia de infectar intencionalmente doentes mentais com parasitas de malária nos cause calafrios – e, de fato, cerca de 15% dos pacientes tratados com a cura da febre de Wagner-Jauregg morreram por causa do procedimento –, a piroterapia representou o primeiro tratamento eficaz da doença mental grave. Pense nisso um pouco. Nunca antes na história *nenhum* procedimento médico havia demonstrado capacidade de aliviar a psicose, a mais ameaçadora e implacável das doenças psiquiátricas. A PGI sempre tinha sido um bilhete de ida para a institucionalização ou a morte. A partir de então, as pessoas atormentadas com a doença que destruía a mente tinham uma chance razoável de recuperar a sanidade mental – e, possivelmente, de voltar para casa. Por esse feito impressionante, Wagner-Jauregg recebeu o Prêmio Nobel de Medicina em 1927, o primeiro a ser concedido ao campo da psiquiatria.

Proposta por Wagner-Jauregg, a cura pela febre trouxe a esperança de que poderia haver outras formas práticas de tratar a doença mental. Com a vantagem de podermos analisar a situação *a posteriori*, é possível ressaltar que, comparada com outras doenças mentais, a PGI era extremamente incomum, pois era causada por um agente patológico externo que infectava o cérebro. Dificilmente esperaríamos que o procedimento de eliminar os germes tivesse algum impacto em outras doenças mentais, depois que inúmeros psiquiatras biológicos não conseguiram detectar a presença de nenhum agente externo no cérebro dos pacientes. Não obstante, influenciados pelo êxito de Wagner-Jauregg, nos anos 1920 muitos psiquiatras tentaram aplicar a piroterapia a outros transtornos.

Nos manicômios de todo o país, pacientes com esquizofrenia, depressão, mania e histeria logo passaram a ser infectados com uma ampla variedade de doenças que provocavam febre. Alguns alienistas chegaram ao ponto de injetar sangue infectado com malária através do crânio de pacientes esquizofrênicos diretamente no cérebro. Infelizmente, a piroterapia acabou não se transformando na panaceia que tantos esperavam. Embora a cura pela febre aliviasse os sintomas psicóticos da PGI, ela se mostrou impotente contra todas as outras formas de doença mental. Como os outros transtornos não eram causados por agentes patológicos, não havia nada para a febre matar, exceto, às vezes, o paciente.

Ainda assim, a eficácia sem precedentes da piroterapia no tratamento da PGI lançou o primeiro raio de luz na escuridão que havia dominado a psiquiatria manicomial durante mais de um século. Estimulado pelo êxito de Wagner-Jauregg, Manfred Sakel, outro psiquiatra austríaco, tentou uma técnica fisiológica ainda mais perturbadora que a terapia da malária. Sakel tratava viciados em drogas com doses baixas de insulina como uma forma de combater o vício de opiáceos. Usuários pesados de morfina e de ópio exibiam frequentemente comportamentos extremados semelhantes aos da doença mental, como andar de um lado para o outro, movimentar-se de forma frenética e pensar de maneira confusa. Sakel percebeu que, quando recebiam acidentalmente doses mais altas de insulina, os níveis de açúcar no sangue caíam rapidamente, induzindo um coma hipoglicêmico que podia durar horas. Porém, depois de se recuperarem, eles ficavam muito mais calmos, e o comportamento extremado diminuía. Sakel se perguntou: será que os comas também aliviam os sintomas da doença mental?

Ele começou a fazer experiências com comas artificialmente induzidos, passando a ministrar nos pacientes esquizofrênicos uma dose exagerada de insulina, droga criada pouco antes para o tratamento de diabetes. A dose exagerada de insulina os deixava em coma, que Sakel interrompia administrando glicose por via intravenosa. Depois que o paciente ganhava consciência novamente, Sakel esperava um pouco e repetia o procedimento. Às vezes induzia o coma em um paciente durante seis dias seguidos. Para sua alegria, os sintomas psicóticos dos pacientes diminuíam e eles mostravam sinais aparentes de melhora.

Como é de se imaginar, a técnica de Sakel envolvia riscos significativos. Um dos efeitos colaterais era que, invariavelmente, os pacientes ficavam obesos, já que a insulina leva a glicose para dentro das células. Um efeito colateral muito mais irreparável foi que um pequeno número de pacientes morreu sem jamais acordar do coma. O risco mais evidente era uma lesão cerebral permanente. Apesar de representar apenas 2% do peso do corpo, o cérebro consome uma porção desproporcional da glicose total dele (70%). Consequentemente, o órgão responsável pela consciência é extremamente sensível às flutuações dos níveis de glicose do sangue, sofrendo danos com facilidade quando esses níveis permanecem baixos durante algum tempo.

Em vez de considerar a lesão cerebral uma desvantagem, os defensores do método de Sakel afirmaram que na verdade ela representava uma vantagem: se a lesão cerebral *de fato* ocorresse, ela ocasionaria uma desejável "perda de tensão e de agressividade", ou pelo menos foi assim que os partidários de Sakel racionalizaram.

Assim como a terapia da febre, a terapia do coma passou a ser amplamente adotada por alienistas de todos os Estados Unidos e da Europa.

Ela foi utilizada em quase todos os hospitais de saúde mental importantes nos anos 1940 e 1950, e cada instituição criou seu próprio protocolo de aplicação. Em alguns casos, os pacientes eram induzidos ao coma cinquenta ou sessenta vezes no curso do tratamento. Apesar dos riscos evidentes, os psiquiatras ficavam maravilhados com o fato de que, *finalmente*, havia algo que podiam fazer para diminuir o sofrimento dos pacientes, mesmo que de forma temporária.

Nada que um picador de gelo no olho não possa dar jeito

Desde que os primeiros psiquiatras começaram a considerar os comportamentos perturbados como doenças (e mesmo muito antes), eles conservavam a expectativa de que a manipulação direta do cérebro do paciente um dia se revelaria terapêutica. Nos anos 1930, foram desenvolvidos dois tratamentos que prometiam satisfazer essas expectativas. Um sobreviveu a um começo difícil e a uma notória reputação, tornando-se o suporte principal do tratamento de saúde mental contemporâneo. O outro seguiu o caminho oposto, começando como um tratamento que foi rapidamente adotado em todo o mundo, porém terminando como o mais abominável da história da psiquiatria.

Começando milênios atrás com os casos pré-históricos de trepanação – a perfuração de buracos através do crânio até o cérebro –, os médicos experimentaram a cirurgia do cérebro como um meio de tratar o caos emocional do transtorno mental, sempre sem êxito. Em 1933, um médico português não se deixou vencer por essa herança de fracassos. António Egas Moniz, neurologista do corpo docente da Universidade de Lisboa, compartilhava a certeza dos psiquiatras biológicos de que a doença mental era uma condição neurológica, e, portanto, deveria ser possível tratá-la intervindo diretamente no cérebro. Como neurologista, ele aprendera que ferimentos no cérebro causados por batidas, tumores e penetração prejudicavam comportamentos e emoções ao danificar uma parte específica do órgão. Então levantou a hipótese de que o contrário também devia ser verdade: ao danificar uma parte apropriada do cérebro, comportamentos e emoções prejudicados poderiam ser corrigidos. A única questão era: que parte do cérebro deveria ser operada?

Moniz estudou cuidadosamente as diversas regiões do cérebro humano para determinar quais estruturas neurais poderiam ser as candidatas mais promissoras para a cirurgia. Ele esperava, em particular, descobrir as partes do cérebro que controlavam os sentimentos, uma vez que acreditava que acalmar as emoções turbulentas do paciente era a chave do tratamento da doença mental. Em 1935, Moniz assistiu a uma palestra em uma conferência médica em Londres na qual um pesquisador de neurologia de Yale fez uma observação interessante: quando os pacientes tinham o lobo frontal danificado, eles ficavam emocionalmente tranquilos, embora, curiosamente, sua capacidade de pensar parecesse não se alterar. Era a descoberta que Moniz estava procurando – uma forma de acalmar as emoções violentas da doença mental, ao mesmo tempo que se preservava a capacidade cognitiva normal.

Quando retornou a Lisboa, Moniz preparou ansiosamente sua primeira experiência psicocirúrgica. O alvo: os lobos frontais. Como não tivesse formação em neurocirurgia, recrutou um jovem neurocirurgião, Pedro Almeida Lima, para realizar o procedimento. O objetivo de Moniz era produzir lesões – ou, falando francamente, infligir um dano permanente ao cérebro – dentro dos lobos frontais de pacientes com graves distúrbios mentais, um procedimento que chamou de *lobotomia*.

A primeira de vinte lobotomias realizadas por Moniz ocorreu no dia 12 de novembro de 1935, no Hospital de Santa Marta, em Lisboa. Cada paciente era induzido ao sono por meio de uma anestesia geral. Lima fazia dois orifícios na parte frontal do crânio, logo abaixo de cada olho. Em seguida, ele realizava a ação crucial do procedimento: inseria a agulha de um instrumento especial em forma de seringa inventado por ele – um leucótomo – através do orifício no crânio, e pressionava o êmbolo da seringa, o que estendia um laço de arame para dentro do cérebro. Em seguida, o leucótomo era girado, cortando uma pequena esfera de tecido cerebral do tamanho de um caroço de maçã.

Como Moniz e Lima decidiam em que lugar do cérebro deveriam cortar – considerando que o acesso a imagens do cérebro e o uso de procedimentos estereotáxicos ainda pertenciam a um futuro distante, além de terem um parco conhecimento da anatomia funcional dos lobos frontais? Privilegiando uma abordagem ampla em vez de uma seletiva, os médicos portugueses recolheram seis esferas de tecido cerebral de cada lobo frontal. Caso não ficassem satisfeitos com os resultados – por exemplo, se o paciente continuasse inquieto –, então Lima poderia repetir a operação e recolher mais tecido cerebral.

Em 1936, Moniz e Lima divulgaram os resultados das primeiras vinte lobotomias. Antes da cirurgia, nove pacientes tinham depressão, sete tinham esquizofrenia, dois tinham transtornos de ansiedade e dois eram maníaco-depressivos. Moniz afirmou que sete pacientes apresentaram uma melhora significativa, sete melhoraram um pouco e os seis restantes não apresentaram nenhuma mudança. Segundo os autores, nenhum deles tinha piorado depois do procedimento.

Quando Moniz apresentou os resultados em uma conferência médica em Paris, o principal psiquiatra de Portugal, José de Matos Sobral Cid, condenou a nova técnica. Como diretor de psiquiatria do hospital em que Moniz trabalhava, Cid fora um dos primeiros a ver os pacientes lobotomizados. Ele descreveu-os como pessoas "fragilizadas" que apresentavam uma "personalidade aviltada", afirmando que sua aparente melhora era, na verdade, um choque, em nada diferente do que o soldado sentia depois de ser ferido gravemente na cabeça.

Moniz não se deixou abater, propondo também uma teoria que explicava por que as lobotomias funcionavam, uma teoria estritamente dentro do campo da psiquiatria biológica. Ele anunciou que a doença mental era o resultado de "fixações funcionais" no cérebro. Elas ocorriam quando o órgão não conseguia parar de realizar a mesma atividade. Moniz asseverava que a lobotomia curava os pacientes eliminando suas fixações funcionais. Cid denunciou a teoria como "pura mitologia cerebral".

Apesar dessas críticas, o tratamento de Moniz – a lobotomia frontal transcraniana – foi comemorado como uma cura milagrosa, e o motivo é compreensível, se não desculpável. Um dos problemas mais comuns de qualquer asilo psiquiátrico era como lidar com os pacientes turbulentos. Afinal de contas, o manicômio fora projetado para cuidar de indivíduos intratáveis demais para viver em sociedade por conta própria. Porém, a não ser que seja contida fisicamente, como é possível controlar uma pessoa que está sempre agitada, brigando e tendo um comportamento violento? Para os alienistas, os efeitos calmantes da lobotomia de Moniz pareciam a resposta para suas preces. Após uma cirurgia relativamente simples, pacientes insubordinados tornavam-se dóceis e obedientes.

As lobotomias se espalharam como rastilho de pólvora pelos manicômios da Europa e dos Estados Unidos. A adoção da cirurgia de Moniz transformou as instituições de saúde mental de uma forma que logo ficou perceptível para a maioria dos visitantes ocasionais. Durante séculos, o padrão da trilha sonora dos manicômios era composto por um barulho e uma agitação contínuos. Agora, o ruído turbulento fora substituído por um silêncio mais agradável. Embora a maioria dos defensores da psicocirurgia estivesse consciente das mudanças dramáticas na personalidade dos que eram submetidos a ela, eles argumentaram que ao menos a "cura" de Moniz era mais humana do que aprisionar pacientes em camisas de força ou em celas com paredes acolchoadas por semanas a fio, além de ser mais conveniente para os funcionários do hospital. Pacientes que antes esmurravam as paredes, jogavam a comida longe e gritavam diante de fantasmas invisíveis agora se sentavam placidamente sem incomodar ninguém. Entre as pessoas mais famosas submetidas a esse tratamento horrível estavam Rose, irmã de Tennessee Williams, e Rosemary Kennedy, irmã do presidente John F. Kennedy.

A lobotomia americana passou muito rapidamente de uma técnica de controle de pacientes problemáticos a uma terapia geral para lidar com todos os tipos de doença mental. Essa tendência acompanhou a trajetória de muitos outros movimentos psiquiátricos – do mesmerismo à orgonomia, passando pela psicanálise –, cujos profissionais chegaram a considerar uma técnica de indicação limitada como uma panaceia universal. Se a única ferramenta que você tem é um martelo, o mundo inteiro parece um prego.

No dia 17 de janeiro de 1946, um americano chamado Walter Freeman apresentou uma técnica nova e radical de psicocirurgia. Freeman era um neurologista ambicioso e altamente especializado que admirava Moniz por sua "absoluta genialidade". Ele acreditava que a origem da doença mental era a hiperatividade emocional, que podia ser reduzida lesionando-se cirurgicamente os centros emocionais do cérebro. Freeman achava que um número muito maior de pacientes poderia se beneficiar do procedimento, se ao menos ele se tornasse mais conveniente e barato: a técnica de Moniz exigia um cirurgião especializado, um anestesista e uma sala de cirurgia de um hospital caro. Depois de experimentar com um picador de gelo e uma toranja, Freeman fez uma adaptação engenhosa da técnica de Moniz para que pudesse ser aplicada em clínicas, consultórios médicos ou até mesmo em um simples quarto de hotel.

No dia 17 de janeiro de 1946, Walter Freeman realizou em seu consultório em Washington, DC, a primeira "lobotomia transorbital" numa mulher de 27 anos chamada Sallie Ellen Ionesco. O procedimento implicou levantar a pálpebra superior da paciente e colocar, debaixo dela e junto à parte superior da órbita ocular, a ponta de um instrumento cirúrgico fino extremamente parecido com um picador de gelo. Em seguida, utili-

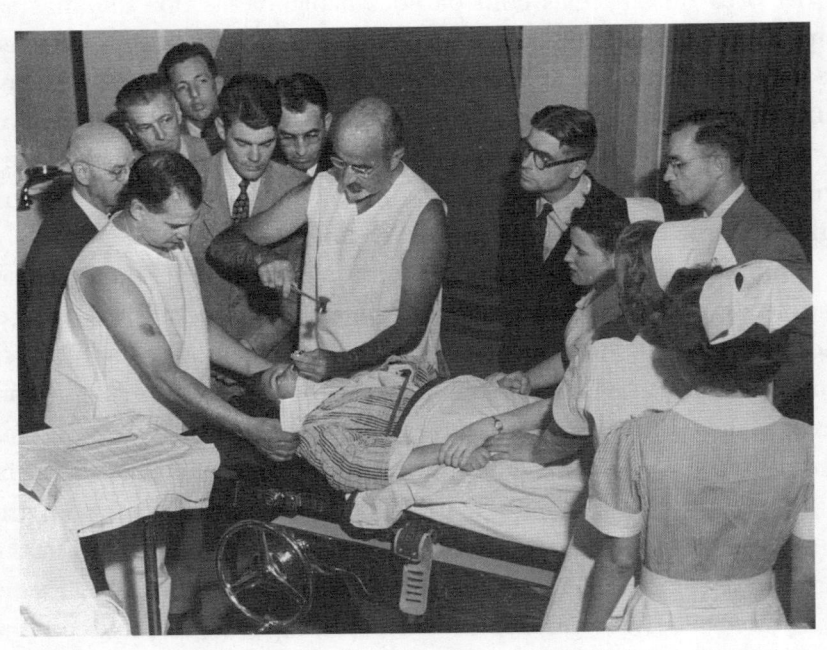

Walter Freeman realizando uma lobotomia (© Bettmann/CORBIS).

zou-se um pequeno martelo de madeira para forçar a ponta através da fina camada de osso atrás do globo ocular e para dentro do cérebro. Depois, assim como Moniz fizera com o leucótomo, a ponta do picador de gelo girou para criar uma lesão no lobo frontal. Quando morreu em 1972, Freeman havia realizado lobotomias com o picador de gelo em nada menos que 2.500 pacientes, em 23 estados.

Quando ingressei na faculdade de medicina, ainda se faziam lobotomias transorbitais. Meu único contato com um paciente lobotomizado foi triste. Era um homem magro e idoso do Hospital St. Elizabeths, em Washington, DC, que ficava sentado olhando para o nada, como uma estátua. Quando lhe faziam uma pergunta, ele respondia num tom de voz inaudível e automático. Quando lhe pediam para fazer algo, ele aquiescia, obediente como um zumbi. O mais desconcertante eram seus olhos, que pareciam sem vida e vazios. Disseram-me que outrora ele fora agressivo e incontrolável. Agora, era o paciente "perfeito": obediente e não dava nenhum tipo de trabalho.

Por mais surpreendente que possa parecer, Moniz recebeu o Prêmio Nobel em 1949 "pela descoberta do valor terapêutico da lobotomia em determinadas psicoses", o segundo Prêmio Nobel dado pelo tratamento de doenças mentais. O fato de que o comitê do Nobel estivesse aclamando curas pela malária e lobotomias ressalta o desejo desesperado por qualquer forma de tratamento psiquiátrico.

Felizmente, há muito a psiquiatria contemporânea descartou as técnicas perigosas e desesperadas da terapia da febre, da terapia do coma e das lobotomias transorbitais, após o início da revolução ocorrida com as formas de tratamento nos anos 1950 e 1960. Porém, uma forma de terapia originária da era da "cova da serpente" sobreviveu como o mais comum e eficaz tratamento somático da psiquiatria atual.

Cérebros em choque

À medida que a aplicação da terapia da febre e da terapia do coma se espalhava pelos hospitais de saúde mental de todo o mundo, os alienistas perceberam outro fenômeno inesperado: os sintomas dos pacientes psicóticos que também sofriam de epilepsia pareciam melhorar depois da ocorrência de um surto. Uma vez que a febre melhorava os sintomas dos pacientes com PGI e a insulina reduzia os sintomas da psicose, será que os surtos também poderiam ser aproveitados como tratamento?

Em 1934, o psiquiatra húngaro Ladislas J. Meduna começou a experimentar diferentes técnicas para induzir surtos em seus pacientes. Ele tentou a cânfora, uma cera perfumada que era utilizada como aditivo alimentar; em seguida o metrazol, um estimulante que em doses altas provoca surtos. Surpreendentemente, Meduna descobriu que os sintomas psicóticos realmente diminuíam após um surto induzido por metrazol.

O novo tratamento por meio do surto proposto por Meduna logo se tornou conhecido como *terapia convulsiva*, e em 1937 teve lugar na Suíça o primeiro encontro internacional sobre o tal tratamento. Dentro de três anos, a terapia convulsiva por metrazol havia se juntado à terapia do coma como um tratamento padrão de doenças mentais graves em instituições de todo o mundo.

O metrazol, no entanto, apresentou problemas. Em primeiro lugar, antes que as convulsões realmente começassem, a droga provocava no paciente uma sensação de morte iminente, um temor mórbido que só aumentava com a consciência de que ele estava prestes a ter um surto incontrolável. Essa ansiedade terrível devia ser ainda pior para um paciente psicótico que já sofresse de delírios assustadores. O metrazol também provocava convulsões tão violentas que eram capazes, quase que literalmente, de arrebentar as costas dos pacientes. Em 1939, um estudo de raio X realizado no Instituto Psiquiátrico do Estado de Nova York revelou que 43% dos pacientes que foram submetidos a terapia convulsiva por metrazol tiveram vértebras fraturadas.

Os médicos começaram então a buscar uma maneira mais adequada de induzir os surtos. Em meados dos anos 1930, o professor italiano de neurocirurgia Ugo Cerletti induzia experimentalmente surtos em cachorros por meio de choques elétricos aplicados na cabeça. Ele se perguntou se os choques elétricos também poderiam induzir surtos em seres humanos, mas seus colegas o dissuadiram de tentar tais experiências com gente.

Certo dia, enquanto comprava carne no açougue local, Cerletti ficou sabendo que, antes de degolar o porco, os açougueiros aplicavam muitas vezes choques elétricos na cabeça do animal para que ele entrasse numa espécie de coma anestesiado. Cerletti se perguntou: será que um choque elétrico aplicado na cabeça do paciente também o anestesiaria antes de provocar as convulsões?

Antes de censurar o projeto de Cerletti como uma barbárie desumana, vale a pena examinar as circunstâncias que levaram um médico experiente a considerar a hipótese de passar uma corrente elétrica pelo cérebro de alguém – uma ideia que, fora de contexto, parece tão terrivelmente absurda como a sugestão de que jogar uma pilha de tijolos nos dedos dos pés de alguém vai curar seu pé de atleta. Em primeiro lugar, ainda não havia nenhum tratamento eficaz para as doenças mentais graves além da terapia do coma por insulina e da terapia do surto por metrazol – um tratamento perigoso, imprevisível e extremamente invasivo. Em segundo lugar, para a maioria dos pacientes, a única alternativa a essas terapias extremas era a internação permanente em um manicômio desumano. Após observar que porcos que haviam levado choque ficavam indiferentes diante da faca do açougueiro, Cerletti decidiu que dar um choque de cem volts no cérebro de uma pessoa compensava os riscos evidentes.

Em 1938, Cerletti recorreu ao colega Lucino Bini para construir o primeiro aparelho projetado explicitamente para aplicar choques terapêuticos em seres humanos e, com a colaboração de Bini, testou o aparelho em seus primeiros pacientes. O aparelho funcionou como Cerletti havia pressuposto: o choque anestesiou o paciente de tal maneira que, ao despertar, ele não tinha lembrança alguma do surto – e, como acontecia com o metrazol, os pacientes apresentaram uma melhora significativa depois de despertar.

No início dos anos 1940, a técnica de Cerletti e Bini, que recebeu o nome de *eletroconvulsoterapia* (ECT), foi adotada por quase todas as principais instituições psiquiátricas do mundo. A ECT significou um substituto bem-vindo à terapia do metrazol porque era mais barata, menos aterrorizante para os pacientes (não havia mais a sensação de morte iminente), menos perigosa (nada de costelas quebradas), mais conveniente (bastava ligar e desligar a máquina) e mais eficaz. Pacientes deprimidos, em particular, frequentemente apresentavam melhoras surpreendentes de humor após apenas algumas sessões; e, embora a ECT ainda tivesse alguns efeitos colaterais, eles não eram nada comparados aos riscos alarmantes da terapia do coma, da terapia da malária ou da lobotomia. Era, de fato, um tratamento milagroso.

Um dos efeitos colaterais da ECT era a amnésia retrógrada, embora muitos médicos a considerassem uma vantagem e não uma desvantagem, já que o fato de se esquecer do procedimento poupava o paciente das lembranças desagradáveis de ter sido eletrocutado. Outro efeito colateral se devia ao fato de que os procedimentos iniciais de ECT geralmente eram ministrados de "forma não modificada" – uma forma eufemística de dizer que os psiquiatras não usavam nenhum tipo de anestesia nem de relaxante muscular –, o que resultava em convulsões totais que podiam causar fraturas ósseas, embora fossem muito menos frequentes e danosas que as resultantes dos surtos induzidos por metrazol. A introdução do suxametônio, uma alternativa sintética ao curare, combinado com um anestésico de curta duração, levou à adoção generalizada de uma "forma modificada", muito mais segura e branda, de ECT.

Um dos primeiros praticantes da ECT nos Estados Unidos foi Lothar Kalinowsky, psiquiatra de origem alemã que emigrou para os Estados Unidos em 1940. Ele estabeleceu-se em Manhattan, onde exerceu a psiquiatria e a neurologia durante mais de quarenta anos. Encontrei Kalinowsky pela primeira vez em 1976, quando era residente; nessa época ele ensinava e orientava os residentes em ECT no Hospital St. Vincent. Homem esbelto, com cabelo cinza prateado e forte sotaque alemão, ele sempre se vestiu de maneira impecável, geralmente com um terno de três peças bem cortado, comportando-se de maneira elegante e com uma postura profissional. Recebi uma excelente formação em terapia eletroconvulsiva do homem que foi seu precursor na psiquiatria americana.

Para um jovem médico residente, a experiência de ministrar ECT pode ser bastante perturbadora. Uma vez que os estudantes de medicina estão expostos ao mesmo estereótipo cultural da terapia de choque como todo mundo – que ela é repulsiva e bárbara –, quando você administra ECT pela primeira vez sua consciência é atormentada pela sensação inquietante de que está fazendo algo errado. A tensão moral interna aumenta, e você precisa se lembrar a todo instante de que pesquisas aprofundadas e grande quantidade de dados confirmam os efeitos terapêuticos da ECT. Porém, uma vez constatados os seus incríveis efeitos restauradores em um paciente gravemente perturbado, tudo fica muito mais fácil. Diferentemente da lobotomia, que produz zumbis de olhar vazio, com a ECT os pacientes sorriem e agradecem pelo tratamento. A experiência é bem parecida com a primeira cirurgia que o estudante de medicina faz: cortar o abdome do paciente e vasculhar em busca de um abscesso ou de um tumor pode ser repulsivo e inquietante, mas é preciso machucar um pouco o paciente para ajudá-lo bastante – ou até mesmo salvar sua vida.

O tratamento psiquiátrico não é conhecido por produzir resultados rápidos. As tradições da faculdade de medicina sustentam que se você quer seguir a carreira de psiquiatra tem de ser capaz de suportar a demora em ser recompensado. O cirurgião vê o resultado do tratamento quase imediatamente depois de fazer a incisão; para o psiquiatra, esperar que drogas ou psicoterapia façam efeito é como ficar olhando o gelo derreter. Isso não acontece com a ECT. Vi pacientes quase comatosos por causa da depressão saltar alegremente da cama minutos após terminar uma ECT.

Sempre que penso na ECT, eu me lembro de um caso particular. No início da minha carreira, tratei da esposa de um conhecido dono de restaurante de Nova York. Jean-Claude era carismático, refinado e dedicado ao seu restaurante francês extremamente bem-sucedido. Ainda assim, nem mesmo o adorado restaurante vinha antes da esposa, Geneviève. Ela era uma bela mulher de meia-idade que fora outrora uma atriz talentosa e que ainda fazia o papel de ingênua. Ela também sofria de crises recorrentes de depressão psicótica, um transtorno grave que se manifesta por meio de humor depressivo, agitação extrema e comportamento delirante. No meio de um episódio agudo, ela ficava fora de si e perdia completamente o controle. De comportamento geralmente impecável e charmoso, ela se tornava uma pessoa lamuriosa e agitada. Quando o sofrimento aumentava de intensidade, Geneviève tremia e movia o corpo violentamente em todas as direções, muitas vezes rasgando a roupa; e, como se fosse um contraponto aos rodopios desenfreados, começava a cantar a plenos pulmões canções sinistras no idioma natal, o francês, parecendo uma Edith Piaf ferida.

A primeira vez que me encontrei com Jean-Claude, Geneviève estava no meio de uma de suas crises mais fortes. Outros médicos haviam tentado remédios antidepressivos e antipsicóticos, sozinhos e combinados, sem muito efeito. Em vez de repetir a mesma medicação, sugeri a ECT. Após a primeira sessão, Geneviève ficou mais calma e gritava menos, embora continuasse amedrontada e preocupada. Depois de várias sessões ao longo de três semanas, ela recuperou sua natureza amável e me agradeceu, dizendo que era a primeira vez que um psiquiatra a fazia sentir-se melhor. Jean-Claude não sabia como agradecer e insistiu que eu jantasse em seu restaurante quando quisesse. Confesso que aproveitei a oferta: durante alguns anos levei mulheres com quem saía ao seu elegante estabelecimento gastronômico sempre que queria causar boa impressão. Uma delas tornou-se minha esposa.

Hoje, o avanço tecnológico permite ajustar a ECT para cada paciente, de modo que seja usada a quantidade mínima de corrente elétrica para induzir o surto. Além disso, a colocação estratégica dos eletrodos em lugares específicos da cabeça pode minimizar os efeitos colaterais. Agentes anestésicos modernos combinados com relaxantes musculares e oxigenação abundante também tornam a ECT um procedimento extremamente seguro. A ECT tem sido atentamente pesquisada ao longo das duas últimas décadas, e a APA, o NIH e a FDA aprovam sua utilização como um tratamento seguro e eficaz para pacientes com quadros graves de depressão, mania ou esquizofrenia, e para pacientes que não podem tomar medicação ou que não respondem a ela.

Surpreende-me como uma suprema ironia o fato de o comitê responsável pelo Nobel ter considerado justo premiar quem infectou pacientes com parasitas da malária e destruiu lobos frontais por meio da cirurgia – dois tratamentos de vida curta que não eram nem seguros nem eficazes – enquanto ignorou Cerletti e Bini, apesar do fato de sua invenção ter sido o único tratamento somático primitivo a se tornar um suporte terapêutico da psiquiatria.

Apesar do sucesso da ECT, em meados do século XX os psiquiatras ainda ansiavam por um tratamento que fosse barato, não invasivo e altamente eficaz. Em 1950, porém, tal tratamento parecia apenas uma miragem.

Capítulo 6
Uma ajudinha para as mães: finalmente a medicação

Mother needs something today to calm her down
And though she's not really ill
There's a little yellow pill
*She goes running for the shelter of a mother's little helper**
— Mick Jagger and Keith Richards

É melhor ter sorte do que ser inteligente.
— Henry Spencer

Hidrato de cloral fervendo na minha espinha

Hoje, é difícil imaginar a prática da psiquiatria sem a medicação. É quase impossível assistir à TV sem ver uma propaganda de um medicamento para melhorar o humor, geralmente apresentando famílias alegres se divertindo na areia da praia ou casais contentes pedalando em florestas ensolaradas. Existe uma probabilidade muito maior de que os jovens associem minha profissão ao Prozac, ao Adderall e ao Xanax do que a um divã no qual as pessoas se deitam toda semana, revelando seus sonhos e suas fantasias sexuais. Escolas, universidades e casas de repouso de todos os estados endossam abertamente o livre uso de drogas psicoativas para acalmar os indivíduos mais problemáticos que estão sob sua responsabilidade. O que é menos sabido é que a transformação drástica da psiquiatria de uma profissão de psiquiatras em uma profissão de receitadores de medicamentos aconteceu pelo mais puro acaso.

---

* *A mãe precisa de alguma coisa hoje que a acalme / E embora ela não esteja realmente doente / Existe um pequeno comprimido amarelo / Para o qual ela corre em busca de uma ajudinha para a mãe.* [N. do T.]

Quando eu nasci, não existia um único remédio terapeuticamente eficaz para qualquer distúrbio mental. Não havia nenhum antidepressivo, nenhum antipsicótico e nenhuma droga contra a ansiedade – ou seja, nenhum tipo de droga psiquiátrica que mitigasse os sintomas e permitisse que o indivíduo funcionasse bem. Os poucos tratamentos existentes para as principais categorias de doença mental (transtornos de humor, esquizofrenia e transtornos de ansiedade) eram todos invasivos e arriscados, além de provocar efeitos colaterais horríveis; eram medidas desesperadas empregadas sobretudo para controlar internos problemáticos nas instituições de saúde mental. Do mesmo modo, as primeiras drogas psiquiátricas não pretendiam ser curativas ou mesmo terapêuticas – elas eram instrumentos explícitos de tranquilização. Seus efeitos colaterais assustadores só eram considerados aceitáveis porque as alternativas – cura pela febre, terapia do coma, convulsões induzidas – eram ainda piores.

No final do século XIX, os manicômios usavam injeções de *morfina* e de outras drogas derivadas do ópio para controlar os internos recalcitrantes. Embora os pacientes possam ter classificado esse como o mais agradável entre os tratamentos psiquiátricos da era vitoriana, tais injeções foram descontinuadas assim que ficou claro que os opioides transformavam os pacientes em viciados inveterados. A primeira droga que alterava o comportamento a ser receitada frequentemente fora dos manicômios (*droga psicotrópica*, no jargão médico) foi o *hidrato de cloral*, um não opiáceo indutor do sono receitado para aliviar a insônia em pacientes ansiosos e depressivos. Como a morfina, o hidrato de cloral não pretendia tratar os sintomas mais evidentes do paciente – a saber, o medo nos casos de transtorno de ansiedade, ou o sentimento de tristeza nos casos de depressão –, ele pretendia nocauteá-lo. O hidrato de cloral era preferível à morfina por ter uma concentração confiável nas dosagens, além de poder ser ministrado por via oral. No entanto, os pacientes detestavam seu gosto horrível e o cheiro característico que ficava no hálito, o conhecido "hálito de bêbado".

Embora o hidrato de cloral fosse menos viciante que a morfina, ainda assim podia provocar dependência. Mulheres que sofriam de "condições nervosas" costumavam se automedicar com a droga em casa a fim de evitar a vergonha da internação, e frequentemente acabavam se viciando.

A célebre escritora Virginia Woolf, que sofria de doença maníaco-depressiva e era internada com frequência, ingeria amiúde hidrato de cloral nos anos 1920. De sua alcova, ela escreveu para a amante Vita Sackville-West a respeito dos efeitos da droga: "Agora boa noite, estou com tanto sono com o hidrato de cloral fervendo na minha espinha que não consigo escrever nem parar de escrever – me sinto uma mariposa de olhos vermelhos sonolentos e uma fina capa de plumagem – uma mariposa prestes a se mudar para um arbusto perfumado – se existisse um –, ah, mas isso é inadequado."

Logo que as propriedades indutoras do sono do hidrato de cloral se tornaram amplamente conhecidas, ele ganhou notoriedade como possivelmente a primeira droga empregada para incapacitar sub-repticiamente a vítima. O acréscimo de algumas gotas de hidrato de cloral à bebida de alguém deu origem à expressão "pôr um Mickey na bebida dele"*. (É possível que, originalmente, a expressão se refira a um atendente de bar de Chicago, "Mickey" Finn, que acrescentava hidrato de cloral na bebida dos clientes que ele pretendia roubar.)

O simples ato de fazer o paciente dormir reduz inevitavelmente seus sintomas. Afinal de contas, quando se perde a consciência, as ansiedades, os delírios e as manias diminuem, juntamente com os tiques nervosos, o linguajar violento e o vaivém incessante. Dessa observação prosaica, bastou um pequeno salto de imaginação para que os psiquiatras extrapolassem a hipótese de que, ao prolongar o sono do paciente, podiam reduzir seus sintomas também durante as horas em que estavam acordados. Por volta do final do século XIX, o psiquiatra escocês Neil Macleod fez uma experiência com diversas doenças mentais, utilizando um poderoso sedativo conhecido como *brometo de sódio*. Ele afirmava que, ao deixar os pacientes inconscientes por um longo período de tempo, conseguia provocar o alívio completo de seus transtornos mentais, um alívio que às vezes durava dias ou mesmo semanas. Ele chamou esse tratamento de "terapia de sono profundo" – um nome atraente, pois quem é que não se sente rejuvenescido depois de um sono tranquilo?

---

* Corresponde ao "boa noite, Cinderela" contemporâneo. [N. do T.]

Infelizmente, existe uma grande diferença entre o sono profundo natural e o sono produzido por uma substância química suficientemente forte para nocautear um elefante. A terapia de sono profundo pode trazer à tona um turbilhão de efeitos colaterais assustadores, entre eles o coma, o colapso cardiovascular e a parada respiratória; um dos pacientes de Macleod morreu durante seu experimento. Também era difícil definir a dose certa, e às vezes o paciente dormia um ou dois dias a mais do que o previsto. Mais problemático era o fato de que o brometo é uma toxina que se deposita no fígado, tornando-se mais prejudicial a cada aplicação.

No começo, os compostos de brometo se difundiram rapidamente pelos manicômios públicos por serem mais baratos e mais fáceis de fabricar do que o hidrato de cloral, ao mesmo tempo que produziam efeitos mais poderosos. Outros médicos também adotaram, por um curto espaço de tempo, a "cura do sono pelo brometo", antes de abandoná-la por ser perigosa demais.

Embora a morfina, o hidrato de cloral e o brometo fossem sedativos rudimentares e viciantes, com efeitos colaterais prejudiciais, a teoria de que o sono induzido por drogas era terapêutico se firmou no início da Segunda Guerra Mundial. (Exceto, é claro, entre os psicanalistas, que descartavam liminarmente os comprimidos para dormir, sustentando que não faziam nada para resolver os conflitos inconscientes, que eram a fonte principal de todas as doenças mentais.) Mesmo assim, nenhum psiquiatra, psicanalista ou outro profissional afim acreditava que um dia surgiria uma droga que combateria os sintomas da doença mental ou que permitiria que o paciente levasse uma vida normal – ao menos até 1950, ano em que foi criada a primeira droga *psicofarmacêutica*, a qual apresentava benefícios terapêuticos reais para as mentes perturbadas.

Apesar do impacto significativo dessa droga, aposto que você provavelmente nunca ouvir falar dela: *meprobamato*. Comercializado inicialmente com o nome de Miltown, esse medicamento sintético aliviava a ansiedade e produzia uma sensação de calma, sem fazer o paciente dormir. No primeiro artigo revisto por pares que descreveu o meprobamato, o autor caracterizou seus efeitos como "tranquilizantes", dando origem ao nome da primeira categoria de psicofarmacêuticos: os *tranquilizantes*.

Os psicanalistas criticaram o meprobamato por ser apenas mais uma distração química que ocultava a doença mental em vez de tratá-la, mas os freudianos eram os únicos a fazer pouco dele: o meprobanato não foi apenas o primeiro psicofármaco do mundo, foi o primeiro psicotrópico a alcançar um sucesso retumbante. Em 1956, espantosas 36 milhões de receitas do tranquilizante haviam sido expedidas; em cada três receitas expedidas nos Estados Unidos, uma era de meprobanato. Ele era receitado para tudo, da psicose à adição, acabando por ser associado às donas de casa nervosas – o que deu origem ao apelido divertido de "Mother's little helper", imortalizado pelos Rolling Stones.

O meprobanato foi suplantado nos anos 1960 pela introdução do Librium e do Valium, uma nova geração de tranquilizantes de popularidade internacional. (As benzodiazepinas contemporâneas mais vendidas são o Xanax, para ansiedade, e o Ambien, para dormir.) Todas essas drogas têm origem na terapia de sono profundo de Macleod, no início do século XX.

Embora não haja nenhuma dúvida de que o meprobanato fosse eficaz na redução dos sintomas dos transtornos leves de ansiedade, ele não representou um divisor de águas farmacêutico, como aconteceu entre os antibióticos e as infecções bacterianas, a insulina e o diabetes ou as vacinas e as doenças infecciosas. Como não tinha efeito algum nos transtornos alucinatórios, na melancolia grave ou na mania delirante dos pacientes encerrados em manicômios públicos afastados, ele não oferecia nenhuma esperança de recuperação para os infelizes que sofriam de doenças mentais graves. Mesmo após o meprobamato ter se tornado um grande sucesso psiquiátrico, a expectativa de descobrir um comprimido simples que pudesse aliviar a psicose parecia tão irreal como os delírios dos esquizofrênicos e tão distante como os manicômios que os mantinham presos.

A droga de Laborit

Em 1949, o cirurgião francês Henri Laborit estava procurando uma forma de reduzir o choque cirúrgico – a baixa pressão sanguínea e o batimento cardíaco rápido que ocorrem após uma cirurgia importante. De acordo com uma das hipóteses predominantes na época, o choque cirúrgico era provocado pela reação exagerada do sistema nervoso autônomo do paciente diante do estresse. (O sistema nervoso autônomo é o circuito inconsciente que controla a respiração, o batimento cardíaco e a pressão sanguínea, além de outras funções vitais do corpo.) Laborit acreditava que, se conseguisse encontrar uma substância que anulasse o sistema nervoso autônomo, isso aumentaria a segurança dos procedimentos cirúrgicos.

Trabalhando em um hospital militar na Tunísia – não exatamente o epicentro do mundo da medicina –, Laborit realizou experiências com um grupo de substâncias chamadas antiestaminas. Hoje essas drogas são utilizadas geralmente para tratar alergias e sintomas de resfriado, mas na época os cientistas tinham acabado de tomar conhecimento de que afetavam o sistema autônomo. Laborit percebeu que, quando dava uma dose elevada de uma antiestamina específica conhecida como *clorpromazina* para os pacientes antes da cirurgia, sua atitude se modificava de maneira acentuada: eles ficavam indiferentes diante da operação iminente, uma apatia que continuava depois do término da cirurgia. A respeito dessa descoberta, Laborit escreveu o seguinte: "Pedi que um psiquiatra do Exército observasse enquanto eu operava alguns dos pacientes tensos e ansiosos de tipo mediterrâneo. Mais tarde, ele concordou comigo que os pacientes estavam incrivelmente calmos e relaxados."

Impressionado com os efeitos psicológicos evidentes da droga, Laborit se perguntou se a clorpromazina poderia ser usada para lidar com transtornos psiquiátricos. Seguindo sua intuição, em 1951 ele ministrou uma dose intravenosa de clorpromazina em um psiquiatra saudável de um hospital de saúde mental francês que se apresentou como voluntário para servir de cobaia, a fim de fornecer *feedback* sobre os efeitos mentais da droga. O relato inicial do psiquiatra foi: "nenhum efeito digno de nota, exceto certa sensação de indiferença". Em seguida, porém, quando se levantou para ir ao banheiro, ele desmaiou – resultado de uma queda da pressão sanguínea, um efeito colateral. Depois disso, o diretor do serviço de psiquiatria do hospital proibiu outras experiências com clorpromazina.

Sem se dar por vencido, Laborit tentou convencer um grupo de psiquiatras de outro hospital a testar a droga em seus pacientes psicóticos. Eles não ficaram particularmente entusiasmados com a proposta, uma vez que a crença predominante era que os sintomas problemáticos da esquizofrenia só podiam ser reduzidos com sedativos fortes, e a clorpromazina não era um sedativo. Porém, Laborit insistiu, convencendo finalmente um psiquiatra cético a testar sua droga em um paciente esquizofrênico.

No dia 19 de janeiro de 1952, a clorpromazina foi ministrada a Jacques L., um psicótico de 24 anos de idade extremamente agitado, com propensão à violência. Após a injeção intravenosa da droga, Jacques sossegou depressa e permaneceu calmo. Após três semanas seguidas de clorpromazina, ele retomou todas as atividades normais, chegando até a jogar uma partida inteira de bridge. Na verdade, ele reagiu tão bem que os médicos, perplexos, lhe deram alta do hospital. Era praticamente um milagre: uma droga parecia ter removido os sintomas psicóticos de um paciente intratável, permitindo que deixasse o hospital e retornasse à sociedade.

O que diferenciava tão radicalmente os efeitos da clorpromazina dos sedativos e tranquilizantes era sua capacidade de reduzir a intensidade dos sintomas psicóticos – as alucinações, os delírios e o pensamento embaralhado –, do mesmo modo que a aspirina diminui a dor de cabeça ou a temperatura. Uma amiga minha que sofre de esquizofrenia, a jurista Elyn Saks, escreveu em suas memórias – *The Center Cannot Hold: My Journey Through Madness* [O núcleo não se sustenta: minha jornada através da loucura] – que as drogas antipsicóticas agem mais como um *dimmer* que regula a intensidade da luz do que como um interruptor que a acende e apaga. Quando os sintomas estão piores, ela ouve vozes severas lhe dirigindo insultos desagradáveis ou dando ordens que tem de obedecer; a medicação reduz gradualmente os sintomas, a um ponto em que ainda ouve vozes, mas distantes e fracas, sumindo na obscuridade e deixando de ser penosas ou coercivas.

O uso da clorpromazina como antipsicótico – o *primeiro* antipsicótico – varreu os hospitais de saúde mental da Europa com a força de uma maré. Por outro lado, nos Estados Unidos, obcecados pela psicanálise, a reação ao remédio milagroso foi o silêncio. A companhia farmacêutica Smith, Kline and French (precursora da GlaxoSmithKline) licenciou a clorpromazina para ser distribuída nos Estados Unidos, onde recebeu o nome comercial de Thorazine (na Europa era chamada de Largactil), lançando uma importante campanha de marketing para convencer as faculdades de medicina e os departamentos de psiquiatria a testá-la em seus pacientes. Porém, os psiquiatras americanos ridicularizaram a droga de Laborit como sendo uma "aspirina psiquiátrica", descartando-a como mais um sedativo como o hidrato de cloral ou os barbituratos – um canto de sereia que desviava psiquiatras ingênuos de sua verdadeira missão de cavar o solo do inconsciente em busca das sementes da neurose que estavam enterradas ali.

Inicialmente, a Smith, Kline and French ficou perplexa e decepcionada com a recepção fria que a clorpromazina recebeu. Embora tivessem em mãos uma droga maravilhosa que pela primeira vez na história fora usada no tratamento dos sintomas da psicose, não conseguiam convencer ninguém nos Estados Unidos da sua importância. Eles finalmente encontraram, por acaso, uma estratégia sedutora: em vez de mirar nos psiquiatras prometendo uma cura maravilhosa, miraram nos governos estaduais, usando um argumento surpreendentemente moderno. Fazendo referência à "economia na Saúde" e ao "corte de custos", Smith Kline and French argumentaram que, se as instituições de saúde mental mantidas pelos estados utilizassem a clorpromazina, conseguiriam dar alta aos pacientes, em vez de mantê-los internados para sempre. Algumas dessas instituições – mais preocupadas com o resultado financeiro do que com discussões filosóficas sobre a natureza fundamental da doença mental – testaram o Thorazine nos pacientes permanentes. Os resultados deixaram todos de queixo caído, exatamente como acontecera com os psiquiatras franceses e a Smith, Kline and French tinha prometido. Com exceção dos doentes mais desenganados, todos melhoraram, e muitos pacientes que estavam internados há muito tempo foram mandados para casa. Depois disso, a clorpromazina conquistou o universo psiquiátrico americano. Todos os manicômios e hospitais psiquiátricos começaram a usar a droga de Laborit como a primeira linha de tratamento dos pacientes psicóticos sob sua responsabilidade. O faturamento da Smith, Kline and French triplicou nos quinze anos seguintes. Em 1964, mais de dez mil artigos revisados por pares haviam sido publicados sobre a clorpromazina, e mais de cinquenta milhões de pessoas em todo o mundo haviam tomado a droga.

É difícil exagerar a importância da descoberta de Laborit. Como um raio em céu azul, estava-se diante de uma medicação capaz de aliviar a loucura que incapacitava dezenas de milhões de homens e mulheres – pessoas que tantas vezes tinham sido encaminhadas à institucionalização permanente. Elas agora podiam voltar para casa e, o que era incrível, ter uma vida estável e até cheia de sentido. Elas tinham a oportunidade de trabalhar, amar e – possivelmente – constituir família.

Assim como o antibiótico estreptomicina esvaziou os sanatórios de tuberculose e a vacina contra a poliomielite tornou obsoleto o pulmão de aço, a adoção generalizada da clorpromazina marcou o início do fim dos manicômios e dos alienistas. Não é uma coincidência que, tendo alcançado o pico, a população manicomial tenha começado a declinar nos Estados Unidos no mesmo ano em que o Thorazine chegou ao mercado.

Um século e meio depois que Philippe Pinel libertou os internos do hospício parisiense da Salpêtrière de suas cadeias físicas, outro médico francês livrou os pacientes de sua prisão mental. Após uma luta aparentemente interminável, a psiquiatria podia afinal responder à pergunta: "Como podemos tratar as doenças mentais graves?"

Substância G 22355

Com inveja dos lucros extraordinários gerados pela clorpromazina, ao longo dos anos 1950 outras companhias farmacêuticas procuraram patentear seus próprios antipsicóticos. Como elas contassem frequentemente com a ajuda de psiquiatras nessa busca, a companhia farmacêutica suíça Geigy, antecessora corporativa da Novartis, entrou em contato com Roland Kuhn, diretor médico de um hospital psiquiátrico na cidade suíça de Münsterlingen, às margens do lago Constança. Aos 38 anos de idade, Kuhn era um psiquiatra alto e culto que combinava seu excepcional domínio das ciências humanas com a formação em bioquímica. A Geigy propôs fornecer a ele substâncias experimentais caso as testasse em seus pacientes. Kuhn concordou prontamente.

No final de 1955, o diretor de farmacologia da Geigy encontrou-se com Kuhn em um hotel de Zurique, onde lhe mostrou uma tabela em que estavam rabiscadas a mão as estruturas químicas de quarenta substâncias disponíveis para teste. "Escolha uma", disse o farmacologista. Kuhn examinou cuidadosamente o cipoal de moléculas, apontando em seguida para a que mais se parecia com a clorpromazina, uma molécula classificada como "Substância G 22355".

Kuhn ministrou doses de G 22355 em algumas dezenas de pacientes psicóticos, mas a droga não conseguiu produzir a mesma diminuição radical de sintomas que a clorpromazina. Naturalmente, como todo pesquisador de farmacologia sabe, o fracasso é o destino habitual de qualquer substância experimental – a maioria das drogas comerciais só são descobertas depois de milhares ou mesmo centenas de milhares de candidatos químicos terem sido testados e rejeitados. Para Kuhn, o passo seguinte mais sensato seria indicar outra substância na tabela da Geigy e tentar de novo. Em vez disso, ele tomou uma decisão inusitada, que afetaria a vida de milhões de pessoas.

O primeiro antipsicótico não foi descoberto em razão de um projeto de pesquisa metódico planejado pelos grandes grupos farmacêuticos; ele foi descoberto por puro acaso, depois que um médico solitário seguiu sua intuição acerca de uma droga experimental para o choque cirúrgico. E agora um psiquiatra solitário resolvia ignorar a tarefa que lhe tinha sido atribuída – descobrir uma imitação da clorpromazina – e seguia sua própria intuição acerca de um transtorno que lhe importava mais que a esquizofrenia: a depressão.

Mesmo nos primórdios da psiquiatria, a esquizofrenia e a depressão quase sempre eram consideradas condições distintas: loucura e melancolia. Afinal de contas, os piores sintomas da psicose eram cognitivos, enquanto os piores sintomas da depressão eram emocionais. Quando a Geigy contratou Kuhn, não havia razão para acreditar que uma categoria de drogas que reduzia as alucinações dos pacientes psicóticos também melhoraria o humor dos pacientes depressivos. Mas Kuhn tinha suas próprias teorias confiáveis acerca da natureza da depressão.

Como rejeitasse a explicação psicanalítica padrão de que os indivíduos depressivos sofriam de um ódio oculto pelos pais, ele não acreditava que a depressão deveria ser tratada com psicoterapia. Pelo contrário: compartilhava da hipótese dos psiquiatras biológicos de que a depressão era resultado de uma disfunção neurológica não identificada. Não obstante, Kuhn não gostava do tratamento "biológico" predominante da depressão, a terapia do sono; ele achava que ela não conseguia combater os sintomas da depressão, dependendo da força bruta da química para tiranizar totalmente a consciência do paciente. Ele escreveu estas palavras para um colega: "Quantas vezes pensei que deveríamos aperfeiçoar o tratamento com ópio! Mas como?"

Sem que a Geigy soubesse, Kuhn ministrou G 22355 a três pacientes que sofriam de depressão grave. Após alguns dias, os pacientes não apresentaram nenhum sinal de melhora. Era uma diferença nítida do que ocorria com sedativos como morfina ou hidrato de cloral, ou mesmo com a própria clorpromazina, que frequentemente produziam efeitos drásticos horas ou mesmo minutos após serem ministrados. Por motivos que só Kuhn sabia, ele continuou ministrando G 22355 a seus pacientes. Na manhã do sexto dia do tratamento, 18 de janeiro de 1956, uma paciente chamada Paula acordou se sentindo bastante mudada.

As enfermeiras relataram que Paula demonstrava mais energia e, diferentemente do habitual, estava falante e sociável. Quando Kuhn a examinou, constatou que sua melancolia havia diminuído bastante, e pela primeira vez ela demonstrava estar otimista com relação ao futuro. Isso foi tão surpreendente quanto o primeiro paciente de Laborit, Jacques L., jogar uma partida inteira de bridge. Alguns dias depois de Paula, os outros dois pacientes também começaram a apresentar sinais estimulantes de recuperação. Entusiasmado, Kuhn escreveu para a Geigy a respeito da experiência não autorizada: "Os pacientes sentem menos cansaço, a sensação de fadiga diminui, as inibições se tornam menos pronunciadas e há uma melhora do humor."

Inacreditavelmente, a Geigy não demonstrou nenhum interesse pela descoberta de Kuhn. A companhia estava decidida a descobrir um antipsicótico para concorrer com a clorpromazina, não a explorar um tratamento radical e desconhecido da melancolia. Ignorando completamente Kuhn, a Geigy apressou-se a enviar o G 22355 a outros psiquiatras, ordenando-lhes que testassem a substância exclusivamente em esquizofrênicos, jamais mencionando seus efeitos possíveis na depressão. Os executivos da Geigy trataram Kuhn friamente de novo no ano seguinte, quando ele participou de uma conferência sobre farmacologia em Roma e repetiu seu pedido para adotar o G 22355 como uma droga de combate à depressão. A descoberta solitária de Kuhn parecia destinada à lata de lixo da história da medicina.

Kuhn tentou despertar o interesse de outros acadêmicos, mas todos se mostraram desinteressados. Quando ele apresentou um ensaio sobre o G 22355 em um encontro científico em Berlim, só havia doze pessoas presentes. Depois que terminou sua apresentação – em que descreveu o primeiro tratamento farmacológico eficaz do mundo contra a depressão –, ninguém fez uma única pergunta. Uma das pessoas na plateia era Frank Ayd, um psiquiatra americano e católico devoto, que me disse anos depois: "As palavras de Kuhn, como as de Jesus, não foram apreciadas por aqueles que detinham o poder. Não sei se alguém naquela sala percebeu que estávamos ouvindo o anúncio de uma droga que iria revolucionar o tratamento dos transtornos de humor."

Porém, assim como tinha acontecido com a droga de Laborit, o destino – ou o puro acaso – interveio mais uma vez. Um influente acionista e parceiro de negócios da Geigy chamado Robert Boehringer, que sabia que Kuhn era especialista em transtornos de humor, perguntou-lhe se poderia sugerir alguma coisa para sua esposa, que sofria de depressão. Sem hesitar, Kuh recomendou o G 22355 – deixando claro que os acionistas da companhia se recusavam a desenvolver a droga. Após tomar a substância experimental durante uma semana, a depressão da sra. Boehringer diminuiu. Extremamente satisfeito, Boehringer começou a pressionar os executivos da Geigy para que desenvolvessem a droga como antidepressivo. Com a pressão de um parceiro tão influente (Boehringer também tinha sua própria empresa farmacêutica), a Geigy mudou de postura e começou a realizar testes sistemáticos da droga em pacientes depressivos, atribuindo finalmente um nome específico à substância: *imipramina*.

Em 1958, a Geigy lançou a imipramina no mercado. Foi a primeira de uma nova classe de drogas conhecidas como antidepressivos tricíclicos – assim chamados porque a estrutura molecular das substâncias é composta de três anéis moleculares ligados entre si. (Quando o nome de uma droga faz referência a sua estrutura química e não a seu mecanismo fisiológico, é um sinal evidente de que ninguém sabe como ela funciona. Existe outra classe de antidepressivos que são conhecidos como inibidores seletivos de recaptação de serotonina, ou ISRSs; obviamente, os cientistas sabem desde então que eles produzem seus efeitos inibindo os neurônios de recaptar o neurotransmissor serotonina.) Diferentemente da clorpromazina, a imipramina foi um sucesso mundial instantâneo, sendo adotada pelos psiquiatras da Europa e dos Estados Unidos. Outras empresas farmacêuticas logo lançaram uma enxurrada de antidepressivos, todos cópias da imipramina.

É impossível exagerar o impacto extraordinário da clorpromazina e da imipramina na prática psiquiátrica. Menos de uma década após o lançamento do Thorazine nos Estados Unidos, toda a categoria profissional estava profundamente modificada. Duas das três doenças mais importantes, a esquizofrenia e a depressão, foram reclassificadas, passando de "inteiramente intratáveis" para "amplamente controláveis". Somente o transtorno maníaco-depressivo, o derradeiro flagelo mental da humanidade, continuava carente de tratamento e de esperança.

Acaso feliz na Austrália

Enquanto essas descobertas acidentais de medicamentos milagrosos aconteciam na Europa, um médico desconhecido de um canto obscuro do mundo da medicina prosseguia silenciosamente com seu objetivo: a cura da mania. John Cade teve inicialmente uma formação de psiquiatra, tendo servido, porém, como cirurgião do Exército australiano durante a

Segunda Guerra Mundial. Em 1942, foi capturado pelos japoneses durante a conquista de Singapura e encerrado na prisão Changi, onde observou o comportamento enlouquecido que frequentemente acompanha o trauma de guerra de muitos dos colegas prisioneiros. Eles tremiam, gritavam e balbuciavam palavras sem sentido. Impressionado pelo que lhe parecia uma semelhança entre os sintomas induzidos pela guerra e aqueles produzidos pela mania, Cade levantou a hipótese de que aquele comportamento dos prisioneiros poderia ser causado por uma toxina indutora de estresse produzida pelo corpo. Talvez essas especulações médicas o tenham ajudado a suportar as noites sufocantes na cela úmida e apertada.

Cade foi finalmente libertado e após a guerra retomou, no Hospital de Saúde Mental de Repatriação de Bundoora, em Melbourne, sua teoria de que a mania é causada por toxina. Suas experiências eram simples, ainda que um pouco primitivas: ele injetava urina de pacientes maníacos no abdome de porquinhos-da-índia. Encontrado na urina, o ácido úrico é um metabolizador que os seres humanos produzem naturalmente. Como ácido úrico em excesso causa gota, Cade supôs que também poderia causar mania caso se acumulasse no cérebro. Depois que os porquinhos-da-índia recebiam uma grande quantidade de urina humana, Cade testemunhou que eles apresentavam uma "atividade mais intensa e errática". Ele interpretou os comportamentos parecidos com a mania como uma confirmação da sua teoria da toxina, embora uma interpretação alternativa poderia ser que qualquer criatura apresenta uma atividade errática depois de receber uma seringa de urina alheia na barriga.

Cade concluiu que o passo seguinte seria descobrir uma substância que neutralizasse o ácido úrico, a toxina que supostamente causaria a mania. Como o ácido úrico não é solúvel em água (razão pela qual se acumula nas vítimas da gota), ele decidiu acrescentar à urina proveniente dos maníacos uma substância química que dissolvesse o ácido úrico e ajudasse os porquinhos-da-índia (e, supostamente, os pacientes maníacos) a expeli-lo mais facilmente, diminuindo, com isso, os sintomas de mania.

Agora vamos fazer uma pequena pausa e contextualizar a experiência de Cade. Lembre-se que Henri Laborit desenvolvia uma teoria (em grande medida incorreta) sobre o choque cirúrgico quando topou, por acaso, com a primeira droga antipsicótica. Roland Kuhn, sem nenhum motivo lógico, resolveu descobrir se uma substância que combatia a psicose poderia ser mais adequada para reanimar pessoas deprimidas, o que levou ao primeiro antidepressivo. Esses exemplos deixam claro que o processo que orientou essas descobertas importantes não foi racional, e sim guiado sobretudo pela intuição e pela sorte. E agora, mesmo com o senso comum de que as toxinas metabolizantes não teriam relação alguma com a mania, John Cade estava trabalhando com a hipótese completamente espúria de que a mania poderia ser eliminada descobrindo-se o solvente certo para dissolver o ácido úrico.

O solvente escolhido por Cade foi o carbonato de lítio, uma substância conhecida por dissolver o ácido úrico. Ele injetou nos porquinhos-da-índia primeiro a "urina maníaca" e, em seguida, o carbonato de lítio. Para sua alegria, os porquinhos-da-índia, anteriormente "maníacos", logo se acalmaram. Cade considerou que isso era mais uma comprovação da sua teoria da toxina – afinal de contas, os porquinhos-da-índia não estavam ficando calmos porque conseguiam eliminar o ácido úrico? Infelizmente para Cade, quando ele testou outros solventes de ácido úrico nos animais, eles não produziram nenhum efeito calmante. Aos poucos, ele foi percebendo que o comportamento dócil dos porquinhos-da-índia não se devia à dissolução do ácido úrico – o lítio é que tinha algo de especial.

Em respeito a sua reputação de cientista, Cade abandonou a teoria de que a toxina era causadora da mania, porque não podia ser confirmada por dados. Em vez disso, ele mergulhou de corpo e alma no desenvolvimento do carbonato de lítio como um tratamento das doenças mentais, sem nenhuma pista que indicasse por que acalmava os animais hiperativos. Em 1949, Cade realizou um teste de lítio em um grupo reduzido de pacientes com mania, psicose e melancolia. O efeito no comportamento agitado dos pacientes maníacos foi nada menos que extraordinário. O efeito calmante foi tão forte que ele aventou uma nova hipótese: a causa da mania era a deficiência fisiológica de lítio.

Embora a segunda teoria de Cade acabasse tendo uma vida tão curta como a primeira, o mesmo não aconteceu com o tratamento. O lítio se revelou uma dádiva divina, sendo utilizado hoje em todo o mundo como a droga de primeira linha no tratamento do transtorno bipolar. Quando não é tratada – e antes dessa descoberta o transtorno bipolar não era –, a doença é altamente destrutiva para o cérebro, podendo às vezes ser fatal, o que ficou demonstrado com a morte prematura do amigo de Philippe Pinel. Outra vítima do transtorno bipolar foi Philip Graham, célebre editor do *Washington Post*. No dia 3 de agosto de 1963, durante uma breve ausência autorizada do hospital psiquiátrico Chestnut Lodge, onde recebia tratamento psicanalítico para o transtorno maníaco-depressivo, ele foi para sua casa de campo e se matou com uma espingarda de caça. A viúva, Katherine Graham, nunca perdoou a classe psiquiátrica por tê-lo abandonado. Infelizmente, quando ele morreu o lítio já estava disponível, embora seu uso só viesse a ser aprovado nos Estados Unidos em 1970.

Quando ministrado na dose adequada, o lítio estabiliza as oscilações violentas de humor do transtorno bipolar, permitindo que aqueles que sofrem da doença levem uma vida normal. Até hoje, o lítio continua sendo o estabilizador de humor (nome dado à classe de medicamentos para tratamento do transtorno bipolar) mais eficaz, embora hoje existam outras drogas que cumprem a mesma função.

Em 1960 – depois de um século e meio tateando no escuro –, a psiquiatria dispunha de tratamentos confiáveis para os três tipos de doenças mentais graves. O que tornava a clorpromazina, a imipramina e o lítio tão diferentes dos sedativos e tranquilizantes que surgiram antes era que os três atacavam diretamente os sintomas psiquiátricos, no tipo de relação que existe entre a chave e a fechadura. Sedativos e tranquilizantes produziam as mesmas alterações mentais gerais em todos, quer a pessoa sofresse ou não de doença mental, ao passo que os antipsicóticos, os antidepressivos e os estabilizadores de humor reduziam os sintomas da doença sem afetar muito as pessoas saudáveis. Melhor ainda: as novas drogas não causavam adição nem produziam euforia como os barbituratos e os opiáceos. Com isso, elas não eram particularmente atraentes para os "angustiados saudáveis" nem tornavam dependentes delas aqueles que sofriam de doença mental.

Infelizmente, pelo fato de essas novas classes de drogas não causarem dependência significava, os pacientes não se sentiam obrigados a continuar o tratamento quando os sintomas diminuíam, especialmente porque a clorpromazina, a imipramina e o lítio apresentavam efeitos colaterais desagradáveis, particularmente quando a dosagem não era regulada com cuidado. Contudo, para a maioria dos pacientes (e suas famílias) os efeitos colaterais dos psicofármacos superavam em muito o alívio quase milagroso dos sintomas crônicos e angustiantes.

Tive uma experiência direta dos efeitos únicos de cada classe de psicofármacos. Durante o curso de farmacologia da faculdade de medicina, o professor indicava uma série de medicamentos que deveríamos ingerir durante o semestre, uma dose por semana. Toda sexta-feira recebíamos uma xícara pequena de um líquido para beber. Nossa tarefa era descrever os efeitos que sentíamos na hora seguinte e, em seguida, adivinhar que droga era aquela. Embora soubéssemos quais eram as opções possíveis – entre elas, álcool, anfetamina, o sedativo Seconal, Valium, Thorazine, o antidepressivo Tofranil, além de um placebo –, a identidade de cada droga só era revelada depois de completada a série inteira. Fiquei chocado com o resultado. Errei todos os palpites, com exceção do Thorazine – a droga antipsicótica tinha provocado cansaço e lentidão mentais, de modo que raciocinar exigia um esforço penoso e eu me sentia indiferente a tudo que me rodeava. Mais tarde, durante o período de residência, fiz uma experiência com lítio, mas a única coisa que senti foi o aumento da sede e a necessidade paradoxal de urinar.

A eficácia impressionante das drogas psiquiátricas começou a transformar a natureza fundamental da psiquiatria – e a melhorar seu *status* profissional. A ovelha negra da medicina podia se juntar de novo ao rebanho porque finalmente ela *tinha* remédio. Em mensagem ao Congresso em 1963, o presidente Kennedy reconheceu que o cenário da doença mental havia mudado: "As novas drogas obtidas e desenvolvidas nos anos recentes permitem que a maioria das pessoas com doenças mentais possa ser tratada com sucesso e rapidez em sua própria comunidade, voltando a ocupar um lugar útil na sociedade. Essas importantes conquistas tornaram obsoleto o confinamento prolongado ou permanente em hospitais de saúde mental imensos e inadequados."

Não é preciso dizer que a transformação da psiquiatria também transformou o psiquiatra.

Os pioneiros da psicofarmacologia

Em diferentes momentos do meu período de graduação na Universidade Miami, em Oxford, Ohio, eu me imaginava cirurgião, obstetra, cardiologista, radiologista, neurologista e, às vezes, psiquiatra. Os textos de Sigmund Freud me apresentaram pela primeira vez à medicina da mente e à possibilidade de sondar o órgão mais atraente do corpo humano por meio de uma análise cuidadosa. Porém, um tipo bem diferente de encontro me apresentou à possibilidade de compreender o cérebro por meio da biologia, da química e do circuito neural. Enquanto trabalhava neste livro, descobri que Bob Spitzer e eu compartilhamos uma experiência em nosso desenvolvimento profissional: o uso de LSD na juventude.

Embora ingerir drogas que expandem a mente fosse uma espécie de rito de passagem para quem estava entrando na idade adulta nos anos 1960, desconfio de que minha abordagem do ácido foi meio atípica. Em 1968, quando estava no último ano do colegial (atual ensino médio) – o mesmo ano em que os Beatles lançaram o filme psicodélico *Submarino amarelo* e um ano antes do Festival de Woodstock que aconteceu em Betel, Nova York –, resolvi experimentar drogas psicodélicas. Não fui correndo me juntar ao último "happening" *hippie*. Cauteloso por natureza, analisei sistematicamente as drogas recreativas de uso popular – maconha, estimulantes, barbitúricos, alucinógenos – e pesei os prós e os contras de cada uma, como as pessoas fazem quando vão comprar um carro novo. Decidi que meu objetivo (talvez ambicioso demais) era expandir a compreensão do mundo e esclarecer o mistério que era eu mesmo. Depois de ler vários livros de contracultura que contavam em detalhes as frenéticas viagens de expansão da mente provocadas pelos alucinógenos, como *As variedades da experiência religiosa*, *As portas da percepção* e *Os ensina-*

mentos de Don Juan, pensei que finalmente tinha encontrado a droga que estava buscando – a rainha das drogas psicodélicas, a dietilamida do ácido lisérgico.

Decidi viajar com minha namorada Nancy, e, como era de esperar, planejei antes cuidadosamente cada detalhe da grande aventura. O LSD vinha em quadrados de papel absorvente chamados "cartelas de ácido". Em uma tarde quente de primavera, depois de engolir dois quadradinhos (cerca de 100 microgramas), Nancy e eu fomos para o *campus*. Passados quinze minutos, senti um formigamento que começava no abdome e depois se espalhava pelo corpo todo. Minha percepção visual, auditiva e tátil logo começou a oscilar e a ficar mais intensa. A grama e as árvores pareciam mais brilhantes, irradiando formas caleidoscópicas oscilantes que entravam e saíam de foco. O ruído ambiente do campo que estávamos atravessando nos envolvia com encantadores arpejos sonoros.

Finalmente, como parte do itinerário planejado por mim, entramos em uma igreja próxima do *campus* e sentamos juntos em um banco. Fiquei admirado com o vitral deslumbrante e a beleza estonteante do altar. Até aquele momento, os efeitos do LSD tinham sido sobretudo perceptivos. Começou, então, uma experiência muito mais intensa e complexa – na verdade, eu sempre me lembro dessa parte da viagem quando estou lidando com pacientes psicóticos. Enquanto fitava os adereços religiosos da igreja, fui tomado por uma consciência espiritual avassaladora, como se Deus estivesse comunicando Seu secreto e divino propósito para mim. Uma enxurrada de *insights* tomou conta da minha consciência, parecendo tocar minha alma e me deixando emocionado com sua profundidade. E em meio àquele devaneio revelador uma voz desencarnada sussurrou: "E ninguém jamais saberá", o que parecia indicar, para mim, que era ali que se encontravam as *verdades autênticas*, naqueles interstícios secretos da consciência que a maioria dos seres humanos nunca acessava – ou, se o fazia, era incapaz de reter na memória aqueles encontros preciosos. Olhei para Nancy, imaginando que ela estivesse mergulhada na mesma experiência transcendente que eu. "Precisamos começar a frequentar esta igreja para manter essa ligação espiritual!", exclamei. Ela olhou para mim irritada e gritou: "Mas você é judeu!"

Percebemos mais tarde que nossas experiências individuais eram completamente independentes e absurdamente distintas. Enquanto minha mente voava pelos reinos metafísicos da sabedoria celeste, ela passou a maior parte da viagem refletindo sobre a relação com o pai, um *wasp** episcopal cujos ancestrais haviam chegado no *Mayflower*, remoendo temerosa o que ele diria por ela namorar um judeu.

Mas o momento mais ridículo foi quando peguei minhas anotações. Durante a viagem, eu havia tomado nota das descrições das minhas revelações, esperando retomar aquelas pérolas profundas de sabedoria cósmica depois que passasse o efeito da droga. Então, enquanto esquadrinhava os rabiscos confusos, constatei que eles eram tediosamente banais – "o amor é a essência" – ou ridiculamente sem sentido – "folhas são nuvens verdes". Mais tarde, sempre que topava com Szasz, Laing ou outro antipsiquiatra falando sobre a "viagem do esquizofrênico" me lembrava do meu diário de bordo de Reflexões Importantes. Não é porque alguém *acredita* que está tendo um encontro cósmico – seja causado por drogas ou por uma doença mental – que isso é verdade.

No entanto, minha viagem produziu um *insight* duradouro – pelo qual sou grato até hoje. Embora o devaneio alimentado pelo LSD tenha se dissipado com a luz da manhã, fiquei admirado diante do fato de que uma quantidade incrivelmente minúscula de uma substância química – 50 a 100 microgramas, uma fração de um grão de sal – pudesse afetar tão profundamente minhas percepções e minhas emoções. Impressionou-me que, se o LSD conseguia alterar de forma tão radical minha cognição, a química do cérebro deveria ser sensível à manipulação farmacológica de outras maneiras, entre elas, algumas que poderiam ser terapêuticas. Numa época em que Freud ainda dominava a psiquiatria americana, minha experiência psicodélica expôs-me a uma forma alternativa de conceber as patologias mentais que ia além da psicodinâmica – como uma coisa concreta e bioquímica dentro das espirais celulares do cérebro.

Antes da clorpromazina, da imipramina e do lítio, a doença mental grave era quase sempre uma condenação ao sofrimento perpétuo e um

---

* Sigla de "white, anglo-saxon and protestant": branco, anglo-saxão e protestante. [N. do T.]

motivo de vergonha para a família do doente. Para piorar as coisas, as teorias psiquiátricas predominantes culpavam os pais pelo modo como educavam os filhos ou os próprios paciente por "resistir ao tratamento". Mas o sucesso dos psicofármacos questionou frontalmente os princípios básicos da psicanálise. Se a depressão se devia à raiva que o filho sentia do genitor voltada para dentro de si, se a psicose era devida às mães exigentes e confusas, se a mania era devida à presunção infantil não superada, então como o fato de engolir um pequeno comprimido fazia esses sintomas desaparecerem?

A medicação psiquiátrica não apenas questionou tudo que os psicanalistas sempre tinham ensinado a respeito da doença mental – ela ameaçou seu próprio ganha-pão. Os psicanalistas que se dignaram a receitar as novas drogas consideravam que elas deveriam ser usadas como último recurso, somente após a psicoterapia ter tentado e fracassado. Porém, ao lado de outros psiquiatras da minha geração – muitos dos quais também haviam experimentado drogas psicodélicas –, tornei-me receptivo ao novo papel inesperado dos psiquiatras, o de *psicofarmacologistas*, simpáticos receitadores de remédios.

Embora a primeira geração de psicofarmacologistas tenha sido doutrinada na tradição psicanalítica durante sua formação, ela muitas vezes nutria dúvidas a respeito dos dogmas freudianos. Não surpreende que tenham sido os psiquiatras mais jovens que aceitaram mais prontamente as novas drogas psiquiátricas. Começando nos departamentos de psiquiatria nos anos 1960, a pressão para usar os novos medicamentos vinha muitas vezes de residentes que ainda estavam em formação. Os medicamentos começaram a penetrar gradualmente na psiquiatria clínica, tornando-se cada vez mais comuns os médicos que não temiam defender a terapia baseada nas drogas.

O contingente crescente de psicofarmacologistas aumentou o número de psiquiatras biológicos, o maior desde o período áureo de Wilhelm Griesinger. Para os colegas médicos de outras especialidades, os psicofarmacologistas significaram uma lufada de ar fresco; finalmente havia psiquiatras de orientação médica com quem podiam se relacionar e para quem podiam encaminhar, com segurança, os pacientes mentais. Porém, do ponto de vista dos colegas psicanalistas, os psicofarmacologistas dissidentes eram vistos como heréticos; pior, como o resultado deplorável de análises fracassadas, indivíduos incapazes de superar seus próprios conflitos, que faziam com que desafiassem os ensinamentos magistrais de Freud e se apegassem neuroticamente à ilusão de que as substâncias químicas conseguiriam curar os pacientes.

Autoconfiantes e sem papas na língua, os psicofarmacologistas não expressavam simplesmente uma filosofia nova e radical sobre a doença mental; eles se comportavam de maneira proibida. Recusavam-se a assumir a postura circunspecta do analista respeitável, que falava com um tom afetado e onisciente ou ouvia em silêncio com uma postura distante. Em vez disso, envolviam os pacientes em discussões animadas e desafiadoras em que ambos os lados participavam, além de se esforçar para ter uma postura simpática e até mesmo tranquilizadora. Às vezes eles atendiam os pacientes durante 30, 20 ou 15 minutos, em vez dos 45 ou 50 minutos usuais. De vez em quando, para tirar o pulso ou medir a pressão arterial de alguém, examinar efeitos colaterais ou simplesmente cumprimentar um paciente com um aperto de mão, eles chegavam a cometer o pecado capital de tocar no paciente. Entre esses primeiros heréticos/pioneiros estavam Jonatahn Cole, de Harvard, Frank Ayd, da Universidade de Maryland, Sam Gershon, da Universidade de Nova York, Donald Klein, da Columbia, e o apóstata mais notório de todos eles: Nathan Kline.

Talvez mais que qualquer outra, a história da carreira de Kline é um exemplo dos êxitos mais importantes da primeira geração de psicofarmacologistas – e também de suas falhas mais clamorosas. Quando Nathan Kline se formou na Faculdade de Medicina em 1943, a psiquiatria era um deserto científico ressecado pela teoria psicanalítica. Porém, como era intelectualmente inquieto demais para se envolver com o que lhe parecia uma farsa científica, já no início da carreira ele começou a procurar tratamentos farmacêuticos. De início, as únicas substâncias disponíveis para um pretenso psicofarmacologista eram os diversos sedativos e tranquilizantes, que ele examinou conscienciosamente. Decepcionado com a inexistência de drogas eficazes, ele estendeu sua busca a outras esferas da medicina. Intrigado com o uso da planta serpentária (*Rauvolfia serpentina*)

A HISTÓRIA DO TRATAMENTO

como tranquilizante na Índia (é conhecido o uso que Gandhi fazia dela), no início dos anos 1950 ele utilizou seu extrato de forma experimental em esquizofrênicos. Embora os resultados iniciais fossem promissores, foram abruptamente eclipsados pelo surgimento da clorpromazina.

Kline começou então a pesquisar outras substâncias psicoativas novas. Finalmente, em 1959 ele publicou uma série de pesquisas inovadoras sobre a iproniazida, uma droga utilizada no tratamento da tuberculose, que demonstrava sua eficácia como antidepressivo. Suas pesquisas introduziram uma classe inteiramente nova de antidepressivos cuja farmacologia era diferente da imipramina chamados inibidores da monoaminoxidase (dessa vez os cientistas entendiam como a droga funcionava no cérebro). Essa descoberta introduziu Kline nas esferas mais elevadas do universo científico. Suas pesquisas lhe conferiram a distinção ímpar de ser o único cientista a ganhar duas vezes o prestigioso Prêmio Lasker.

À medida que uma profusão de novas drogas psiquiátricas começou a ser aprovada pela FDA no final dos anos 1950, Kline testava ansiosamente cada uma delas em seu consultório de Nova York. Enquanto a maioria dos psiquiatras de Manhattan do período se dedicava a sessões intermináveis de terapia pela fala freudiana, Kline receitava, confiante, as drogas de última geração, muitas vezes em combinações criativas, e reduzia drasticamente a duração, o número e a frequência das sessões de terapia pela fala.

Em 1960, a revista *Life* chamou Kline de "pioneiro das novas terapias para a doença mental baseadas nas drogas". Ele foi elogiado por toda a comunidade médica e eleito para as sociedades científicas mais elitistas. Talvez mais do que qualquer outra pessoa, Nathan Kline também foi responsável pela desinstitucionalização dos pacientes dos hospitais de saúde mental do estado de Nova York: estimulado pelo surpreendente sucesso das pesquisas psicofarmacológicas que estava realizando, ele apresentou ao governador Nelson Rockefeller a proposta de um tratamento da saúde mental comunitário baseado na medicação, uma iniciativa que se encaixava com a apresentação, pelo presidente Kennedy, da Lei de Saúde Mental Comunitária em 1963. Kline era procurado por celebridades e políticos em busca de tratamento, e elogiado frequentemente na imprensa.

Sua ascensão meteórica foi uma prova dos efeitos transformadores que as drogas estavam tendo na psiquiatria e no tratamento da saúde mental, mas também revelou os riscos que acompanhavam a rápida farmaceuticalização da psiquiatria.

Nathan Kline estava no auge da carreira quando o vi pela primeira vez, em 1977, num encontro de psicofarmacologia patrocinado pelo Instituto Nacional de Saúde Mental que teve lugar na Flórida. Eu estava no segundo ano da residência psiquiátrica e tinha sido enviado por meu orientador ao Sonesta Hotel, em Key Biscaine, para apresentar os resultados da nossa pesquisa de uma nova droga antipsicótica.

Os quase trezentos participantes eram uma mistura de pesquisadores acadêmicos e cientistas do Instituto Nacional de Saúde, além de representantes de empresas farmacêuticas. Na noite do primeiro dia, foi oferecido um coquetel de boas-vindas no terraço junto à piscina, com vista para a praia. Ao aproximar-me, fui surpreendido por uma cena inesquecível. De um lado do terraço havia um grupo barulhento de participantes usando shorts, roupa de banho e camiseta. Do outro lado, reclinado numa espreguiçadeira que dava para o mar, estava Nathan Kline, vestindo um impecável terno esportivo branco, que o deixava com uma aparência magnífica, rodeado por um pequeno grupo de pessoas. Ele segurava um drinque tropical em uma das mãos, enquanto apontava os subordinados com a outra, como um monarca concedendo uma audiência aos seus súditos.

Pouco antes da conferência eu tinha lido uma reportagem nos *Archives of General Psychiatry* sobre a pesquisa que Kline estava realizando com uma substância chamada betaendorfina, que ele ministrava a pacientes esquizofrênicos com resultados surpreendentes. Era uma descoberta extraordinária, já que os únicos antipsicóticos conhecidos eram todos variantes químicas da clorpromazina, ao passo que a betaendorfina era um peptídio natural produzido pelo corpo, um tipo de substância completamente diferente. Após ter descoberto uma classe inteiramente nova de antidepressivos (os inibidores da monoaminoxidase), parecia que Kline tinha descoberto agora uma classe inteiramente nova de antipsicóticos.

Aproximei-me nervoso e me apresentei. Fiz várias perguntas sobre a pesquisa, tanto para impressioná-lo com meu conhecimento como para

A HISTÓRIA DO TRATAMENTO

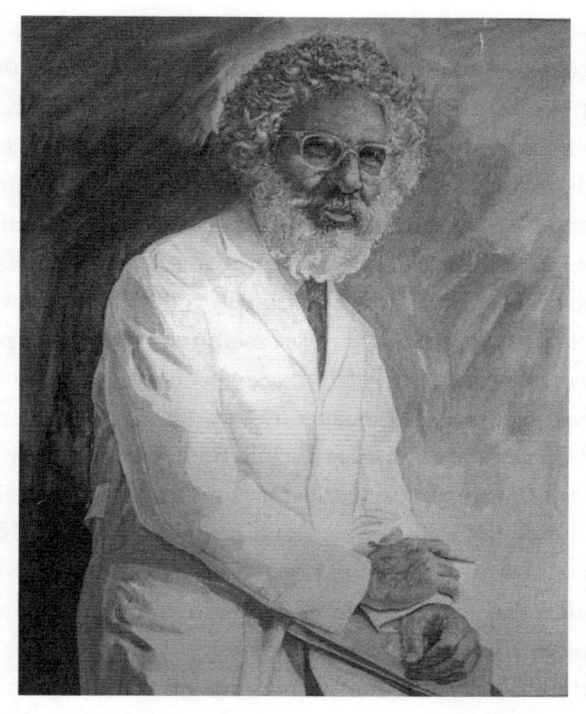

Nathan Kline (1916-83), um pioneiro extravagante da psicofarmacologia (retrato do dr. Kline feito por David Laska, cortesia do dr. Eugene Laska e do Instituto de Pesquisa Psiquiátrica Nathan S. Kline, Orangeburg, NY; fotografia, cortesia de Koon--Sea Hui, mestre e doutor).

conhecê-lo melhor. Num primeiro momento, Kline demonstrou certa desconfiança; porém, depois de perceber que eu era um autêntico admirador, ele se animou e passou a responder com entusiasmo. Concluiu agradecendo-me de forma professoral pelas perguntas.

Só mais tarde fiquei sabendo que, apesar da fama, Kline havia se tornado uma espécie de pária nos círculos científicos. No linguajar de hoje, ele tinha "começado a afundar". Deveria ter ficado evidente para mim na conferência da Flórida que seu comportamento empolado o afastaria dos colegas; porém, como todo jovem residente, eu era ingênuo e impressionável pelas celebridades. Logo eu tomaria conhecimento, em primeira mão, das transgressões que ele cometera do código de conduta médica.

Enquanto prosseguia minha residência no Hospital St. Vincent, em Manhattan, comecei a deparar com aquilo que muitos psiquiatras de Nova York apelidaram de "caso Kline". Pacientes do dr. Kline começaram a lotar o pronto-socorro e a clínica externa, além de serem internados em grande número na unidade psiquiátrica. Todos eram vítimas dos métodos arriscados e por vezes imprudentes dele. Eles sofriam de reações adversas graves provocadas por complexos coquetéis de medicamentos psicotrópicos – ou do efeito de sua retirada abrupta. Enquanto a maioria dos psiquiatras tratava a depressão, o transtorno bipolar, a esquizofrenia ou os transtornos de ansiedade receitando um ou dois medicamentos – talvez três, numa ocasião rara –, o dr. Kline tinha o costume de receitar combinações exageradas de cinco medicamentos ou mais, do tipo mais potente, muitas vezes em doses elevadas. Cheguei a um ponto em que era capaz de adivinhar se alguém era paciente de Kline simplesmente vendo a lista de remédios no prontuário médico. Ninguém mais tinha autoconfiança – ou temeridade – para receitar essas misturas perigosas de coquetéis que alteravam a mente.

No final, não foi a morte de um paciente nem uma onda de processos por tratamento inadequado que motivou a ruína de Kline, embora certamente essa possibilidade existisse. Foi aquela mesma pesquisa que me inspirara a, timidamente, procurar uma entrevista com ele na Flórida. Kline deixara de apresentar o protocolo da pesquisa a um Conselho de Revisão Institucional para aprovação, uma exigência ética e legal quando as pesquisas envolvem seres humanos. E não foi só isso: ele não se dera ao trabalho de obter o consentimento apropriado, com total conhecimento de causa, da parte dos pacientes a quem estava ministrando substâncias psicoativas experimentais. Aparentemente, na ânsia de alcançar mais um sucesso científico (e talvez ganhar um Nobel), Kline se apressara para ser o primeiro pesquisador a publicar sobre uma nova classe de psicofármacos.

Após ter sido investigado pela FDA, ele foi obrigado a assinar em 1982 um decreto federal comprometendo-se solenemente a nunca mais realizar pesquisas com drogas. As drogas psicoativas haviam impulsionado sua carreira – e foram elas que a encerraram de maneira humilhante.

Um ano mais tarde, ele morreu em uma mesa de operação de complicações decorrentes de um aneurisma da aorta.

Apesar dos desmandos de Kline, o advento da psicofarmacologia havia transformado de maneira irreversível, e para melhor, o campo da psiquiatria. Aqueles que sofriam de doença mental grave podiam ter uma expectativa de alívio e de recuperação genuína. Porém, ele também gerou tensões em um campo que lutava para se redefinir. O dilema não passou despercebido pela mídia, que expôs as posições ideológicas irreconciliáveis que estavam surgindo. Em 1955, como resultado da reconfiguração do cenário da doença mental provocado pela clorpromazina, a revista *Time* noticiou: "Os críticos alienados (principalmente psicanalistas) afirmam que os modernos pragmáticos – os hospitais públicos – não estão tendo acesso à 'psicopatologia oculta' do paciente, então não é possível haver cura. Esses médicos querem saber se o paciente se desligou do mundo em razão de um conflito inconsciente relacionado a um desejo incestuoso ou por ter roubado o cofrinho do irmão quando tinha cinco anos de idade. No mundo moderno, é como discutir sobre o número de anjos que existem na ponta de um alfinete."

Antes, porém, que os psicofarmacologistas pudessem inclinar, de uma vez por todas, a balança a seu favor, superando os psicanalistas alienados, ainda era necessária uma última revolução.

Parte III

A psiquiatria renasce

Se existe uma certeza intelectual básica no final do século XX é que a abordagem bioló-gica da psiquiatria – tratar a doença mental como um transtorno da química cerebral influenciado geneticamente – foi um estrondoso sucesso. As teorias freudianas, que domi-naram a história da psiquiatria durante grande parte do século passado, agora estão desaparecendo como as últimas neves de inverno.

– EDWARD SHORTER

Capítulo 7

Fora do deserto:
a revolução do cérebro

Eis aqui um quilo e meio de massa gelatinosa que cabe na palma da sua mão, e pode contemplar a imensidão do espaço interestelar. Ela pode contemplar o significado do infinito, e pode contemplar a si mesma contemplando o significado do infinito.
– Vilayanur Ramachandran

Toda criatura covarde que rasteja na terra ou se esquiva furtivamente pelos mares viscosos tem um cérebro!
– O Mágico de Oz

Se pelo menos eu tivesse um cérebro

Em *O Mágico de Oz*, o Espantalho deseja muito ter um cérebro. Para sua surpresa, o Mágico lhe comunica que ele já tem um, só não sabe disso. Durante a maior parte do século XX, o mesmo poderia ter sido dito acerca da psiquiatria: ela era acéfala. Embora fosse supostamente uma especialidade médica dedicada às anomalias do pensamento e dos sentimentos, a psiquiatria não voltou sua atenção para o *órgão* do pensamento e dos sentimentos até os anos 1980.

Os psiquiatras não eram os únicos a ignorar o cérebro. Lamentavelmente, há muito o nível de interesse naquele recheio rosa-pálido localizado no interior da cabeça tem sido desproporcional à sua importância, especialmente quando comparado ao coração, seu principal rival em termos de precedência anatômica. Quando nos casamos ou nos apaixonamos, damos o *coração* para o outro, nunca o cérebro. Quando alguém nos deixa, ficamos com o *coração partido*, não com o *cérebro partido*. Dizem que as pessoas generosas têm um *grande coração*, um *bom coração*, ou, ainda, um *coração de ouro* – em vez de um *cérebro de ouro*. Mesmo a Bíblia imbui o coração de qualidades psíquicas: "Amarás o Senhor teu Deus de todo o teu coração."

O coração, porém, não passa de uma bomba. Sua única função é contrair e expandir sem parar, dois bilhões de vezes ao longo de uma vida média, espalhando o sangue pelo corpo. O cérebro humano, por outro lado, é um imenso supercomputador cuja complexidade excede a de qualquer outro órgão em vários níveis de grandeza. Começando como um tubo neural incrivelmente minúsculo que se forma três semanas após a concepção, o cérebro cresce a um ritmo espantosamente rápido, transformando-se numa massa enrugada, disforme e pastosa de um quilo e meio – contendo cem bilhões de neurônios que se comunicam através de trinta trilhões de conexões – que, de alguma forma, regula o ritmo cardíaco, a temperatura do corpo e o apetite, enquanto, simultaneamente, nos leva a entoar melodias, esculpir estátuas, codificar *softwares*... e redigir extensos tratados a respeito de si mesmo. Comparar o coração com o cérebro é como comparar uma casa de bonecas com a cidade de Nova York.

Algo que sempre frustrou qualquer pesquisador que quisesse examinar o cérebro é o fato de essa supermáquina enigmática estar encerrada dentro de um recipiente impenetrável: o crânio. Até muito recentemente, a única maneira de *examinar* de fato um cérebro pensante e sensível era utilizando procedimentos extremamente invasivos ou dissecando o cérebro sem vida na autópsia. Não causa muita surpresa que a primeira teoria do cérebro com ares científicos se baseasse num método bastante engenhoso (embora completamente equivocado) para evitar a necessidade de acessá-lo diretamente: a *frenologia*.

Criada pelo médico alemão Franz Joseph Gall em 1809, a frenologia partia da suposição de que diferentes partes do cérebro controlavam funções específicas. Uma área controlava a fome; outra, o desejo sexual; outra, a raiva. Como seria confirmado mais tarde pelos neurocientistas, essa suposição mostrou-se amplamente correta: de fato, funções mentais específicas estão localizadas em regiões específicas do cérebro. Entretanto, as duas outras hipóteses de Gall não foram tão afortunadas. Ele acreditava que, se uma pessoa apresentava uma atividade desproporcional proveniente de uma função mental específica – desejo sexual exagerado, por exemplo –, então (1) a região do cérebro que controlava o desejo sexual aumentaria e (2) a parte do crânio que ficava acima dessa região aumentada do cérebro também aumentaria. Desse modo, Gall afirmou que era possível perceber a verdadeira constituição psicológica de uma pessoa medindo o tamanho relativo das diversas saliências e reentrâncias de sua cabeça. Podemos dizer que a frenologia foi a primeira tentativa primitiva de mapeamento do cérebro.

Após avaliar cuidadosamente as geometrias cranianas de prisioneiros, pacientes de hospitais e lunáticos internados em manicômios, Gall comunicou ter feito "descobertas" sensacionais. As cabeças dos loucos delirantes apresentavam uma depressão na parte de trás do crânio, o que Gall interpretou como a demonstração de uma capacidade de autocontrole reduzida; os ladrões jovens tinham um inchaço logo acima das orelhas. Todas essas pretensas correlações entre as geometrias cranianas e o comportamento mostraram-se totalmente sem fundamento. Hoje sabemos que não existe nenhuma relação entre a personalidade do indivíduo e o formato de sua cabeça.

Incapaz de oferecer qualquer previsão útil sobre o comportamento humano, a frenologia tinha caído completamente em descrédito por volta de meados do século XIX, mais ou menos na mesma época em que Wilhelm Griesinger declarou que as doenças mentais eram "doenças dos nervos e do cérebro".

Um século mais tarde, no final dos anos 1940 e 1950, começou a surgir na psiquiatria americana o primeiro grupo de psiquiatras centrados no cérebro. Embora em número muito menor que os freudianos, os membros de organizações como a Sociedade de Psiquiatria Biológica ressuscitaram as pesquisas centradas no cérebro realizadas por seus ancestrais alemães. Mas eles não se limitaram a examinar cadáveres: também foram atrás de indícios nos fluidos corporais de pacientes vivos – o sangue, o fluido cefalorraquidiano e a urina. A nova geração de psiquiatras biológicos acreditava que em algum lugar dessa sopa orgânica encontraria seu Santo Graal: um indicador biológico da doença mental.

Do mesmo modo que John Cade acreditava que a mania era produzida por uma toxina metabólica, os psiquiatras biológicos levantaram a hipótese de que a doença mental pudesse ser causada por uma substância orgânica patogênica produzida de maneira atípica pelo corpo – uma substância que pode ser detectada por meio de testes de laboratório. Essa hipótese inspirou-se em um transtorno metabólico conhecido como fenilcetonúria (PKU), doença provocada por uma mutação genética que impede que o fígado metabolize a fenilalanina, um aminoácido natural. O metabolismo deficiente dos indivíduos com PKU causa o acúmulo de uma substância conhecida como *ácido pirúvico*. O excesso dele interfere no desenvolvimento do cérebro, provocando incapacidade intelectual e problemas de comportamento. Desse modo, o ácido pirúvico serve de indicador da PKU: se o médico detecta essa substância no sangue ou na urina do paciente, isso indica que ele provavelmente tem o transtorno, já que as pessoas não afetadas apresentam níveis extremamente baixos dela.

Em meados dos anos 1960, psiquiatras biológicos começaram a buscar um indicador biológico, comparando a urina de pessoas com doenças mentais com a de indivíduos saudáveis por meio de uma nova técnica chamada cromatografia, que utiliza um papel quimicamente sensível que muda de cor de acordo com a substância com a qual entra em contato. Se colocarmos uma gota de urina de uma pessoa saudável em uma tira de papel e uma gota de urina de uma pessoa doente em outra tira, e depois compararmos as cores de cada uma, poderemos identificar as diferenças de tipos e quantidades dos componentes químicos da urina – e essas diferenças podem refletir os subprodutos bioquímicos da doença.

Em 1968, as tentativas dos psiquiatras biológicos com a cromatografia foram recompensadas com uma descoberta sensacional. Pesquisadores da Universidade da Califórnia, em São Francisco, descobriram que a urina dos pacientes esquizofrênicos produzia uma cor que não aparecia na urina dos indivíduos saudáveis – uma "mancha lilás". O entusiasmo entre os psiquiatras biológicos só fez aumentar quando outro grupo de pesquisadores descobriu a existência de uma "mancha cor-de-rosa" diferente na urina dos esquizofrênicos. Muitos acreditaram que a psiquiatria estava prestes a adentrar uma nova era, na qual os psiquiatras poderiam perceber claramente o arco inteiro das doenças mentais simplesmente pedindo que o paciente fizesse xixi num pedaço de papel.

Infelizmente, o otimismo não durou muito. Quando outros cientistas tentaram reproduzir aquelas descobertas extraordinárias, chegaram a uma explicação mais banal para as manchas lilás e cor-de-rosa. Os supostos indicadores biológicos não eram subprodutos da esquizofrenia, e sim subprodutos de drogas antipsicóticas e cafeína. Os pacientes esquizofrênicos que participaram das pesquisas cromatográficas estavam sendo tratados com medicamentos antipsicóticos (o que era bastante razoável) e, como não tivessem muito o que fazer, os pacientes com doenças mentais tendiam a beber uma grande quantidade de café e de chá. Em outras palavras, os testes de urina detectaram esquizofrenia identificando indivíduos que tomavam drogas contra a esquizofrenia e consumiam bebidas que continham cafeína.

Embora a busca de indicadores biológicos nos anos 1960 e 1970 não tenha conseguido, no final das contas, produzir qualquer coisa que fosse benéfica, ela ao menos foi guiada por hipóteses que pressupunham que a origem da doença mental estava na disfunção biológica, e não em conflitos sexuais ou na "mãe-geladeira". Finalmente, os psiquiatras biológicos ampliaram sua busca pelo Santo Graal do diagnóstico para além dos fluidos corporais, voltando-se para os componentes do próprio cérebro. Porém, como o órgão estivesse encerrado dentro de uma caixa óssea impenetrável e revestido de camadas de membranas – não se podendo estudá-lo sem correr o risco de danificá-lo –, que esperança tinham eles de perscrutar a dinâmica misteriosa do cérebro vivo?

O acesso à mente está liberado

Como se aprendera muito pouco a respeito das doenças mentais examinando visualmente cérebros de cadáveres nos séculos XIX e XX, os psiquiatras desconfiaram que qualquer marca neural relacionada a transtornos mentais deveria ser muito mais sutil que as anomalias imediatamente identificáveis resultantes de batidas, demências relacionadas à idade, tumores e ferimentos traumáticos do cérebro. Era preciso encontrar uma forma de examinar o interior da cabeça para ver a estrutura, a composição e o funcionamento normais do cérebro.

A invenção dos raios X por Wilhelm Roentgen em 1895 pareceu representar, à primeira vista, a invenção tecnológica longamente esperada. Os raios X ajudavam a diagnosticar câncer, pneumonia e fratura de ossos... mas quando foram feitas as primeiras radiografias da cabeça, tudo o que elas revelaram foram os contornos imprecisos do crânio e do cérebro. Os raios de Roentgen eram capazes de detectar fraturas no crânio, penetrar nos ferimentos do cérebro ou nos grandes tumores cerebrais; porém, para os psiquiatras de orientação biológica sua utilidade não ia muito além disso.

Se os psiquiatras quisessem ter alguma esperança de detectar a evidência física da doença mental no cérebro vivo, precisariam de uma tecnologia de imagem que revelasse a delicada arquitetura do cérebro em detalhes visíveis, ou, o que seria ainda melhor, mostrasse sua atividade real. Nos anos 1960, isso parecia um sonho impossível. Quando a descoberta fundamental finalmente aconteceu, o financiamento que a tornou possível veio do lugar mais surpreendente: os Beatles.

No início dos anos 1970, embora a EMI fosse principalmente uma empresa de discos, na verdade ela possuía uma divisão de produtos eletrônicos, o que se refletia em seu nome por extenso: Electric and Musical Industries [Indústrias Elétricas e Musicais]. A sua divisão de música vinha tendo lucros enormes com o sucesso estrondoso dos Beatles, a banda mais popular do mundo. Com o caixa cheio, a EMI decidiu apostar num projeto extremamente arriscado e caro da sua divisão de produtos eletrônicos. Os engenheiros da empresa tentaram combinar raios X tomados de diversos ângulos para criar imagens tridimensionais dos objetos. Superando obstáculos técnicos com o uso dos lucros de "I Want to Hold Your Hand" e "With a Little Help from My Friends", eles inventaram uma tecnologia radiográfica que obtinha imagens do corpo muito mais abrangentes e detalhadas que qualquer imagem produzida pela medicina. Melhor ainda: o procedimento utilizado não era invasivo nem provocava desconforto físico no paciente. A nova tecnologia da EMI ficou conhecida como *tomografia axial computadorizada* – também conhecida como exame de TC.

O primeiro trabalho científico sobre doença mental a empregar o exame de TC foi publicado em 1976 pelo psiquiatra britânico Eve Johnstone. Ele continha uma descoberta espantosa: a primeiríssima anomalia física do cérebro relacionada a uma das três doenças mentais mais importantes. Johnstone descobriu que o cérebro dos pacientes esquizofrênicos apresentava ventrículos laterais aumentados; estes ventrículos eram duas cavidades localizadas bem no interior do cérebro que continham o fluido cerebroespinhal que o alimenta e purifica. Os psiquiatras ficaram estupefatos. Como já se soubesse que o alargamento ventricular ocorria em doenças neurodegenerativas como o Alzheimer – quando as estruturas cerebrais ao redor dos ventrículos começam a degenerar –, eles deduziram que o alargamento ventricular no cérebro dos esquizofrênicos se devia a uma atrofia decorrente de um processo de degeneração desconhecido. Essa descoberta sem precedentes foi imediatamente reproduzida no NIMH pelo psiquiatra americano Daniel Weinberger.

Antes que as ondas de choque provocadas pelos primeiros exames de TC psiquiátricos tivessem começado a diminuir, surgiu outra prodigiosa imagem do cérebro que se adaptava ainda melhor ao estudo dos transtornos mentais: a imagem por ressonância magnética (IRM). Ela utilizava uma nova tecnologia revolucionária que encerrava a pessoa dentro de um ímã poderoso e media as ondas de rádio emitidas pelas moléculas orgânicas do corpo quando eram estimuladas pelo campo magnético. Em 1981, foi utilizada para descrever o cérebro pela primeira vez.

Se, por um lado, o exame de TC permitiu que os pesquisadores psiquiátricos espiassem por um buraco de fechadura as anomalias do cérebro, a IRM escancarou a porta. Sua tecnologia conseguiu produzir imagens tridimensionais surpreendentes do cérebro, de uma nitidez sem precedentes. A IRM podia até ser ajustada para mostrar tipos diferentes de tecidos, entre eles, a matéria cinzenta, a matéria branca e o fluido cerebral; podia identificar conteúdo gorduroso e conteúdo aquoso; e podia até medir o fluxo do sangue no interior do cérebro. E o melhor de tudo: a IRM era totalmente inofensiva – diferente dos exames de TC, que uti-

Atividade normal — Paciente esquizofrênico

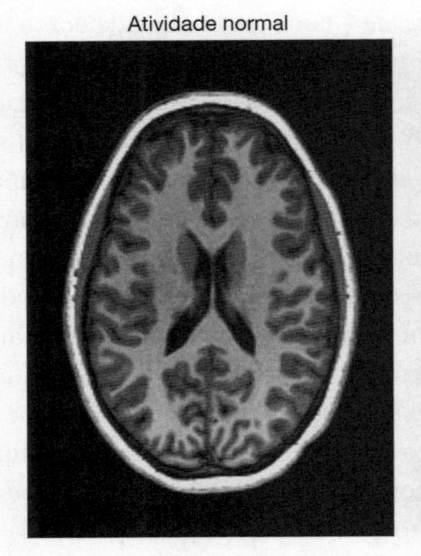

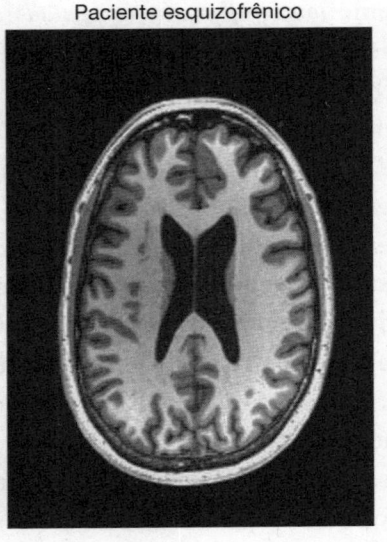

IRM em visão axial (olhando para baixo através do topo da cabeça) de um paciente esquizofrênico, à direita, e de um voluntário saudável, à esquerda. Os ventrículos laterais são a estrutura escura em forma de borboleta no meio do cérebro (cortesia do dr. Daniel R. Weiberger, Instituto Nacional de Saúde Mental).

lizavam radiação ionizada, que com o passar do tempo podia se acumular e apresentar um risco à saúde.

No final dos anos 1980, a IRM tinha substituído os exames de TC como o principal instrumento de pesquisa psiquiátrica. Outras aplicações da tecnologia da IRM também foram desenvolvidas nos anos 1980, entre elas, a espectroscopia por ressonância magnética (ERM, que mede a composição química do tecido cerebral), a imagem por ressonância magnética funcional (IRMf, que mede a atividade cerebral, e não a estrutura) e a imagem por tensor de difusão (DTI, na sigla em inglês, que mede longos tratos que transportam os sinais entre os neurônios).

O *boom* de imagens do cérebro dos anos 1980 não ficou restrito às tecnologias magnéticas. A década também assistiu ao requinte da tomografia por emissão de pósitrons (PET, na sigla em inglês), uma tecnologia capaz de medir a composição química e o metabolismo do cérebro. Embora a PET apresente apenas uma imagem nebulosa da *estrutura* do cérebro – em comparação com a excelente resolução espacial proporcionada pela IRM –, ela mede a *atividade* química e metabólica com um detalhamento quantitativo. Talvez antevendo o uso do PET-scan pelos psiquiatras, James Robertson, o próprio engenheiro que realizou os primeiros PET-scans no Laboratório Nacional de Brookhaven, apelidou o aparelho de "psiquiatra".

Como resultado das novas e magníficas tecnologias de imagem, no final do século XX os psiquiatras podiam, finalmente, examinar o cérebro de uma pessoa viva em todo o seu magnífico esplendor: conseguiam ver as estruturas do cérebro com uma resolução espacial de menos de um milímetro, observar a atividade cerebral com uma resolução temporal de menos de um milésimo de segundo e até identificar a composição química das estruturas cerebrais – tudo isso sem qualquer perigo ou desconforto para o paciente.

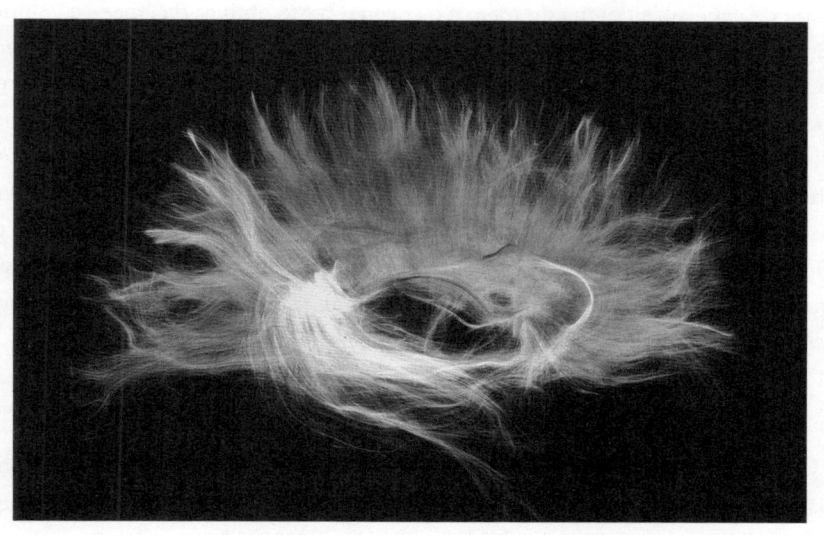

Imagem por tensor de difusão do cérebro apresentada no plano sagital (cabeça vista de perfil, com a frente do lado direito da imagem e a parte de trás do lado esquerdo). As fibras de matéria branca que unem os neurônios no cérebro, formando circuitos, aparecem afastadas da matriz da matéria cinzenta, do fluido cerebroespinhal e das artérias sanguíneas (Shenton et al., *Brain Imaging and Behavior*, 2012; v. 6, n. 2; imagem de Inga Koerte e Marc Muehlmann).

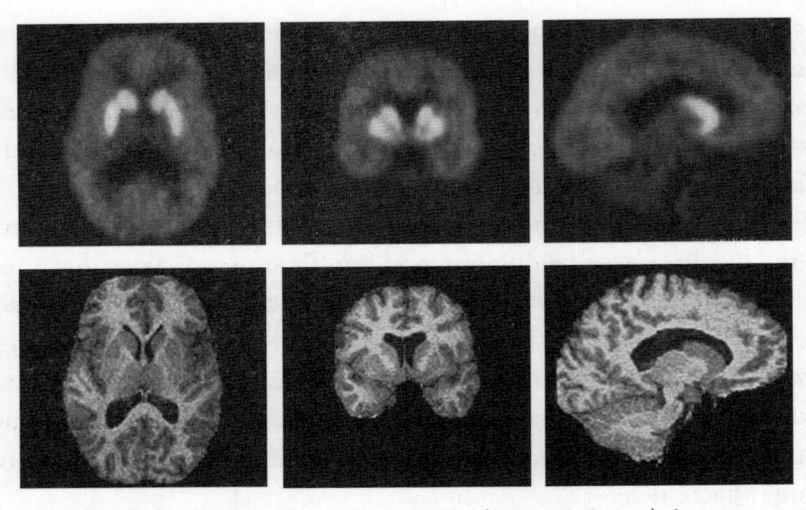

Imagens de PET-scan (fileira de cima) e de IRM (fileira de baixo) de pacientes apresentadas em três planos de visão. A coluna da esquerda é o plano axial (visto através do topo da cabeça), a coluna do meio é o coronal (visto através da face) e a coluna da direita é o plano sagital (visto através do lado da cabeça). O PET-scan é um elemento radiativo (com corante biológico) que adere aos receptores de dopamina do cérebro – que estão concentrados nas estruturas brilhantes (gânglios basais) do interior do cérebro – e, de forma mais difusa, do córtex cerebral adjacente. A IRM, que mostra a estrutura do cérebro, ressaltando a matéria cinzenta, a matéria branca e os ventrículos e o espaço subaracnóideo que contém o fluido cerebroespinhal (preto), é utilizada em conjunto com o PET-scan para determinar os locais anatômicos em que o elemento radiativo aderiu (Abi-Dargham A. et al., *Journal of Cerebral Blood Flow & Metabolism*, 2000, 20:225-43. Reprodução autorizada).

O antigo sonho da psiquiatria estava começando a se tornar realidade: após examinar centenas de milhares de pessoas com praticamente todas as doenças mentais que constam do *DSM*, os pesquisadores começaram a identificar diversas anomalias cerebrais associadas à doença mental. Exames de IRM revelaram que o hipocampo do cérebro dos pacientes esquizofrênicos é menor que o dos cérebros saudáveis; pesquisas com IRM funcionais mostraram a diminuição do metabolismo nos circuitos do córtex frontal durante a resolução de problemas; e pesquisas com IRM descobriram níveis superiores do neurotransmissor glutamato no hipocampo e no córtex frontal. Além disso, pesquisas com PET demonstraram que o circuito neural responsável pela concentração (a via mesolímbica) libera quantidades excessivas de dopamina nos cérebros esquizofrênicos, distorcendo a percepção que o doente tem do ambiente. Também aprendemos que os cérebros esquizofrênicos apresentam uma diminuição progressiva da quantidade de matéria cinzenta no córtex cerebral durante a evolução da doença, o que se reflete na redução do número de sinapses neurais. (A matéria cinzenta é o tecido do cérebro que contém a estrutura orgânica dos neurônios, além de suas sinapses. A matéria branca, por sua vez, é composta de axônios, ou arames, que ligam os neurônios entre si.) Em outras palavras, se os esquizofrênicos não forem tratados, seus cérebros ficam cada vez menores.

Também ocorreram revelações semelhantes relacionadas aos neurônios acerca de outros transtornos mentais. Em 1997, Helen Mayberg, uma neurologista da Universidade Emory, utilizou PET-scans para examinar o cérebro de pacientes depressivos e fez uma descoberta surpreendente: o giro cingulado subgenual deles, uma pequena estrutura escondida na parte frontal do cérebro, era hiperativo. E isso não foi tudo: quando os pacientes foram tratados com medicação antidepressiva, a atividade exagerada do giro cingulado subgenual reduziu-se ao nível das pessoas saudáveis. A descoberta de Mayberg levou diretamente a um novo tipo de terapia para as pessoas que sofriam de depressão muito grave e que não respondiam à medicação: a *estimulação cerebral profunda*, durante a qual os eletrodos são implantados diretamente no cérebro do paciente, na região do giro cingulado subgenual, para diminuir a destruição de neurônios, que provoca a hiperatividade.

Pesquisas com imagens também revelaram alguns detalhes muito interessantes com relação ao suicídio. A grande maioria dos indivíduos que comete suicídio sofre de uma doença mental, sendo que a mais comum é a depressão. No entanto, nem todos que sofrem dessa doença cometem suicídio. Isso levou os pesquisadores a perguntar se existiria alguma diferença no cérebro dos indivíduos depressivos que resolvem *mesmo* tirar a própria vida. Estudos posteriores revelaram que seu cérebro apresenta o crescimento de um tipo particular de receptor de serotonina (5-HT1A), localizado numa região da base do cérebro conhecida como núcleo dorsal da rafe. O crescimento dos receptores de serotonina desse núcleo foi identificado inicialmente nos cérebros mortos de indivíduos que tinham cometido suicídio, sendo depois confirmado em pacientes depressivos vivos por meio de PET-scan.

Estudos com PET e IRMf também demonstraram que pacientes com transtorno de ansiedade têm uma amígdala superativa no cérebro. Localizada na superfície interna do lobo temporal, a amígdala é uma pequena estrutura em forma de amêndoa que desempenha papel decisivo na reação emocional aos acontecimentos. Pesquisas demonstraram que quando se apresentam imagens que provocam reações emocionais a um indivíduo com transtorno de ansiedade, sua amígdala tende a produzir uma resposta desproporcional em comparação com o cérebro das pessoas normais. (Mais informações sobre o papel fundamental da amígdala nas doenças mentais no próximo capítulo.)

O cérebro dos bebês que sofrem de autismo apresenta assinaturas estruturais inconfundíveis que surgem durante os primeiros vinte e quatro meses de vida, à medida que a doença se instala. A matéria branca se desenvolve de maneira diferente no cérebro do autista – uma anomalia já detectável aos seis meses –, o que parece indicar que nas crianças autistas as conexões entre determinadas células do cérebro não conseguem se firmar da maneira correta. Além disso, o córtex cerebral dos bebês autistas se dilata de forma exagerada no segundo ano de vida, possivelmente devido à falha do mecanismo que regula a proliferação das conexões sinápticas.

Às vezes, porém, para compreender o cérebro é preciso mais do que simplesmente olhar imagens – é preciso conduzir experiência concretas na realidade áspera e delicada dos circuitos neurais, das células e das moléculas. Dos anos 1900 aos anos 1970, um número muito pequeno de psiquiatras dedicou algum esforço na tentativa de compreender as operações fisiológicas do cérebro diretamente em seres humanos ou utilizando animais, como foi feito em outras especialidades médicas. Afinal de contas, durante esse longo período de estagnação a maioria dos psiquiatras acreditava que a doença mental era, basicamente, um problema psicodinâmico ou social. Houve, porém, um único psicanalista americano que decidiu que o caminho para compreender a mente passava pelos sulcos do cérebro.

O outro psiquiatra de Viena

Eric Kandel nasceu em 1929 em Viena, Áustria, não muito distante da casa de Sigmund Freud, então com 79 anos de idade. Em 1939, por causa do *Anschluss*, a família de Kandel fugiu para o Brooklyn, em Nova York, enquanto a família de Freud fugiu para Londres. Kandel foi profundamente influenciado pelas experiências de infância, vendo uma vizinhança amistosa se transformar numa horda de racistas detestáveis. Por essa razão, ele entrou na Universidade de Harvard com a intenção de estudar a história e a literatura europeias para compreender as forças sociais que tinham produzido uma transformação tão perniciosa em seus compatriotas.

Enquanto estava em Harvard, ele começou a sair com uma jovem chamada Anna Kris. Certo dia ela o apresentou a seus pais, Ernst e Marianne Kris, psicanalistas famosos que tinham integrado o círculo íntimo de Freud em Viena antes de emigrarem para os Estados Unidos. Quando Ernst perguntou ao jovem Kandel quais eram seus objetivos acadêmicos, ele respondeu que estava estudando história para entender o antissemitismo. Ernst balançou a cabeça e disse que se ele queria entender a natureza humana não deveria estudar história, deveria estudar psicanálise.

Por orientação do pai da namorada, Kandel leu Freud pela primeira vez. Foi uma revelação. Embora acabasse perdendo contato com Anna, a influências do pai dela permaneceram. Cerca de quarenta anos mais tarde, no discurso feito por ocasião do recebimento do Prêmio Nobel, ele recordou: "Fui convertido à visão de que a psicanálise oferecia uma nova e fascinante abordagem – talvez a única abordagem – de compreensão da mente, inclusive a natureza irracional da motivação e a memória consciente e inconsciente."

Em 1952, após concluir a graduação em Harvard, Kendel entrou na Faculdade de Medicina da Universidade de Nova York, com a intenção de se tornar psicanalista. No último ano, porém, tomou uma decisão que o afastou da maioria dos aspirantes à psiquiatra: decidiu que, se queria compreender de fato a teoria freudiana, precisava estudar o cérebro. Infelizmente, ninguém do corpo docente da Universidade de Nova York fazia isso. No entanto, durante um período opcional de seis meses, quando a maioria dos estudantes de medicina fazia plantão nos serviços clínicos, Kandel aventurou-se na parte alta da cidade, dirigindo-se ao laboratório de Harry Grundfest, um talentoso neurobiólogo da Universidade Columbia.

Kandel perguntou a Grundfest se poderia trabalhar como assistente de pesquisa no laboratório. Grundfest perguntou o que ele estava interessado em estudar. Kandel respondeu: "Quero descobrir onde ficam o ego, o id e o superego." De início, Grundfest mal pôde conter o riso; em seguida, porém, deu ao jovem e ambicioso estudante de medicina um conselho sensato: "Se você quer entender o cérebro, então vai ter de estudar um nervo e uma célula do cérebro de cada vez."

Kandel passou os seis meses seguintes no laboratório de Grundfest aprendendo a registrar a atividade elétrica de neurônios individuais. Para um aspirante a psiquiatra, tratava-se de uma atividade estranha e questionável – semelhante a um estudante de economia que tentasse entender a teoria aprendendo como se imprime papel-moeda. Porém, à medida que se tornou aos poucos um especialista no uso de microeletrodos e osciloscópios, Kandel passou a acreditar que Grundfest tinha razão: estudar as células nervosas era a maneira mais fácil de entender o comportamento humano.

Quando deixou Columbia, Kandel estava convencido de que os segredos da doença mental estavam escondidos dentro da rede de circuitos neurais. Mesmo assim, ele ainda conservava a crença inabalável de que a psicanálise oferecia a melhor estrutura intelectual para compreendê-los. Em 1960, Kandel começou a residência psiquiátrica no Centro de Saúde Mental de Massachusetts, predominantemente freudiano, onde se submeteu a sua própria análise. Em 1965, havia se tornado, de fato, uma ave rara: um psiquiatra de formação psicanalítica plenamente reconhecido que também tinha uma boa formação nas técnicas de pesquisa neurológica, ou seja, um psiquiatra psicodinâmico e biológico ao mesmo tempo.

Que tipo de carreira seguiria um jovem médico com interesses aparentemente tão contraditórios?

Como os conflitos neuróticos, tão fundamentais para a teoria freudiana da doença mental, eram atribuídos às lembranças de experiências emocionalmente tensas, Kandel decidiu estudar a memória. Se pudesse compreender como as lembranças funcionavam, ele achava que entenderia o mecanismo essencial que estava por trás da formação dos conflitos neuróticos, que eram a base da doença mental. Mas, em vez de investigar as lembranças dos pacientes por meio de associações de palavras, análises de sonhos e terapia pela fala, Kandel assumiu como projeto profissional algo que nenhum psiquiatra jamais tentara antes: a elucidação da base biológica da memória.

A perspectiva estava longe de ser estimulante. Em meados dos anos 1960, não se sabia praticamente nada a respeito dos mecanismos celulares envolvidos com a memória. O campo nascente da neurociência mal podia servir de guia, pois ainda não tinha se consolidado numa disciplina coerente. Nenhuma faculdade de medicina possuía um departamento de neurociência, e a Sociedade de Neurociência – a primeira organização profissional a representar esse campo – só seria fundada em 1969. Se Kandel queria deslindar a misteriosa tapeçaria neural da memória, teria de fazê-lo sozinho.

Kandel partiu da suposição de que a formação da memória devia depender de modificações nas conexões sinápticas entre os neurônios. Porém, ainda não existia nenhuma maneira conhecida de estudar a atividade sináptica nos seres humanos. Ele considerou a possibilidade de investigar a sinapse nos roedores, usados comumente nas pesquisas comportamentais dos anos 1960, mas mesmo o cérebro do rato era sofisticado demais para servir de ponto de partida. Kandel percebeu então que precisava de um organismo muito mais simples, uma criatura cujo cérebro fosse menos complexo que o do rato, mas suficientemente grande para que ele pudesse analisar os processos celulares e as moleculares de seus neurônios. Depois de procurar bastante, ele finalmente encontrou o animal ideal: a lesma-do-mar-da-califórnia, *Aplysia californica*.

Esse molusco marinho possui um sistema nervoso extremamente simples, composto de apenas vinte mil neurônios; em comparação, o cérebro humano possui cem bilhões de neurônios. Ao mesmo tempo, os corpos celulares dos neurônios da lesma-do-mar são bem visíveis, além de extremamente grandes pelos padrões anatômicos: cerca de 1 milímetro, comparado com 0,1 milímetro nos seres humanos. Embora as memórias da lesma-do-mar sejam obviamente muito diferentes das de um ser humano, Kandel esperava que, ao estudar o pequeno invertebrado, pudesse descobrir os mecanismos fisiológicos por meio dos quais se formava a memória de qualquer animal. Seu raciocínio se baseava na teoria evolutiva da conservação: como a memória era, ao mesmo tempo, biologicamente complexa e essencial para a vida, uma vez que os mecanismos celulares básicos dela evoluíram em uma espécie bastante antiga, era provável que os mesmos mecanismos tivessem se conservado nos neurônios de todos os seus descendentes. Em outras palavras, Kandel levantou a hipótese de que os processos celulares de codificação da memória eram os mesmos na lesma-do-mar, na lagartixa, no rato – e no ser humano.

Kandel trabalhou arduamente em seu laboratório na Universidade de Nova York, submetendo as lesmas-do-mar a uma série de meticulosos experimentos condicionados de aprendizagem, mais ou menos do mesmo tipo dos que Ivan Pavlov aplicara outrora aos cachorros, fazendo-os salivar. Kandel estudou reflexos simples, como o retraimento da guelra da lesma-do-mar quando algo tocava seu sifão, e descobriu que esses reflexos podiam ser modificados por meio da experiência. Por exemplo, após tocar delicadamente no sifão da lesma, ele deu um choque elétrico rápido na cauda dela, fazendo com que retraísse sua guelra de maneira muito mais vigorosa. Finalmente, a lesma passou a retrair a guelra vigorosamente mediante um simples toque, o que demonstrou que a criatura sabia que o toque indicava um choque iminente – a lesma *se lembrou* dos choques anteriores.

Após a lesma-do-mar demonstrar uma nova memória, Kandel abriu a criatura e examinou minuciosamente seus neurônios, em busca de quaisquer transformações estruturais ou químicas que pudessem constituir a marca biológica de sua memória. Essa foi, provavelmente, a primeira vez que um psiquiatra utilizou um animal não humano para estudar as funções cerebrais relacionadas às atividades mentais humanas, uma técnica de pesquisa experimental que os cientistas chamam de "modelo animal". Embora já fosse comum, havia muito tempo, o uso de modelos animais em outros campos da medicina, a maioria dos psiquiatras supunha não ser possível emular os estados mentais, aparentemente exclusivos do ser humano, em um animal, especialmente em um invertebrado primitivo.

A maioria dos psiquiatras não deu muita atenção à pesquisa de Kandel, e aqueles que o fizeram a consideraram, no geral, irrelevante para a psiquiatria clínica. O que as lesmas-do-mar podiam ter em comum com uma pessoa fixada na fase oral de personalidade passivo-dependente ou a rigidez do superego do paciente obsessivo-compulsivo? Como o fato de identificar a lembrança que a lesma tem de um sopro em sua guelra podia ajudar os psiquiatras a resolver conflitos inconscientes ou a entender melhor o processo de transferência do paciente para o terapeuta?

Mas Kandel insistiu. Após anos pesquisando os neurônios gigantescos da *Aplysia californica*, ele fez uma descoberta importante. Ele explicou-me assim o que ocorreu: "Comecei a perceber o que acontece quando se produz uma memória de curto prazo e, o que é mais interessante, quando se converte uma memória de curto prazo em uma memória de longo prazo. A memória de curto prazo implica alterações passageiras na ativação das conexões entre as células nervosas. Não existe alteração anatômica. Por outro lado, a memória de longo prazo implica alterações estruturais permanentes, decorrentes do desenvolvimento de novas conexões sinápticas. Finalmente comecei a compreender como o cérebro se modifica por causa da experiência."A descoberta que Kandel fez dos mecanismos biológicos divergentes da memória de curto prazo e da memória de longo prazo continua sendo um dos princípios fundamentais mais importantes da neurociência moderna.

Além da pesquisa inovadora sobre a memória, Kandel também realizou um conjunto impressionante de descobertas que ampliaram nossa compreensão dos transtornos de ansiedade, da esquizofrenia, do vício e do envelhecimento. Por exemplo, o laboratório de Kandel isolou um gene chamado RbAp48, que produz uma proteína relacionada à formação da memória no hipocampo. Kandel descobriu que esse gene se expressa cada vez menos à medida que se envelhece, o que indicaria que os tratamentos que favoreçam ou aumentam a atividade do gene poderiam, possivelmente, reduzir a perda de memória decorrente da idade. Com o aumento da expectativa de vida, o RbAp48 poderia permitir a preservação da memória no período posterior à aposentadoria, cada vez mais longo.

No entanto, a contribuição mais importante de Kandel à psiquiatria talvez não tenha sido nenhuma descoberta no campo da neurobiologia, mas sua influência cumulativa em seus rumos. À medida que uma nova geração de psiquiatras chegou à idade adulta nos anos 1970 e testemunhou os efeitos dos psicofármacos e das novas imagens de cérebros vivos, eles começaram a acreditar que a doença mental não podia ser compreendida unicamente por meio da psicodinâmica. O cérebro acenava como um baú do tesouro fechado aos *insights* e terapias. Mas como revelar os mistérios desse órgão misterioso? O conhecimento psiquiátrico sobre o cérebro era escasso, e havia ainda menos pesquisas sobre seus mecanismos celulares e moleculares. Os poucos pesquisadores dedicados tendiam a se concentrar em funções relativamente controláveis como visão, sensação e movimento. Muito poucos tinham a audácia (ou a insensatez) de tentar resolver as funções mentais que sustentavam o comportamento humano... e entre esses poucos o primeiro foi Eric Kandel.

Antes de Kandel, um número muito pequeno de pesquisadores psiquiátricos utilizava as metodologias empregadas habitualmente em outras áreas da pesquisa biomédica, e aqueles que o faziam tinham de buscar formação nos laboratórios de cientistas fora da psiquiatria, como foi o caso de Kandel. Ele mostrou como as funções do cérebro podiam ser estudadas nos níveis celular e molecular de uma forma que poderia fundamentar nossa compreensão do funcionamento da mente. No final dos anos 1970, Kandel havia se transformado *no* modelo emblemático de neurocientista psiquiátrico, influenciando uma nova geração de jovens pesquisadores psiquiatras a incorporar a ciência do cérebro em suas próprias carreiras.

Os psiquiatras Steven Hyman (ex-diretor do NIMH e ex-vice-reitor de Harvard) e Eric Nestler (catedrático de neurociência da Faculdade de

Medicina Mt. Sinai) foram crias intelectuais de Kandel. Em 1993, eles publicaram uma obra seminal intitulada *The Molecular Foundations of Psychiatry* [Os fundamentos moleculares da psiquiatria], que transformou o modo como os psiquiatras pensavam sobre seu próprio campo. Influenciados pelas três décadas de pesquisas pioneiras realizadas por Kandel, o livro de Hyman e Nestler descrevia como as técnicas básicas de neurociência podiam ser aplicadas ao estudo da doença mental.

Ken Davis (presidente e diretor do Centro Médico Mt. Sinai) foi outro jovem neurocientista psiquiatra influenciado por Kandel. Davis desenvolveu tratamentos baseados na teoria colinérgica da doença de Alzheimer, que contribuiu diretamente para a produção dos medicamentos mais populares contra a doença, entre eles, Aricept e Reminyl. Tom Insel (atual diretor do NIMH) decidiu trocar de área no meio da carreira, passando da psiquiatria clínica para a neurociência básica – uma mudança corajosa à época – em razão das pesquisas visionárias de Kandel.

A geração de neurocientistas psiquiátricos que veio a seguir desbravou ainda mais o misterioso funcionamento do cérebro. Karl Deisseroth, um psiquiatra de Stanford com formação em biologia molecular e biofísica, criou técnicas inovadoras e radicais (optogenética e Clarity*) para elucidar a estrutura e o funcionamento do cérebro que conquistaram amplo reconhecimento. Ele é, sob todos os aspectos, o herdeiro do legado de Kandel – um psiquiatra ligado à clínica que continua a receber pacientes e um neurocientista de padrão internacional, principal candidato a ser o próximo psiquiatra a ganhar o Prêmio Nobel.

A longa e solitária jornada de Kandel em busca da memória acabou fazendo com que ele conquistasse amplo reconhecimento. Em 1983, recebeu o Prêmio Lasker de Pesquisa Médica, e em 1988 foi agraciado com a Medalha Nacional de Ciência. Em 2000 ele recebeu a maior honraria que um pesquisador pode receber, o Prêmio Nobel de Fisiologia e Medicina. Hoje, os jovens psiquiatras consideram a pesquisa do cérebro algo

---

* Sigla em inglês de uma técnica que deixa o tecido cerebral transparente por meio do uso de hidrogéis de acrilamida desenvolvidos a partir do próprio tecido e ligados a ele. [N. do T.]

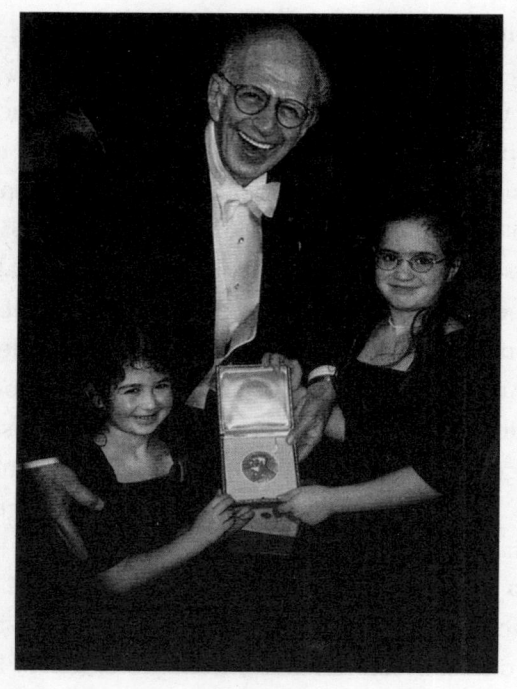

Eric Kandel com as netas na cerimônia do Nobel em Estocolmo, Suécia, em 10 de dezembro de 2000 (fotografia de Tomas Hökfelt, acervo pessoal de Eric Kandel).

corriqueiro. Doutores em medicina – pesquisadores com formação médica e científica – são agora tão comuns na psiquiatria como em qualquer outra disciplina médica. Embora Kandel tenha sido o segundo psiquiatra a receber o Nobel (Julius Wagner-Juaregg recebeu o primeiro pela cura da malária, e Moniz era neurologista), penso que, após sua desbravadora carreira, não teremos de esperar muito pelo terceiro.

A transformação da terapia pela fala

Enquanto as descobertas impressionantes da psicofarmacologia, da neuroimagem e da neurociência fortaleciam a psiquiatria biológica e fomentavam a revolução do cérebro, a ciência da psiquiatria psicodinâmica avançava numa trilha paralela. Os anos 1960 assistiram aos primeiros avanços no que ainda era o principal método de tratamento psiquiátrico: a terapia pela fala.

Desde que Freud havia definido as regras básicas da psicoterapia no início do século XX, a psicanálise reinara soberana no consultório. Ao longo de gerações, o público associou a ida ao psiquiatra a um divã ou uma poltrona confortável em que a pessoa se reclinava e despejava as tolices neuróticas de sua vida numa sessão com uma hora de duração, uma caracterização que Woody Allen reproduziu com frequência em seus primeiros filmes. As regras freudianas para a relação paciente-médico, não passíveis de questionamento, exigiam que o médico permanecesse distante e impessoal; expressões de emoção e simpatia eram proibidas. Até os anos 1990, os psiquiatras ainda eram orientados a ser manter neutros, desviando as perguntas do paciente com suas próprias perguntas. Retratos de família, diplomas e quaisquer outros emblemas eram mantidos fora do consultório psiquiátrico, para conservar a ilusão de uma anonímia impenetrável.

Quando a mudança finalmente alcançou esse modelo rígido de terapia pela fala, ela veio pelas mãos de um psicanalista desiludido. Muitos dos questionamentos mais radicais da psicanálise foram instigados por antigos freudianos: o ex-psicanalista Robert Spitzer eliminou a neurose como um diagnóstico psiquiátrico nos anos 1970; o ex-psicanalista Nathan Kline foi o pioneiro dos tratamentos psicofarmacológicos nos anos 1960; e, em um momento semelhante àquele em que Martinho Lutero pregou as noventa e cinco teses na porta da catedral de Wittenberg, o psicanalista Tim Beck cometeu a heresia profissional de declarar que havia outras formas de realizar a transformação terapêutica: por meio da psicoterapia, não da psicanálise.

Aaron "Tim" Beck nasceu em Rhode Island em 1921, filho de imigrantes judeus russos. Depois de se formar na Faculdade de Medicina da Universidade de Yale, Beck tornou-se psiquiatra e adotou a teoria dominante na época. Em 1958 ele escreveu para um colega: "Cheguei à conclusão de que existe um único sistema conceitual particularmente adequado para as necessidades do estudante de medicina e do futuro médico: a psicanálise."

Beck estava tão convencido de que a teoria psicanalítica representava a forma correta de refletir sobre a doença mental que queria provar aos céticos que as pesquisas científicas poderiam pôr à prova essa teoria. Em 1959 ele decidiu realizar uma experiência destinada a validar a teoria psicanalítica da depressão, conhecida como "hostilidade invertida". Essa teoria sustentava que a pessoa que sofria de depressão tinha raiva de outra pessoa (frequentemente um genitor), mas a redirecionava inconscientemente a si mesma. Imagine, por exemplo, que um parceiro troque você por alguém mais interessante; a hostilidade invertida sugere que, em vez de demonstrar raiva pelo ex, você diz que essa pessoa não fez nada de errado, mas que você sente raiva de si mesmo por tê-la afastado de si, o que se manifestaria na forma de tristeza e perda de energia.

Um dos prognósticos da teoria da hostilidade invertida era que os indivíduos depressivos se sentiam melhor após um fracasso, enquanto se sentiam pior após um sucesso. Essa lógica complicada se baseava na ideia de que, uma vez que o indivíduo depressivo tinha raiva de si próprio (a "hostilidade invertida"), ele não merecia ser bem-sucedido e desejava se punir, sentindo-se, portanto, satisfeito quando o objeto de sua hostilidade (ele próprio) fracassava numa tarefa. Para poder controlar se os participantes eram bem-sucedidos ou fracassavam, Beck montou um tipo de teste com cartas, avaliando a autoestima deles posteriormente. Para seu espanto, os resultados mostraram exatamente o oposto do que esperava: quando os indivíduos depressivos eram bem-sucedidos nas cartas, eles se sentiam muito melhor; quando fracassavam, eles se sentiam pior. "Depois disso, passei a desconfiar de que a teoria estava completamente errada", diz Beck.

Com as viseiras freudianas afrouxadas, ele começou a prestar mais atenção à natureza precisa da percepção dos seus pacientes depressivos. "A teoria psicanalítica insistia que os sonhos dos depressivos deviam conter uma hostilidade exagerada em razão da hostilidade invertida. Porém, quando examinados, os sonhos continham *menos* hostilidade do que os sonhos das pessoas normais", explica Beck. O que ele percebeu foi que os pacientes depressivos enfrentavam fluxos de pensamentos distorcidos que pareciam vir à tona espontaneamente. Esses "pensamentos automáticos", como Beck os rotulou, não tinham nada a ver com raiva; eram, antes, um reflexo de "conceitos absurdos a respeito de si próprios e do mundo no qual eles viviam". Uma mulher de meia-idade atraente e realizada podia se definir, de maneira impiedosa, como uma pessoa incompetente. Beck acreditava que esse negativismo a deixava sempre confusa e melancólica, levando-a finalmente a um estado de depressão. Tratava-se de uma revisão radical do conceito psiquiátrico de depressão – em vez de caracterizá-la como um transtorno de *raiva*, ele a caracterizava como um transtorno *cognitivo*.

Embora a redefinição da natureza da depressão já fosse o tipo de coisa que teria feito com que Freud o excomungasse se ainda estivesse vivo, Beck fez outra descoberta herética em seguida: quando parava de tentar fazer os pacientes compreenderem seus conflitos neuróticos ocultos, utilizando, em vez disso, a terapia pela fala para ajudá-los a *corrigir* seus pensamentos ilógicos e *transformar* suas percepções contraproducentes, eles ficavam mais felizes e mais produtivos. Mais surpreendente ainda: as melhoras psíquicas ocorriam numa velocidade muito maior do que com a psicanálise – em semanas, em vez de meses ou anos.

Perguntei a Beck qual foi sua reação quando percebeu pela primeira vez os resultados rápidos da nova técnica. "Meus pacientes compareciam a dez ou doze sessões e então diziam: 'Excelente! Você me ajudou um bocado; obrigado, estou pronto para lidar com isso sozinho. Tchau!' Como todos encontravam rapidamente a ajuda de que precisavam, minha lista de pacientes caiu a zero. Diante dessa debandada, o diretor do meu departamento disse: 'Você não está sendo bem-sucedido na clínica particular; por que não tenta outra coisa?'"

Em vez de seguir o conselho do diretor, Beck formalizou sua técnica, transformando-a em um método psicoterápico sem precedentes que ajudava os pacientes a se conscientizar de seus pensamentos distorcidos, além de ensinar a combatê-los. Beck chamou o método de terapia cognitivo-comportamental, ou TCC. Esta é uma transcrição resumida de uma conversa (extraída do livro *Cognitive-Behavioral Therapy for Adult Attention Deficit Hyperactivity Disorder* [Terapia cognitivo-comportamental para transtorno de déficit de atenção com hiperatividade em adultos]) entre um terapeuta (T) de TCC contemporâneo e um paciente com TDAH (P) que está com medo de se inscrever num curso fundamental para sua carreira profissional porque teme o que o TDAH vai levá-lo a fazer:

T: O que você acha do curso de RCP?
P: Participei de um curso de RCP no passado, e no final estava com dificuldade de prestar atenção. Minha preocupação é que possa cometer alguns erros, especialmente quando trabalho em grupo.
T: Você consegue descrever seu receio com mais detalhes? Especificamente, o que faz você se sentir assim?
P: Seriam meus colegas de trabalho, gente que estudaria comigo e com quem eu interagiria. Fico preocupado de me atrapalhar na frente deles.
T: E quais seriam as consequências se isso acontecesse?
P: Por minha culpa, teríamos que recomeçar tudo e ser examinados novamente, e eu faria com que a classe inteira ficasse atrasada.
T: Você se lembra de alguma vez na vida em que os temores que você descreveu – cometer erros diante dos outros ou atrasar o grupo – realmente se confirmaram?
P: Não sei. Não tem acontecido muito. Tenho conseguido evitar grandes obstáculos. Em um curso de RCP cometi um engano durante um dos exercícios de equipe. Fiquei cansado e perdi a concentração.
T: Quando percebeu que tinha cometido um engano, o que lhe passou pela cabeça?
P: "O que há de errado comigo? Por que não consigo fazer isso direito?"
T: Ok. Portanto, existe uma situação do passado parecida com aquilo que você está preocupado que possa acontecer em um curso mais longo de RCP. Reconhecer que se cometeu um erro não é um pensamento distorcido. Nesse caso, foi um pensamento correto: você cometeu um erro. No entanto, parece que as conclusões que tirou de que havia algo de errado com você podem estar distorcidas. Qual foi a reação dos seus colegas de equipe quando você teve de refazer a sequência de RCP?

P: Ninguém riu, mas deu para perceber em seus rostos que eles estavam incomodados e irritados comigo.
T: O que no rosto deles mostrou que eles estavam irritados?
P: Uma das mulheres revirou os olhos.
T: Depois do curso, durante quanto tempo você acha que a mulher ficou pensando no seu erro? Você acha que ela chegou em casa e falou para a família: "Vocês não vão acreditar no que aconteceu na aula hoje. Um sujeito cometeu um erro durante a prova final"?
P: (rindo) Não. Provavelmente ela não pensou muito nisso.

Observe-se como o terapeuta escuta cuidadosamente o que o paciente diz e responde imediatamente a cada afirmação. O terapeuta fala muito mais do que o paciente – um pecado mortal para a psicanálise. Embora Freud tenha ensinado que os psiquiatras devem se manter distantes e neutros, o terapeuta desse diálogo mostra-se interessado e simpático, chegando mesmo a inserir algumas pitadas de humor na interação com o paciente. Mas as diferenças entre a TCC de Beck e a psicanálise tradicional são ainda mais profundas. Enquanto a psicanálise tentava revelar impulsos que estão ocultos nas profundezas do inconsciente, Beck estava interessado nos pensamentos que circulavam sem parar na consciência acordada. Enquanto a psicanálise tentava desvendar os motivos históricos que estão por trás dos sentimentos perturbadores, Beck escrutinava a experiência imediata dos sentimentos da pessoa. Enquanto a psicanálise era basicamente pessimista, considerando o conflito neurótico como o preço a pagar por viver no mundo social, Beck mantinha-se otimista, sugerindo que, se as pessoas estivessem dispostas a enfrentar os problemas com energia, elas poderiam eliminar suas tendências neuróticas.

A TCC teve um efeito revigorante e libertador no campo da psiquiatria. Diferente da psicanálise, que impunha restrições à conduta do terapeuta, era indefinida e sem um término previsto, podendo durar anos, a TCC tinha um conjunto definido de orientações para os terapeutas, requeria um número limitado de sessões e estabelecia metas específicas. Os efeitos terapêuticos da TCC logo passaram a ser validados por meio de experiências controladas que comparavam seus efeitos com um placebo

– e com diferentes formas de psicanálise – no tratamento da depressão, tornando-a a primeira "psicoterapia com base em evidências" – uma forma de terapia pela fala cuja eficácia fora comprovada por meio de um teste cego. Desde então, inúmeros estudos validaram a eficácia da TCC no tratamento de muitos transtornos mentais, entre os quais os transtornos de ansiedade, o transtorno obsessivo-compulsivo e o TDAH.

O êxito inesperado da TCC abriu as portas para outros tipos de psicoterapia baseada em evidências, ao demonstrar que era possível tratar os pacientes com maior rapidez e eficácia do que a psicanálise tradicional permitia. Nos anos 1970, dois membros do corpo docente de Yale criaram a "psicoterapia interpessoal", uma forma de terapia pela fala para pacientes depressivos que os estimula a reassumir o controle de seus humores e de suas vidas. No final dos anos 1980, a terapia comportamental dialética – uma forma de psicoterapia extremamente direcionada a pacientes com transtorno de personalidade *borderline* – foi criada por uma psicóloga que sofria do transtorno. Em 1991, dois psicólogos introduziram a entrevista motivacional, uma técnica de psicoterapia para tratar a adição que estimula a motivação.

A aventura de Tim Beck para além dos preceitos rígidos da psicanálise, explorando a verdadeira natureza da depressão neurótica por meio de experiências, permitiu que ele criasse uma forma única de psicoterapia que melhorou a vida de milhões de pacientes. Ao fazê-lo, demonstrou que o rigor científico não era unicamente o campo de ação dos psiquiatras biológicos, mas também podia ser empunhado, com resultados surpreendentes, pelos psiquiatras psicodinâmicos.

Genes demais, genes de menos

Em meados dos anos 1980, a psiquiatria estava usando formas de psicoterapia, psicofármacos e imagens do cérebro mais eficazes. O campo da neurociência ganhava força rapidamente. Um número cada vez maior de psiquiatras aceitava que havia algo de errado no cérebro das pessoas que sofriam de doença mental – especialmente as doenças mentais graves que anteriormente exigiam internação, como esquizofrenia, transtorno bipolar, autismo e depressão. Porém, se havia algo de errado na mente do doente mental, então qual era a origem desse erro? A pessoa tinha nascido assim? Ou aquilo teria se criado no interior da pessoa pelas experiências da vida? A resposta mostrou-se muito diferente do que qualquer um esperava.

A relação entre os genes e a doença mental não interessava aos freudianos (que enfatizavam o papel das experiências de infância) nem aos psiquiatras sociais (que enfatizavam o papel da família e do ambiente cultural). No início dos anos 1960, porém, um cientista médico chamado Seymour Kety resolveu investigar a base genética da doença mental, dando sequência ao trabalho do psiquiatra alemão Franz Kallman. Havia séculos que se sabia que a ocorrência da doença mental tinha uma característica familiar – mas as famílias têm muitas coisas em comum que não são genéticas, como riqueza, religião e modos à mesa, que vêm de um ambiente partilhado ou comum. A primeira pergunta a que Kety procurou responder pareceu suficientemente direta: a esquizofrenia é causada principalmente pelos genes ou pelo ambiente?

Utilizando registros de saúde dinamarqueses, Kety descobriu que a taxa de esquizofrenia da população era de cerca de 1%, enquanto a taxa entre os indivíduos com pelo menos um membro da família com esquizofrenia era de 10%. Seus dados também revelaram que se o pai e a mãe tinham esquizofrenia, então havia 50% de probabilidade de que o filho também desenvolvesse a doença. Igualmente, se a pessoa tinha um gêmeo *idêntico* com esquizofrenia, então também havia 50% de probabilidade de que fosse esquizofrênica; porém, se seu gêmeo *fraterno* tivesse esquizofrenia, a probabilidade de que ela fosse esquizofrênica era de apenas 10%. Desse modo, parecia que, quanto maior o número de genes partilhados com um esquizofrênico, maior a probabilidade de desenvolver o transtorno – embora, evidentemente, essa correlação não fosse exata. Afinal de contas, como os gêmeos idênticos partilham 100% dos genes, se havia um "gene da esquizofrenia" em um deles, ele supostamente deveria estar presente no outro.

Citando esse fato, muitos críticos consideraram que a descoberta de Kety representava uma forte evidência de que a esquizofrenia era principalmente ambiental, afirmando que a incidência maior dela em famílias com ao menos um membro esquizofrênico se devia a um ambiente familiar doentio, e não a qualquer elemento genético. Para decidir a questão da base genética da esquizofrenia, Kety iniciou uma nova pesquisa. Ele identificou indivíduos com esquizofrenia que tinham sido adotados ao nascer e examinou as taxas da doença tanto entre os parentes adotivos como entre os parentes biológicos. Encontrou taxas mais altas de esquizofrenia entre os parentes biológicos, mas não entre as famílias adotivas. Ele também descobriu que crianças nascidas de uma mãe esquizofrênica mas criadas numa família adotiva desenvolviam esquizofrenia na mesma taxa que aquelas que haviam sido criadas pela mãe biológica esquizofrênica. Essas descobertas demonstraram que a esquizofrenia se devia, pelo menos parcialmente, à herança genética, e não unicamente a fatores ambientais como "mães ambivalentes" ou pobreza.

Logo surgiram estudos semelhantes de outros transtornos, revelando que o autismo, a esquizofrenia e o transtorno bipolar apresentavam a taxa mais alta de hereditariedade entre os transtornos mentais, enquanto as fobias, os transtornos alimentares e os de personalidade apresentavam a taxa mais baixa. No entanto, ainda que os estudos epidemiológicos realizados por Kety e por outros pesquisadores parecessem demonstrar que a predisposição às doenças mentais podia ser herdada, as descobertas criaram diversos enigmas genéticos. Um motivo é que mesmo os gêmeos monozigóticos – indivíduos com conjuntos de genes idênticos – nem sempre desenvolvem a mesma doença mental. Para complicar o quadro, havia o fato de que às vezes a esquizofrenia pulava gerações inteiras, ressurgindo somente mais tarde na árvore genealógica. Além disso, às vezes ela aparecia em indivíduos que não tinham nenhum histórico familiar da doença. Isso tudo também se aplicava à depressão e ao transtorno bipolar.

Outro mistério foi o fato de que os indivíduos com esquizofrenia ou autismo apresentavam uma probabilidade menor de ter relacionamentos amorosos, casar e ter filhos, em comparação com as pessoas que não tinham doenças mentais – embora a frequência dessas doenças na população permanecesse relativamente constante ou aumentasse ao longo do tempo. À medida que o papel da genética ganhou importância na pesquisa biomédica nos anos 1980, os psiquiatras se convenceram de que esses padrões estranhos de herança seriam explicados quando os cientistas descobrissem o lendário pote de ouro do arco-íris genético: um gene específico (ou uma mutação genética) que causasse uma doença mental específica.

Os psiquiatras começaram a buscar genes de doença mental em populações únicas e geograficamente isoladas ou em populações fundadoras como a Velha Ordem Amish, e também entre os povos aborígenes da Escandinávia, da Islândia e da África do Sul, com o mesmo fervor dos mineiros que se lançaram na corrida do ouro de Klondike. O primeiro relato de um gene da doença mental surgiu em 1988, feito por uma equipe de cientistas britânicos liderada pelo geneticista Hugh Gurling. A equipe de Gurling relatou ter "descoberto que a primeira prova concreta da base genética da esquizofrenia" se encontrava no cromossomo 5. Porém, o gene de Gurling revelou-se ouro de tolo: outros cientistas não conseguiram reproduzir sua descoberta com DNA de outros pacientes esquizofrênicos. Essa reviravolta da sorte se tornaria um exemplo recorrente e profundamente frustrante da genética psiquiátrica.

Nos anos 1990, embora os pesquisadores tivessem conseguido identificar os genes específicos causadores de doenças como fibrose cística, doença de Huntington e síndrome de Rett, os pesquisadores psiquiátricos eram incapazes de identificar com precisão qualquer gene específico relacionado com uma doença mental. Os psiquiatras começaram a experimentar uma sensação de *déjà vu*: mais de um século antes, usando a tecnologia de ponta do período (o microscópio), os psiquiatras biológicos tinham sido incapazes de identificar qualquer base anatômica geral da doença mental, muito embora estivessem convencidos de que ela devia existir *em algum lugar*. Agora, isso parecia estar acontecendo de novo com a genética.

Em 2003, porém, houve dois acontecimentos marcantes. Em primeiro lugar, a conclusão do Projeto Genoma Humano, que mapeou todo o conjunto de genes codificados no DNA humano. E, logo em seguida, a descoberta de uma nova técnica conhecida como ROMA (sigla em inglês de análise de microarranjo de oligonucleotídeo representacional). Antes do ROMA, os geneticistas moleculares analisavam os genes, determinando a sequência de nucleotídeos em determinado gene para verificar se havia algum nucleotídeo faltando ou fora do lugar (no chamado polimorfismo do nucleotídeo único). O ROMA, por outro lado, escaneava todo o genoma da pessoa de uma só vez e tabulava o número de cópias de um gene específico, revelando se ela tinha muitas ou poucas cópias do gene.

Michael Wigler, um biólogo que trabalhava no laboratório Cold Spring Harbor, inventou o ROMA como uma técnica para estudar o câncer. Logo, porém, percebeu a importância dessa técnica para a compreensão da doença mental, e, com a ajuda do geneticista Jonathan Sebat, começou a aplicá-la no DNA de pacientes com autismo, esquizofrenia e transtorno bipolar. Antes do ROMA, a pergunta que os geneticistas psiquiátricos faziam era: "Quais os genes específicos que causam a doença mental?" Porém, com o ROMA, a pergunta passou a ser: "Será que uma quantidade muito grande (ou muito pequena) de cópias de um gene saudável pode causar doença mental?"

Com a utilização do ROMA, Wigler e Sebat puderam examinar um amplo conjunto de genes do DNA de pessoas com doenças mentais e compará-los com os genes de pessoas saudáveis. Seu alvo foram os genes que produzem proteínas essenciais para o funcionamento saudável do cérebro, como o gene que produz a proteína que faz parte do receptor de neurotransmissor ou o que controla a formação das conexões neurais. Suas pesquisas tiveram êxito quase que imediato. Eles descobriram que, embora os pacientes com doenças mentais possuíssem em seu DNA os mesmos genes associados ao cérebro que as pessoas saudáveis, eles possuíam *mais* ou *menos cópias* desses genes que as pessoas saudáveis. Wigler tinha descoberto o fenômeno *Goldilocks* do genoma: para ter um cérebro saudável, não bastava possuir o tipo certo de genes, era preciso ter o número "exato" deles – nem mais, nem menos.

A nova metodologia de Wigler revelou outros *insights* inesperados. Embora a maioria das mutações genéticas no DNA dos pacientes com autismo, esquizofrenia e transtorno bipolar fossem específicas de cada doença, algumas delas eram partilhadas por dois ou mais transtornos, o que significava que alguns transtornos mentais evidentemente diferentes compartilhavam os mesmos fatores genéticos. A pesquisa do ROMA também revelou uma possível explicação para a natureza esporádica da doença mental na família, como o fato de ela pular gerações inteiras e aparecer às vezes em um único gêmeo idêntico: embora um gene específico associado ao cérebro pudesse ser transmitido aos descendentes da pessoa (ou aparecer nos dois gêmeos), o número de cópias desse gene podia variar. Às vezes, cópias de um gene eram criadas ou eliminadas espontaneamente dentro do DNA do esperma ou do óvulo. Muito embora os gêmeos compartilhassem 100% do mesmo *tipo* de genes, eles não compartilhavam 100% do *número de cópias* deles.

As descobertas de Wigler também forneceram uma possível explicação para o fato de homens e mulheres mais velhos terem uma probabilidade maior de ter filhos com doenças mentais como autismo ou síndrome de Down. Como as células do óvulo e do esperma ficam se dividindo e se reproduzindo por um período mais longo de tempo do que no caso dos pais mais jovens, existe uma probabilidade maior de que os pais mais velhos introduzam um número maior ou menor de cópias de genes no DNA dos filhos. Isso porque os erros de reprodução genética se acumulam ao longo do tempo, e têm uma probabilidade maior de ocorrer do que uma mutação que crie um gene completamente novo.

À medida que a psiquiatria avançava na primeira década do século XXI, estimulada pelas tecnologias emergentes da imagem do cérebro, da neurociência e da genética – bem como pela proliferação de novas abordagens farmacológicas e por uma nova psicoterapia –, o campo até então estagnado da psiquiatria mostrava todos os sinais de uma profissão que passava por um rejuvenescimento intelectual.

Um novo tipo de psiquiatria

Quando vi Jenn pela primeira vez, em 2005, os médicos não conseguiam imaginar o que havia de errado com ela. Era uma jovem de 26 anos de idade, de família muito rica e que tivera uma formação privilegiada. Frequentara uma escola particular em Manhattan e depois uma faculdade de ciências humanas em Massachusetts, onde apresentou pela primeira vez um comportamento problemático.

Durante o primeiro ano de faculdade, ela se tornou uma pessoa desconfiada e retraída, afastou-se do convívio dos amigos e começou a apresentar sérias mudanças de humor. Um dia ela era simpática e agradável; no outro, explosiva e indelicada, muitas vezes proferindo insultos sarcásticos diante da menor provocação. Por fim, a hostilidade e a instabilidade dela se tornaram tão perturbadoras que a escola implorou a seus pais que a encaminhassem para um psiquiatra. Eles obedeceram, levando-a a uma importante clínica na Região Nordeste, onde foi prontamente admitida. Porém, após ter recebido alta, Jenn não continuou frequentando as sessões pós-tratamento nem tomou a medicação que havia sido receitada. Teve várias recaídas, sendo hospitalizada inúmeras vezes; e a cada recaída ficava pior. O que tornava a situação mais desanimadora era que cada vez que ela era admitida os médicos pareciam lhe dar um diagnóstico diferente, incluindo esquizofrenia, transtorno esquizoafetivo e transtorno bipolar.

Pediram que eu atendesse Jenn quando foi trazida ao Hospital Presbiteriano de Nova York, no Centro Médico da Universidade Columbia, após um incidente violento com a mãe, pelo fato de Jenn acreditar que ela estava tentando impedi-la de se encontrar com o namorado. Quando a examinei, ela tinha uma aparência desgrenhada e raciocinava de maneira confusa. Fazia cinco anos que não frequentava a escola; estava desempregada e morava com a família. Repetiu várias vezes que tinha certeza de que uma amiga estava tentando roubar seu namorado e me explicou que os dois precisavam fugir imediatamente para o México se quisessem continuar juntos.

Depois de conversar com a família de Jenn, fiquei sabendo que, na realidade, o objeto do seu amor não tinha nenhum interesse nela. Na verdade, o jovem tinha ligado para a mãe de Jenn para reclamar que ela estava assediando-o e ameaçando sua real namorada. Quando a mãe de Jenn tentou explicar isso à filha, ela ficou com raiva e a jogou no chão, o que motivou a hospitalização.

Durante nossa conversa, Jenn pareceu indiferente e distraída, comportamentos geralmente associados à esquizofrenia, mas também ligados a outras doenças. Suas falsas crenças não eram delírios sistemáticos; eram simplesmente o reflexo de avaliações irrealistas de seus relacionamentos. Ela apresentou uma gama completa de emoções e, embora tivesse uma suscetibilidade forte e errática, as manifestações emocionais dos esquizofrênicos normalmente são contidas e explícitas.

Embora o diagnóstico da entrada fosse esquizofrenia, minha intuição médica dizia que havia mais alguma coisa. Porém, como a intuição tem de se apoiar em provas, comecei a juntar outros dados. Quando perguntei aos pais de Jenn a respeito do histórico médico dela, nada me chamou muito a atenção – com exceção de um fato. Sua mãe contou que Jenn fora um bebê prematuro e que tinha nascido por meio de um parto pélvico. Embora esse único elemento não explicasse seu comportamento, o parto pélvico e outras formas de trauma durante a gravidez e o parto estão associados a uma incidência maior de problemas neurodesenvolvimentais. O parto traumático pode gerar sequelas no cérebro do bebê, entre elas, falta de oxigênio, compressão ou sangramento. Além disso, devido a uma incompatibilidade de tipos sanguíneos entre ela e a mãe, Jenn nasceu com anemia, o que exigiu uma transfusão de sangue imediata. Como consequência, ela teve índices de Apgar baixos (avaliação que o pediatra faz do bebê recém-nascido para verificar sua condição física geral), indicando algum sofrimento no momento do parto, e ela ficou na unidade de tratamento intensivo neonatal durante uma semana antes de ir para casa.

Fiz outras perguntas a Jenn, a respeito de sua vida e de suas atividades. Ela deu respostas curtas e automáticas, parecendo confusa com as perguntas. Ela também apresentou concentração limitada e memória fraca. Essa incapacidade cognitiva acentuada não batia com o que geralmente acontece com os pacientes esquizofrênicos, que não se mostram confusos nem esquecidos, por mais que pareçam preocupados e distraídos, ou envolvidos com estímulos imaginários. Comecei a me perguntar se a instabilidade e o comportamento esquisito de Jenn poderiam ter sido provocados pelo ambiente, não pelos genes.

Perguntei se ela bebia e se usava drogas. Ela acabou admitindo que usava maconha desde os 14 anos de idade e cocaína desde os 16 e que quando estava na faculdade usava ambos quase todo dia. Uma hipótese começou a se formar na minha cabeça. Desconfiei de que ela havia sofrido uma forma leve de dano cerebral, devido ao trauma de nascimento, que causara um déficit neurocognitivo, o qual foi exacerbado posteriormente na adolescência com o uso pesado de drogas, gerando aqueles comportamentos quase psicóticos. Uma prova que sustentava essa hipótese diagnóstica era o fato de que as drogas antipsicóticas, que lhe haviam sido receitas anteriormente, não tiveram muito efeito sobre sua doença.

Pedi alguns exames que ajudariam a avaliar minha hipótese. O resultado do teste neuropsicológico revelou uma discrepância significativa entre o nível de desempenho verbal e o nível de desempenho corporal. Na esquizofrenia, esses níveis tendem a ser semelhantes, ainda que abaixo, no geral, da média da população. Acredita-se que o desempenho corporal seja mais sensível à disfunção cerebral do que o desempenho verbal; além disso, o fato de o desempenho corporal de Jenn ser nitidamente inferior ao seu desempenho verbal sugeria que ela tinha uma espécie de déficit cognitivo adquirido. Uma IRM revelou um alargamento *assimétrico* acentuado dos ventrículos laterais e do espaço subaracnóideo, associada mais frequentemente a um traumatismo ou a um evento vascular (como um derrame cerebral) do que à doença mental (na esquizofrenia, o alargamento ventricular é mais simétrico). O assistente social que me auxiliava fez um extenso levantamento da árvore genealógica da família de Jenn, utilizando informações fornecidas por seus pais, que revelou a ausência completa de doença mental na história da família. A única circunstância relacionada encontrada nos parentes biológicos foi o abuso de substâncias por parte de irmãos e primos.

Agora eu estava seguro do meu diagnóstico: sua patologia era devida ao trauma do desenvolvimento e à toxicidade induzida por substâncias. Os diagnósticos anteriores de esquizofrenia, transtorno esquizoafetivo e transtorno bipolar tinham sido palpites razoáveis, uma vez que, na verdade, ela sofria de uma "fenocópia" de doença mental, ou seja, apresentava sintomas que imitavam uma doença definida no *DSM* sem sofrer de fato dela.

Se Jenn tivesse dado entrada em uma ala psiquiátrica trinta anos antes, quando comecei minha formação, provavelmente seria confinada durante um longo período numa instituição de saúde mental, recebendo, com quase toda certeza, drogas antipsicóticas fortes que a deixariam praticamente imobilizada. Ou teria sido submetida a meses ou anos de terapia psicanalítica, explorando sua infância e, especialmente, o difícil relacionamento com a mãe.

Porém, no universo psiquiátrico atual, Jenn foi prontamente liberada do hospital e recebeu um tratamento intensivo contra abuso de substâncias, além de terapias cognitivas e sociais reabilitadoras, juntamente com uma dose baixa de medicação para ajudar a mantê-la estável durante o período de tratamento. Sua qualidade de vida melhorou gradualmente. Hoje ela é uma pessoa determinada e interessada, que demonstrou gratidão pela ajuda recebida quando deu um novo rumo a sua vida. E embora não seja financeiramente independente, ou bem-sucedida profissionalmente, ou casada e com filhos, ela trabalha meio período, vive tranquila com a mãe e construiu relacionamentos sociais estáveis.

A modesta recuperação de Jenn – uma entre um número crescente de histórias de sucesso – ilustra como a psiquiatria clínica se transformou em consequência da revolução do cérebro e da miríade de progressos científicos ao longo das últimas décadas. Houve, porém, um avanço decisivo nos anais da psiquiatria que ajudou a criar a imagem atual da minha profissão, um avanço que talvez seja a descoberta mais esquecida e desprezada de todas.

Capítulo 8

Coração de soldado: o mistério do trauma

Não queremos que um maldito psiquiatra deixe nossos rapazes doentes.
– General John Smith, 1944

A psiquiatria militar está para a psiquiatria assim como a música militar está para a música.
– Dr. Chaim Shatan

Angústia de ar-condicionado

Em 1972 eu morava em Washington, DC, numa casa de pedra marrom caindo aos pedaços perto do Dupont Circle, um bairro perigoso na época. Certa manhã, quando estava de saída para a aula de fisiologia na Universidade George Washington, ouvi uma batida forte na porta do apartamento. Abri a porta e deparei com dois jovens me encarando com seus olhos negros e penetrantes. Reconheci-os imediatamente como os desordeiros que costumavam zanzar pelas ruas do bairro.

Sem dizer uma palavra, eles me empurraram para dentro do apartamento. O mais alto apontou uma enorme pistola preta para mim e rosnou: "Dê todo o seu dinheiro!" Meu cérebro ficou paralisado, como um computador tentando abrir um arquivo grande demais.

"Ei! Eu disse *cadê o seu maldito dinheiro?*", gritou, pressionando o cano da arma na minha testa.

"Não tenho nada", gaguejei. Não devia ter respondido isso. O mais baixo me deu um murro no rosto, enquanto o mais alto acertou o lado da minha cabeça em cheio com a arma. Jogaram-me numa cadeira. O mais baixo começou a revistar meus bolsos enquanto o outro entrou no meu quarto e começou a arrancar as gavetas e revistar os armários. Depois de alguns minutos procurando, eles começaram a xingar, decepcionados; tirando a televisão, um aparelho de som e trinta dólares da minha carteira, não estavam achando nada de valor... mas não tinham verificado minha cômoda.

Na gaveta de cima, guardada debaixo de uma pilha de cuecas, havia uma caixa de joias com o relógio Patek Philippe do meu avô. Não podia nem pensar em perdê-lo. Ele o dera para mim antes de morrer como um presente para o primeiro neto; era meu bem mais precioso.

"O que mais que você tem? A gente sabe que tem mais coisa!", gritou o mais alto enquanto balançava a arma diante do meu rosto.

Então aconteceu uma coisa estranha. O medo que até então tomava conta de mim desapareceu de repente. Minha mente ficou calma e extremamente alerta. Parecia que o tempo passava mais devagar. Pensamentos claros se formaram em minha mente, como se fossem ordens precisas do controle de tráfego aéreo: "Obedeça e concorde. Faça o que for preciso para não tomar um tiro." Eu acreditava, de alguma forma, que se mantivesse a frieza conseguiria escapar com vida – e, quem sabe, com a caixa de joias também.

"Eu não tenho nada", disse calmamente. "Levem o que quiserem, mas não passo de um estudante, não tenho nada."

"E seu colega de quarto?", falou o intruso, movendo-se na direção do outro quarto. Ele estudava direito e estava sempre em aula.

"Acho que ele não tem muita coisa, mas levem tudo... tudo o que quiserem." O mais alto olhou-me com um ar zombeteiro e bateu a arma de leve no meu ombro algumas vezes como se estivesse pensando. Os dois assaltantes olharam um para o outro; em seguida, um deles arrancou subitamente a correntinha de ouro do meu pescoço, pegaram a televisão, o aparelho de som e o rádio-relógio e saíram devagar e tranquilamente pela porta da frente.

Na época, a invasão de casa foi a experiência mais assustadora que eu já tivera na vida. Seria de esperar, talvez, que aquilo me deixasse abalado, me provocasse pesadelos ou me deixasse obcecado por segurança. Surpreendentemente, não. Após preencher um boletim de ocorrência inútil na polícia de Washington, substituí os aparelhos eletrônicos e toquei a vida. Não me mudei para outro bairro. Não tive sonhos desagradáveis. Não fiquei remoendo a respeito da invasão; quando ouvia uma batida inesperada na porta, corria a atender. Também não mudei de caminho quando, ao voltar para casa alguns meses depois, vi um deles na rua. Para ser sincero, não consigo mais me lembrar muito bem dos detalhes do assalto; lembro-me mais dos detalhes de *O destino do Poseidon*, um filme de suspense sem muita importância que vi no mesmo ano. Embora acredite que a arma fosse enorme e preta, pode muito bem ter sido um pequeno revólver metálico. Para minha mente jovem, a experiência toda acabou parecendo um pouco excitante, uma aventura que eu enfrentara com bravura.

Doze anos depois, outro acontecimento dramático produziu uma reação muito diferente. Eu morava no décimo quinto andar de um prédio em Manhattan com minha mulher e meu filho de três anos. Estávamos no começo de outubro, e eu precisava remover o pesado aparelho de ar-condicionado da janela do quarto do meu filho e guardá-lo durante o inverno.

O aparelho era sustentado do lado de fora por uma mão francesa parafusada na parede. Levantei a janela, que pressionava fortemente a parte de cima do ar-condicionado, para poder retirá-lo do peitoril – um erro terrível. No momento em que ergui a janela, o peso do aparelho arrancou a mão francesa da parede externa.

O ar-condicionado começou a cair na direção da calçada, normalmente cheia de gente, quinze andares abaixo. A máquina parecia despencar nos céus numa espécie de câmera lenta de cinema. Minha vida passou literalmente diante dos olhos. Todos os sonhos de fazer carreira na psiquiatria, todos os projetos de criar uma família estavam caindo por terra com aquele meteoro mecânico. Não podia fazer nada senão gritar inutilmente: "Cuidado!"

"Minha nossa!", gritou o porteiro, enquanto pulava para trás apavorado. Milagrosamente, o aparelho espatifou-se no chão, e não em cima de alguém. Os pedestres que passavam dos dois lados da rua viraram a cabeça ao mesmo tempo na direção de onde vinha o barulho do impacto, mas, felizmente, ninguém se feriu.

Mais uma vez eu tinha escapado de uma situação de alto risco – só que dessa vez fiquei profundamente abalado. Não conseguia parar de pensar como eu era estúpido: quase tinha machucado alguém e arruinado minha vida. Perdi o apetite. Passei a ter dificuldade para dormir e, quando pegava no sono, era atormentado por pesadelos explícitos em que revivia minuciosamente a malfadada queda do ar-condicionado. Durante o dia, não conseguia parar de pensar no incidente, repassando-o sem parar na mente como uma fita de vídeo, sofrendo aquela sensação horrorosa de forma intensa a cada vez. Quando entrava no quarto do meu filho, não me aproximava da janela, pois o simples fato de olhar para ela já me deixava perturbado.

Mesmo agora, décadas mais tarde, recordo instintivamente o medo e a sensação de impotência que senti naqueles momentos sem precisar me esforçar muito. Na verdade, logo antes de me sentar para escrever sobre o incidente, apareceu na televisão um comercial da empresa de seguros Liberty Mutual Insurance. Enquanto se ouve a melancólica música "Human" e a voz suave de Paul Giamatti discorrer sobre a fragilidade humana, um homem derruba acidentalmente um aparelho de ar-condicionado da janela em cima do carro do vizinho. Embora a propaganda seja inócua e espirituosa, enquanto a assistia eu me retraí de medo por causa da lembrança terrível que tomou conta de mim. Uma parte minha foi transportada instantaneamente para aquele momento aterrorizante em que assisti à minha vida mergulhando quinze andares...

Todos esses são sintomas clássicos de uma das doenças mentais mais raras e controvertidas: o transtorno de estresse pós-traumático (TEPT). O que o diferencia de quase todas as outras doenças mentais é que sua origem é clara e indiscutível: ele é provocado por uma experiência traumática. Dos 265 diagnósticos da última edição do *DSM*, todos são definidos sem que se faça qualquer referência às causas, com exceção dos transtornos por uso de substâncias e do TEPT. Enquanto a dependência das drogas se deve, evidentemente, à influência do ambiente – a aplicação frequente de uma substância química que provoca alterações neurais –, o TEPT resulta de uma reação psicológica a um evento que produz alterações permanentes no estado mental e no comportamento da pessoa.

Antes do evento, a pessoa aparenta estar saudável mentalmente; depois, ela fica mentalmente traumatizada.

O que os acontecimentos traumáticos têm que produzem efeitos tão intensos e permanentes? Por que o trauma acontece com algumas pessoas e não com outras? Como explicar sua incidência aparentemente imprevisível? Afinal de contas, não parece muito lógico que deixar um ar-condicionado cair provoque efeitos parecidos ao TEPT, enquanto ter a casa invadida de forma violenta, não. Neste último episódio, fui assaltado e minha vida realmente correu perigo; na queda do ar-condicionado, em nenhum momento me vi diante de um perigo físico. Será que houve algum elemento crucial que determinou como meu cérebro processou cada acontecimento?

A natureza única e a história singular do TEPT fazem dele um dos mais fascinantes de todos os transtornos mentais. Sua história sintetiza tudo o que sabemos até aqui a respeito do passado tumultuado da psiquiatria: a história do diagnóstico, a história do tratamento, a descoberta do cérebro, a influência e a rejeição da psicanálise e a lenta evolução da atitude da sociedade com relação aos psiquiatras, do desprezo aberto ao respeito relutante. O TEPT também representa uma das primeiras oportunidades em que a psiquiatria alcançou uma compreensão razoável do modo como o transtorno mental realmente se produz no cérebro, mesmo que nossa compreensão ainda não seja total.

A explicação atrasada do TEPT começou em um cenário extremamente inóspito para a prática da psiquiatria, mas muito útil para a produção desse transtorno: o campo de batalha.

Não temos tempo a perder com esse tipo de gente

Em 1862, o cirurgião-assistente interino Jacob Mendez Da Costa estava cuidando dos soldados da União no Hospital Turner's Lane da Filadélfia, um dos maiores hospitais militares dos Estados Unidos. Ele nunca tinha visto tamanha carnificina, com ferimentos abertos feitos por baioneta e membros estilhaçados pelas balas dos canhões. Além de examinar os ferimentos visíveis enquanto assumia gradualmente os cuidados dos feridos da Campanha da Península, Da Costa percebeu que muitos soldados pareciam apresentar problemas do coração pouco comuns, particularmente "uma taquicardia rápida e persistente" – taquicardia, no jargão médico, é a batida acelerada do coração.

Por exemplo, Da Costa relatou o caso de um soldado de 21 anos de idade, William C., do 140º Regimento de Voluntários de Nova York, que foi em busca de tratamento depois de sofrer de diarreia durante três meses, e "teve sua atenção atraída pelos ataques de palpitação no coração, dor na região cardíaca e dificuldade de respirar à noite". Quando a guerra terminou, ele havia examinado mais de quatrocentos soldados que apresentavam os mesmos problemas cardíacos estranhos e anômalos, entre eles, muitos que não haviam sido feridos no campo de batalha. Da Costa atribuiu a doença a um "coração hiperativo, avariado por uso inadequado". Ele relatou suas observações na edição de 1867 da revista da Comissão Sanitária dos Estados Unidos, denominando a suposta síndrome de "coração de soldado irritável e esgotado". Sugeriu que o *coração de soldado* podia ser tratado com hospitalização e tintura de digitalis, uma droga que reduz a frequência cardíaca.

Da Costa não acreditava que a doença por ele identificada tivesse natureza psicológica, e, durante a Guerra Civil, nenhum outro médico fez a ligação entre o coração de soldado e o estresse mental causado pela guerra. Nos registros oficiais dos soldados que se recusavam a voltar para o *front*, apesar da ausência de ferimento físico, as indicações mais comuns eram "loucura" e "nostalgia" – ou seja, saudade de casa.

Por mais sangrenta que tenha sido a Guerra Civil, ela não pode ser comparada ao terror mecanizado da Primeira Guerra Mundial, a Grande Guerra. A artilharia pesada despejava a morte de quilômetros de distância. Metralhadoras aniquilavam pelotões inteiros em segundos. O gás tóxico queimava a pele e secava os pulmões. As ocorrências de coração de soldado aumentaram drasticamente, sendo consagradas pelos médicos britânicos com um novo nome: choque de granada, baseado no suposto vínculo entre os sintomas e a explosão das granadas de artilharia.

A PSIQUIATRIA RENASCE

Os médicos perceberam que os homens que sofriam de choque de granada não apresentavam apenas o batimento rápido do coração documentado por Da Costa, mas também "sudação intensa, tensão muscular, tremores, cãibras, náusea, vômitos, diarreia e defecação e urinação involuntárias" – sem falar dos pesadelos horripilantes. No livro memorável *A War of Nerves* [Uma guerra de nervos], de Ben Shepherd, o médico britânico William Rivers relata o caso de um tenente acometido de choque de granada resgatado de um campo de batalha francês:

> Ele tinha ido procurar um colega oficial e encontrara seu corpo despedaçado, com a cabeça e os membros separados do tronco.
> Daquele momento em diante passou a ser perseguido por visões noturnas do amigo morto e mutilado. Quando dormia, tinha pesadelos em que o amigo estava presente, às vezes como ele o tinha visto, mutilado no campo de batalha; às vezes, com o aspecto ainda mais aterrorizante de alguém cujos membros e feições tivessem sido consumidos pela lepra. No sonho, o oficial mutilado ou leproso aproximava-se cada vez mais do doente, até que este subitamente acordava, encharcado de suor e completamente aterrorizado.

Outros sintomas do choque de granada podiam ser interpretados como uma grande quantidade de disfunções neurológicas: modo de andar esquisito, paralisia, gagueira, surdez, mutismo, tremores, ataques semelhantes a convulsões, alucinações, terrores noturnos e contrações musculares. Os soldados traumatizados não recebiam nenhuma compreensão da parte dos superiores. Em vez disso, eram castigados como "covardes medrosos" incapazes de enfrentar os rigores viris da guerra. Eles eram punidos pelos oficiais, sendo às vezes executados por covardia ou deserção.

Durante a Primeira Guerra Mundial, os psiquiatras estiveram praticamente ausentes do corpo médico militar; os comandantes não queriam que os soldados ficassem expostos à fragilidade mental e à fraqueza emocional associadas à psiquiatria. O objetivo do treinamento militar era criar uma sensação de invulnerabilidade, uma atitude corajosa e heroica.

Nada podia ser mais diametralmente oposto a esse endurecimento psíquico do que a exploração e a livre manifestação das emoções estimuladas pelos psiquiatras. Ao mesmo tempo, o choque de granada não podia ser ignorado: cerca de 10% dos soldados que serviram na Grande Guerra ficaram deficientes emocionalmente.

O primeiro relato do "trauma psicológico da guerra" na literatura médica apareceu em 1915 em um artigo da *Lancet* escrito por dois professores da Universidade de Cambridge, o psicólogo Charles Myers e o psiquiatra William Rivers. No artigo, eles adaptaram a nova teoria psicanalítica de Freud para explicar o choque de granada em termos de lembranças reprimidas da infância que foram liberadas pelo trauma de guerra, produzindo, assim, conflitos neuróticos que penetraram na consciência consciente. Para exorcizar essas lembranças neuróticas, Rivers defendia que a "força do terapeuta" (o que Freud chamava de transferência) levaria o paciente a compreender suas experiências de maneira mais tolerante.

O próprio Freud deu seu testemunho de especialista em um julgamento de médicos austríacos acusados de maltratar *psicologicamente* soldados feridos, concluindo que o choque de granada era, de fato, um transtorno autêntico, diferente das neuroses comuns, mas que podia ser tratado por meio da psicanálise. Não tardou para que os psiquiatras começassem a submeter os soldados com choque de granada a outros tipos de tratamentos – entre eles a hipnose e o encorajamento sincero –, pelo que se sabe com resultados favoráveis. Não havia ainda nada que se aproximasse de um consenso, quando se tratava da natureza ou do tratamento do trauma de guerra.

Embora os horrores da Grande Guerra fossem sem precedentes, de algum modo a Segunda Guerra Mundial foi ainda pior. Bombardeios aéreos, uso maciço de artilharia, lança-chamas, granadas, submarinos claustrofóbicos e minas terrestres abomináveis cooperaram, juntamente com os aperfeiçoamentos diabólicos do armamento da Primeira Guerra Mundial, para gerar casos ainda mais frequentes de coração de soldado, denominado agora de *fadiga de combate*, *neurose de combate* ou *esgotamento de combate*.

A PSIQUIATRIA RENASCE

Inicialmente, como acreditassem que a neurose de combate ocorria apenas com as pessoas covardes e psicologicamente frágeis, os militares começaram a dispensar os recrutas que, a seu ver, possuíam falhas de caráter; por esses critérios, mais de um milhão de homens foram considerados inaptos para lutar porque seriam suscetíveis à neurose de combate. Mas as altas patentes militares foram obrigadas a rever sua opinião quando o índice de baixas por motivos psicológicos se manteve em 10% dos soldados "mentalmente aptos". Além do mais, algumas dessas baixas eram de soldados experientes que tinham lutado bravamente.

A enxurrada de soldados emocionalmente incapazes obrigou os militares a reconhecer, com relutância, o problema. Numa mudança de postura surpreendente, o Exército americano procurou a ajuda dos psiquiatras, que estavam começando a ganhar destaque na sociedade civil. No início da Primeira Guerra Mundial, não havia nenhum psiquiatra nas Forças Armadas. No início da Segunda Guerra Mundial, a presença de psiquiatras nas Forças Armadas americanas era mínima: dos mil integrantes do Corpo Médico do Exército em 1939, somente 35 eram os assim chamados neuropsiquiatras, termo que os militares usavam para designar os psiquiatras. (O termo é enganoso, já que quase todos os neuropsiquiatras eram psicanalistas que não conheciam praticamente nada a respeito da estrutura neural do cérebro.) Porém, à medida que a guerra prosseguia e um número crescente de soldados retornavam fisicamente incólumes, porém emocionalmente mutilados, as Forças Armadas perceberam que precisavam rever sua postura com relação à psiquiatria.

Para combater a falta de neuropsiquiatras, as Forças Armadas começaram a oferecer uma formação psiquiátrica intensiva aos médicos de outras especialidades. Essa formação foi autorizada numa carta de outubro de 1943 do Gabinete do General-Médico que tratava de "identificação e tratamento precoces das doenças neuropsiquiátricas na zona de combate", possivelmente a primeira vez que as Forças Armadas americanas reconheceram formalmente a importância da "saúde mental" dos soldados da ativa: "Em razão da falta de neuropsiquiatras, pede-se que todos os oficiais médicos assumam a responsabilidade pela saúde mental e física do pessoal militar."

No início da guerra, o Gabinete do General-Médico tinha duas divisões: medicina e cirurgia. Agora, com a necessidade de mais psiquiatras no campo de batalha, foi criada uma nova divisão: neuropsiquiatria. O primeiro diretor da nova divisão foi William C. Menninger, que logo seria indicado para criar o *Medical 203*, precursor imediato do *DSM-I*; ele também se tornou o primeiro psiquiatra a receber a patente de general de brigada. Em 1943, seiscentos médicos de outras especialidades receberam formação em neuropsiquiatria, e quatrocentos neuropsiquiatras foram recrutados diretamente para o Exército. Quando a guerra terminou, 2.400 médicos haviam sido formados em neuropsiquiatria ou eram neuropsiquiatras. Havia sido criado um novo nicho para o psiquiatra: médico do trauma.

O *Medical 203* de Menninger trazia um diagnóstico detalhado do que foi chamado de "fadiga de combate". Porém, em vez de considerar a doença como um único transtorno, o *203* desmembrou-a em diversas neuroses possíveis decorrentes do estresse de guerra, entre elas, a "neurose histérica", a "neurose de ansiedade" e a "neurose de depressão reativa". Em 1945, o Departamento de Defesa produziu um filme de cinquenta minutos para formar médicos militares nas nuanças da fadiga de combate. Apesar da abordagem psicanalítica evidente, o filme assume uma postura surpreendentemente progressista com relação à doença. Ele mostra um punhado de médicos militares indecisos questionando a autenticidade da fadiga de combate. Um deles anuncia solenemente: "Vamos ter de nos preocupar com os soldados feridos de verdade, não teremos tempo a perder com esse tipo de gente." Outro reclama: "Para ter sofrido um colapso emocional, esse soldado devia ser um desajustado desde o começo." Em seguida, o instrutor explica pacientemente que a fadiga de combate pode acometer até o combatente mais corajoso e experimentado, insistindo que a doença é tão real e debilitante como a ferida provocada por um estilhaço de bomba.

Essa abordagem representou uma reviravolta impressionante para os militares; ela teria sido simplesmente inimaginável na Primeira Guerra Mundial, quando as Forças Armadas europeias e americanas não queriam nem saber da psiquiatria e se considerava que os soldados com cho-

A PSIQUIATRIA RENASCE

que de granada tinham falhas de caráter. Mesmo assim, muitos oficiais achavam ridícula a noção de fadiga de combate, continuando a rejeitar o coração de soldado como simples covardia. Durante a campanha da Sicília de 1943, o general George Patton comportou-se de maneira ultrajante durante a visita que fez aos soldados feridos de um hospital de evacuação ao deparar com um soldado de olhar apático que não apresentava nenhum ferimento visível. Ele perguntou qual era o problema do rapaz.

"Fadiga de combate", murmurou o soldado.

Patton deu-lhe um tapa na cara e se pôs a fazer um discurso bombástico, dizendo que ele era um fraco que se fingia de doente para não cumprir sua obrigação. Na sequência, publicou uma norma estipulando que qualquer pessoa que alegasse não poder lutar em razão da fadiga de combate seria submetida à corte marcial. Em defesa das Forças Armadas, é preciso dizer que o general Dwight D. Eisenhower repreendeu Patton e obrigou-o a se desculpar com o soldado.

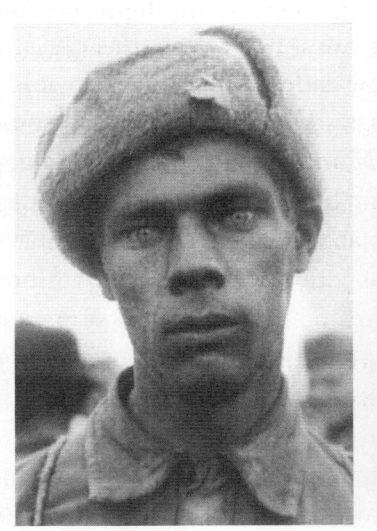

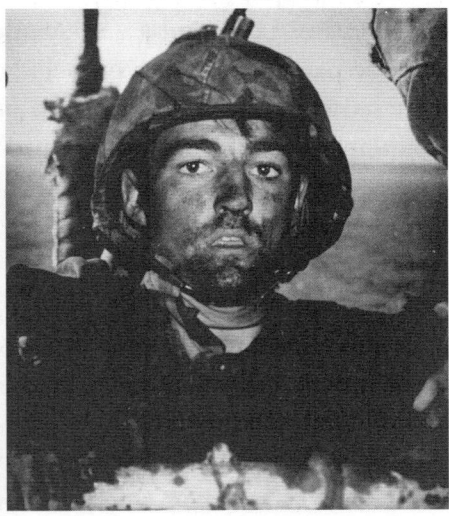

Soldado russo (à esquerda) e soldado americano (à direita), apresentando o "olhar fixo de mil jardas" característico da fadiga de batalha ou fadiga de combate na Segunda Guerra Mundial (à direita: Forças Armadas americanas, fevereiro de 1944, Arquivo Nacional 26-G-3394).

A fadiga de combate acabou se mostrando uma das poucas doenças mentais graves que o tratamento psicanalítico parecia ajudar. Os neuropsiquiatras psicanalistas estimulavam os soldados traumatizados a admitir e expressar seus sentimentos, em vez de mantê-los encobertos, como impunham a formação militar e o autocontrole masculino. Eles perceberam que os soldados que falavam abertamente dos traumas tendiam a sofrer uma fadiga de batalha menos grave e a se recuperar mais depressa. Embora o argumento psicanalítico por trás do tratamento fosse duvidoso – os neuropsiquiatras estariam supostamente trazendo à tona e aliviando conflitos neuróticos –, os efeitos não eram, e hoje se tornou uma prática comum oferecer um apoio empático aos soldados traumatizados. O aparente sucesso no tratamento da fadiga de combate com métodos freudianos aumentou a autoconfiança dos psiquiatras militares e motivou muitos deles a se tornar defensores entusiastas da psicanálise quando retomaram a clínica civil depois da guerra, ajudando os freudianos, por meio disso, a assumir o controle da psiquiatria americana.

Os neuropsiquiatras militares também descobriram que os soldados sentem o estresse de combate mais por causa dos camaradas que lutam ao seu lado do que pelo país ou pela liberdade. Portanto, se um soldado traumatizado era mandado para casa para se recuperar – prática comum nos primeiros anos da Segunda Guerra Mundial –, isso fazia com que ele se sentisse culpado e envergonhado por abandonar seus camaradas, o que, em vez de melhorar a doença, a exacerbava. O Exército, então, alterou essa prática: em vez de internar as vítimas psiquiátricas em hospitais militares ou mandá-las de volta para os Estados Unidos, passou a tratar os soldados traumatizados em hospitais de campanha próximos das linhas de frente, estimulando-os, com isso, a se juntar novamente a suas unidades assim que possível.

Apesar dos pequenos mas significativos progressos na compreensão da natureza do trauma psicológico, com o término da Segunda Guerra Mundial a psiquiatria perdeu interesse no assunto. A fadiga de combate não foi mantida como diagnóstico; em vez disso, foi incorporada a uma categoria ampla e vaga chamada "reação aguda ao estresse" como parte do *DSM-I*, e depois omitida totalmente do *DSM-II*. A psiquiatria só voltaria a se interessar pelos efeitos psicológicos do trauma por ocasião do pesadelo norte-americano que foi o Vietnã.

O grupo ignorado

A Guerra do Vietnã foi a última guerra americana em que o recrutamento dos soldados ocorreu por meio de sorteio. Diferentemente das duas guerras mundiais, o conflito no Sudeste Asiático era muito impopular. Com a escalada da guerra no final dos anos 1960, o governo realizou um sorteio para definir a ordem pela qual os homens seriam enviados para lutar – e, muito possivelmente, morrer – do outro lado do mundo. Escapei porque tinha sido admitido no curso de medicina, mas um dos meus colegas, um garoto prodígio na escola – atraente, inteligente, atlético, líder da classe –, foi convocado para o Exército como tenente. Alguns anos mais tarde, soube que ele tinha sido morto em combate poucos meses depois de chegar ao Vietnã.

A Guerra do Vietnã representou outro momento decisivo no relacionamento das Forças Armadas americanas com a psiquiatria. Uma vez mais, uma guerra encontrou de alguma forma um jeito de se tornar ainda mais horrenda que suas antecessoras – chuva de napalm caía do céu e arrancava a pele das crianças, objetos familiares como carrinhos de brinquedo e caixas de doce se transformavam em artefatos explosivos improvisados, soldados americanos capturados eram torturados anos a fio. A Guerra do Vietnã produziu mais casos de trauma de combate do que a Segunda Guerra Mundial. Por quê? Existem duas opiniões correntes.

Um dos pontos de vista é que a Grande Geração era mais forte e mais estoica que os Baby Boomers que lutaram no Vietnã. Ela chegou à idade adulta durante a Grande Depressão, quando os meninos aprendiam a "demonstrar coragem diante da dor e da adversidade" e a "engolir o choro", aguentando calados o sofrimento emocional. Existe, porém, outra visão, que me parece mais plausível. De acordo com ela, os veteranos da Segunda Guerra Mundial sofreram, sim, consequências psicológicas semelhantes às dos veteranos do Vietnã, mas a sociedade simplesmente não estava preparada para identificar os sintomas. Em outras palavras, os danos psicológicos dos veteranos da Segunda Guerra Mundial estavam à vista de todos, mas simplesmente não foram percebidos.

A Segunda Guerra Mundial foi comemorada, com razão, como uma vitória nacional. Ao voltar, os soldados eram festejados como grandes vitoriosos, e os americanos fechavam os olhos diante do sofrimento psicológico deles, uma vez que a incapacidade emocional não combinava com a ideia predominante do herói destemido. Ninguém estava disposto a apontar as mudanças e as dificuldades que os veteranos enfrentaram ao voltar para casa, com medo de serem tachados de antipatrióticos. Mesmo assim, é possível perceber claramente os sinais do trauma de guerra na cultura popular da época.

Vencedor do Prêmio da Academia de 1946, o filme *Os melhores anos de nossas vidas* retratava os desafios enfrentados por três membros das Forças Armadas que voltavam da Segunda Guerra Mundial para se readaptar na sociedade. Fred é mandado embora do emprego depois de perder a calma e agredir um cliente. Al tem dificuldade de se relacionar com a esposa e os filhos; na primeira noite depois que volta da guerra, ele quer ir beber no bar em vez de ficar em casa. Um documentário pouco conhecido produzido por John Huston, o aclamado diretor de *Uma aventura na África*, e narrado por seu pai, Walter Huston, também retratou as vítimas psicológicas da Segunda Guerra. *Let There Be Light* [Que haja luz] acompanha 75 soldados traumatizados após seu retorno ao lar. "Vinte por cento das baixas do Exército apresentaram sintomas psiconeuróticos", apregoa o narrador, "uma sensação de desgraça iminente, de impotência, de medo e de isolamento." O filme foi lançado em 1946, e subitamente retirado de circulação pelo Exército, com base na alegação de que invadia a privacidade dos soldados envolvidos. Na verdade, o Exército estava preocupado com os efeitos potencialmente desmoralizantes sobre o recrutamento.

Outro motivo sugerido para o aumento da incidência do trauma de guerra no Vietnã foi a motivação ambígua por trás da guerra. Na Segunda Guerra Mundial, os Estados Unidos foram atacados antes em Pearl Harbor, além de serem ameaçados por um maníaco genocida disposto a dominar o mundo. O bem e o mal estavam claramente diferenciados, e os soldados americanos iam para a guerra lutar contra um inimigo bem definido e com clareza de propósito.

Os vietcongues, por outro lado, nunca ameaçaram nosso país nem nosso povo. Eles eram adversários ideológicos que simplesmente defendiam um sistema de governo para seu minúsculo e pobre país, que era diferente do nosso. O motivo explícito que o governo apresentou para combatê-los era obscuro e insustentável. Embora os sul-vietnamitas fossem nossos aliados, era notável como sua aparência e seu modo de falar eram semelhantes aos dos norte-vietnamitas que deveríamos matar. Os soldados americanos estavam lutando em nome de um princípio político abstrato, numa selva distante e enfumaçada, cheia de armadilhas mortais e túneis labirínticos, contra um inimigo que muitas vezes era impossível diferenciar dos nossos aliados. Quando a ambiguidade afeta a motivação do soldado para matar o adversário, o sentimento de culpa parece aumentar; era mais fácil ficar em paz diante da morte de um soldado da tropa de assalto nazista que invadiu a França do que com a do camponês vietnamita cujo único crime era preferir o comunismo.

A diferença da postura americana perante a Segunda Guerra e o Vietnã reflete-se no contraste entre os monumentos para as duas guerras em Washington, DC. O monumento da Segunda Guerra Mundial lembra a arquitetura civil romana, com uma fonte, pilares imponentes e descrições em baixo-relevo de soldados fazendo juramentos, participando de combates heroicos e enterrando os mortos. Existem dois memoriais do Vietnã. O primeiro é a fúnebre parede negra de Maya Lin simbolizando uma ferida escavada na terra, com os nomes dos 58.209 mortos inscritos na parte da frente, enquanto a seu lado encontra-se uma estátua mais convencional representando três soldados de bronze. Porém, em vez de retratados numa pose patriótica, como na elevação da bandeira americana em Iwo Jima, os três soldados do Vietnã têm o olhar fixo e vazio, o "olhar fixo de mil jardas", um sinal clássico do trauma de guerra. (Ironicamente, a expressão "olhar fixo de mil jardas" teve origem numa pintura de 1944 de um fuzileiro naval americano que servia no Pacífico intitulada *The Two Thousand Yard Stare* [O olhar fixo de duas mil jardas].) Em lugar de celebrar o heroísmo e o nacionalismo, a estátua da Guerra do Vietnã lembra

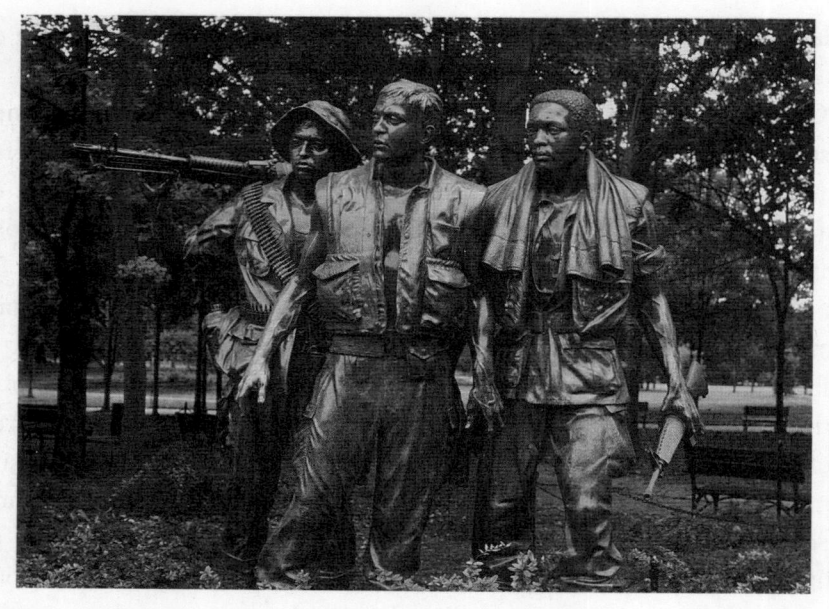

"Os três soldados", Monumento do Vietnã, de Frederick Hart, em Washington, DC ("America", de Carol M Highsmith, Departamento de Impressos e Fotografias da Biblioteca do Congresso).

o terrível sofrimento psíquico imposto a seus combatentes, enquanto a parede simboliza o sofrimento psíquico imposto ao país.

Apesar do progresso aparente no tratamento da "fadiga de combate" durante a Segunda Guerra Mundial, no auge da Guerra do Vietnã o trauma psicológico ainda era tão insuficientemente compreendido como a esquizofrenia durante a época das "mães esquizofrênicas". Embora os tratamentos de cunho psicanalítico parecessem melhorar de fato a condição de muitos soldados traumatizados, outros pareciam piorar com o passar do tempo. Olhando retrospectivamente, é surpreendente pensar quão pouco foi feito para desenvolver o conhecimento médico a respeito do trauma psicológico entre a Primeira Guerra Mundial e o Vietnã, considerando-se os avanços imensos da medicina militar. Na Primeira Guerra Mundial, mais de 80% dos feridos em combate morreram. Nas guerras recentes do Iraque e do Afeganistão, mais de 80% dos feridos em combate sobreviveram em razão dos progressos espetaculares da cirurgia traumática e da medicina. Devido ao maior reconhecimento, mas à falta de desenvolvimento científico, o TEPT tornou-se o ferimento típico dos soldados do século XXI.

Sessões de bate-papo

Quando os veteranos do Vietnã voltaram para casa, foram recebidos por uma população hostil e por uma carência quase completa de conhecimento médico a respeito de sua doença. Abandonados e rejeitados, os veteranos traumatizados encontraram um paladino inimaginável da sua causa.

Chaim Shatan era um psicanalista polonês que se mudara para Nova York em 1949 e abrira uma clínica particular. Como era pacifista, participou em 1967 de uma manifestação contra a guerra na qual conheceu Robert Jay Lifton, um psiquiatra de Yale que compartilhava das mesmas opiniões contrárias à guerra. Os dois homens também tinham outra coisa em comum: o interesse pelos efeitos psicológicos da guerra.

Lifton passara anos estudando a natureza do trauma emocional sofrido pelas vítimas de Hiroshima (publicou, posteriormente, suas análises criteriosas no livro *Survirvors of Hiroshima* [Sobreviventes de Hiroshima]). No final dos anos 1960 ele foi apresentado a um veterano que estivera presente no Massacre de My Lai, um acontecimento famigerado em que soldados americanos massacraram centenas de civis vietnamitas desarmados. Por meio desse veterano, Lifton acabou se envolvendo com um grupo de veteranos que se reuniam regularmente para compartilhar experiências. Eles chamavam esses encontros de "sessões de bate-papo".

"Aqueles homens estavam magoados e isolados", relata Lifton. "Não tinham ninguém com quem conversar. O Departamento dos Veteranos estava dando muito pouco apoio, e os civis – incluindo os amigos e a família – eram incapazes de compreendê-los. As únicas pessoas que podiam se identificar com as experiências deles eram os outros veteranos."

Por volta de 1970, Lifton convidou o novo amigo Shatan a participar de uma sessão de bate-papo em Nova York. No final da reunião, Shatan estava lívido. Aqueles veteranos testemunharam ou participaram de atrocidades inimagináveis – alguns haviam recebido ordens para atirar em mulheres, crianças e até mesmo em bebês – e descreviam esses acontecimentos horríveis com detalhes impressionantes. Ele percebeu imediatamente que aquelas sessões de bate-papo tinham o potencial de elucidar os efeitos psicológicos do trauma de guerra.

"Era a oportunidade de criar um novo paradigma terapêutico", explica Lifton. "Para nós, os veteranos não representavam uma população clínica com um diagnóstico clínico, pelo menos não na época. Era um ambiente muito amistoso e colaborativo. Os veteranos conheciam a guerra, e os psiquiatras conheciam um pouco a origem da perturbação deles." Shatan foi percebendo aos poucos que eles padeciam de uma série constante de sintomas decorrentes das experiências de guerra e que sua condição não se coadunava com a teoria psicanalítica.

Embora tivesse sido formado segundo a teoria freudiana – que afirmava que a neurose de guerra "revelava" experiências negativas da infância –, Shatan reconheceu que aqueles veteranos estavam reagindo a suas experiências recentes de guerra, e não a algo que estivesse oculto no passado.

"Percebemos o quanto os estudos do trauma eram negligenciados pela psiquiatria", recorda Lifton. "Não havia um conhecimento significativo do trauma. Quero dizer, estamos falando de um período em que os psiquiatras biológicos alemães estavam contestando as indenizações feitas pelo país aos sobreviventes do Holocausto porque afirmavam que teria de haver 'uma tendência preexistente à doença' que seria responsável por qualquer efeito patogênico."

Atuando nessas sessões de bate-papo informais, igualitárias e decididamente contrárias à guerra, Shatan montou um quadro clínico meticuloso do trauma de combate, muito diferente da visão predominante. No dia 6 de maio de 1972, ele publicou um artigo no *New York Times* em que expunha publicamente suas descobertas pela primeira vez, acrescentando um nome criado por ele às condições descritas até então como coração de soldado, choque de granada, fadiga de batalha e neurose de guerra: "síndrome do Vietnã".

No artigo, Shatan escreveu que a síndrome do Vietnã se manifestava plenamente depois que o veterano voltava da Ásia. O soldado se sentia "cada vez mais apático, cético, alienado, deprimido, desconfiado e com a impressão de que iam traí-lo; além disso, não conseguia se concentrar, tinha insônia e pesadelos, ficava agitado, sentia-se deslocado e descontente em quase todos os trabalhos e cursos". Shatan identificou fortes componentes morais no sofrimento dos veteranos, entre eles, culpa, repugnância e autopunição, ressaltando que o aspecto mais pungente da síndrome do Vietnã era a dúvida angustiante do veterano a respeito de sua capacidade de amar e ser amado.

A nova síndrome clínica de Shatan alimentou imediatamente a polarização política em torno da Guerra do Vietnã. Os defensores da guerra negaram que o combate tivesse qualquer efeito psiquiátrico sobre os soldados, enquanto seus oponentes aceitaram a ideia da síndrome, insistindo que ela enfraqueceria as Forças Armadas e deixaria os hospitais abarrotados, provocando uma crise médica nacional. Os psiquiatras favoráveis à guerra retrucaram que o *DSM-II* nem ao menos reconhecia a fadiga de combate; o governo Nixon começou a perseguir Shatan e Lifton como ativistas contrários à guerra, e o FBI passou a controlar a correspondência deles. Os psiquiatras pacifistas responderam exagerando bastante as consequências da síndrome do Vietnã e a possibilidade de que suas vítimas se tornassem violentas, uma convicção que logo se transformou na caricatura do risco demencial.

Uma manchete de 1975 do *Baltimore Sun* referiu-se aos veteranos que voltavam do Vietnã como "bombas-relógio". Quatro meses depois, Tom Wicker, o famoso colunista do *New York Times*, contou a história de um veterano do Vietnã que dormia com uma arma debaixo do travesseiro e que matou a mulher durante um pesadelo: "Este é apenas um exemplo do grave problema – que, no entanto, passa em grande medida desapercebido – da síndrome do Vietnã."

Hollywood apoderou-se da imagem do veterano do Vietnã como um "assassino em potencial". No filme de Martin Scorsese *Taxi driver*, de

1976, Robert de Niro não consegue distinguir entre a Nova York do presente e o Vietnã do passado, o que o leva ao assassinato. No filme *Amargo regresso*, de 1978, Bruce Dern interpreta um veterano traumatizado que, incapaz de se readaptar depois de voltar para os Estados Unidos, ameaça matar a mulher (Jane Fonda) e seu amante, um veterano paraplégico interpretado por Jon Voight, antes de se suicidar.

Embora a população viesse a acreditar que muitos veteranos precisavam de cuidados psiquiátricos ao voltar, a maioria deles encontrou pouco consolo junto aos psiquiatras, que tentavam incitar seus pacientes a descobrir a origem de sua angústia dentro de si. Por outro lado, as sessões de bate-papo se tornaram uma fonte poderosa de alívio e de cura. O fato de ouvir as experiências de outros homens que passavam pelo mesmo tipo de experiência ajudava os veteranos a compreender sua dor e seu sofrimento. Por fim, a Administração dos Veteranos reconheceu os benefícios terapêuticos dessas reuniões e entrou em contato com Shatan e Lifton para reproduzir seus métodos numa escala maior.

Enquanto isso, os dois tentavam solucionar o processo por meio do qual a síndrome do Vietnã produzia efeitos tão drásticos e debilitantes. Uma pista era a semelhança com o trauma emocional de outros grupos de vítimas, como os sobreviventes de Hiroshima documentados por Lifton, assim como os prisioneiros dos campos de concentração nazistas. Muitos sobreviventes do Holocausto envelheciam prematuramente, confundiam o presente com o passado e sofriam de depressão, ansiedade e pesadelos. Tendo aprendido a atuar num mundo sem moralidade nem humanidade, eles muitas vezes tinham dificuldade de se relacionar com gente comum em situações comuns.

Shatan concluiu que a síndrome do Vietnã, como uma forma específica de trauma psicológico, era uma autêntica doença mental – e devia ser reconhecida formalmente como tal. Embora a Guerra do Vietnã estivesse causando um efeito arrasador no final dos anos 1960, no momento em que o *DSM-II* estava sendo organizado, nenhum diagnóstico específico de trauma psicológico, sem falar no trauma de guerra, foi incluído nele. Tal como ocorrera com o *DSM-I*, os sintomas ligados ao trauma foram classificados dentro de uma rubrica diagnóstica ampla: "reação de adaptação à vida adulta". É compreensível que os veteranos que tinham visto crianças transpassadas por baionetas e camaradas queimados vivos ficassem indignados quando eram informados de que tinham "dificuldade de se adaptar à vida adulta".

Ao tomar conhecimento de que o *DSM* estava sendo revisto e que a força-tarefa não planejava incluir nenhum tipo de diagnóstico de trauma, Shatan percebeu que precisava entrar em ação. Em 1975, ele conseguiu se encontrar com Robert Spitzer – que conhecia do encontro anual da APA em Anaheim, Califórnia – e fez uma enorme pressão para que a síndrome do Vietnã fosse incluída no *DSM-III*. Inicialmente, Spitzer mostrou-se cético. Shatan, porém, não desistiu, enviando a Spitzer uma grande quantidade de informações, com a descrição dos sintomas, incluindo o trabalho de Lifton com as vítimas de Hiroshima – o tipo de dados diagnósticos que sempre atraíam a atenção de Spitzer. Ele finalmente cedeu e, em 1977, concordou em criar o Comitê de Transtornos Reativos, atribuindo a Nancy Andreasen, um dos membros da força-tarefa, a missão de avaliar a proposta de Shatan.

Andreasen era uma psiquiatra inteligente e determinada que havia trabalhado na Unidade de Queimados do Centro Médico Cornell do Hospital de Nova York como estudante de medicina, uma experiência que influenciaria sua postura com relação à síndrome do Vietnã. "Bob Spitzer me pediu para cuidar da síndrome de Shatan", Andreasen explicou, "mas ele não sabia que eu já era especialista em transtornos psiquiátricos provocados por estresse. Comecei minha carreira de psiquiatra estudando as consequências físicas e mentais de um dos estresses mais horríveis que os seres humanos podem sofrer: queimaduras graves."

Aos poucos, Andreasen acabou concordando com as conclusões de Shatan: que uma síndrome de sintomas coerentes pode se desenvolver a partir de qualquer acontecimento traumático, seja a perda da casa em um incêndio, um assalto no parque ou estar no meio de um tiroteio durante um combate. Como já havia classificado anteriormente as características psicológicas das vítimas de queimadura como "transtornos provocados por estresse", Andreasen batizou sua caracterização ampliada da síndrome do Vietnã como "transtorno de estresse pós-traumático", propondo a seguinte definição resumida do transtorno: "A característica principal é o desenvolvimento de sintomas típicos após um acontecimento psicologicamente traumático que geralmente ultrapassa os limites da experiência humana costumeira."

Apesar da escassa evidência científica disponível sobre o transtorno – além das observações de Shatan e Lifton extraídas dos grupos de bate-papo com os veteranos –, a força-tarefa aceitou a sugestão de Andreasen sem muita resistência. Spitzer confessou-me mais tarde que se Shatan não tivesse feito pressão em favor da síndrome do Vietnã muito provavelmente ela nunca teria entrado no *DSM-III*.

Desde então, tem sido muito mais fácil para os veteranos traumatizados obter a atenção médica de que necessitam, uma vez que tanto as Forças Armadas como a psiquiatria reconheceram que eles sofriam de uma verdadeira doença médica.

Porém, embora o *DSM-III* conferisse legitimidade ao sofrimento dos soldados traumatizados na guerra, bem como ao sofrimento das vítimas de estupro, assalto, tortura, queimaduras, bombardeios, desastres naturais e catástrofes financeiras, quando o *Manual* foi publicado em 1980 os psiquiatras ainda sabiam muito pouco a respeito da base patológica do TEPT e do que se passava no cérebro de suas vítimas.

Medo de fogos de artifício

Os Kronsky mal haviam chegado aos quarenta e tinham um casamento feliz. Ele era um contador bem-sucedido; ela fazia tradução de livros para o inglês. Mas o centro da vida deles eram os dois filhos irrequietos: Ellie, de 12 anos, e Edmund, de 10. Certa noite, o sr. Kronsky, a esposa e Edmund foram a um jantar comemorativo na casa de um amigo. (Ellie passou a noite na casa de uma colega de classe que fazia aniversário.) Após o jantar, os Kronsky entraram no carro e foram para casa por um caminho conhecido. Edmund bocejou e disse que estava chateado por ter perdido o jogo dos Knicks, embora o sr. Kronsky o tranquilizasse dizendo que o tinham gravado e que Edmund poderia assisti-lo no dia seguinte. Então, sem nenhum aviso, a vida deles mudou para sempre.

Quando os Kronsky atravessavam um cruzamento, uma SUV ultrapassou o sinal vermelho em grande velocidade e se chocou com a traseira do carro, do lado do passageiro. Edmund estava sentado no banco de trás sem o cinto de segurança. As portas de trás se dobraram e abriram violentamente, e Edmund foi arremessado para fora do carro, no meio do cruzamento. Uma grande picape vinha em sentido contrário.

O motorista da picape não teve tempo de desviar, e o sr. e a sra. Kronsky assistiram horrorizados o veículo passar por cima do corpo de Edmund. Apesar de a equipe de emergência ter chegado rápido, não foi possível salvar o garoto.

Durante os dois anos seguintes os Kronsky sofreram juntos, evitando amigos e familiares. Então, muito lentamente, a sra. Kronsky começou a se recuperar. Primeiro, retomou o trabalho de tradutora. Depois, procurou a ajuda dos antigos amigos. Finalmente, começou a ir ao cinema com eles, acompanhando-os no jantar após a sessão. Embora nunca conseguisse se esquecer completamente da tragédia que tinha sido a perda do filho, no final do terceiro ano ela havia retomado a maioria das rotinas de sua antiga vida.

Para o sr. Kronsky, a história foi muito diferente. Dois anos depois do acidente, ele continuava visitando o túmulo do filho quase diariamente. Não tinha nenhum interesse nas atividades sociais, mesmo depois que a esposa retomou o convívio com os amigos. Estava sempre irritado e ausente. Começou a cometer erros bobos no seu trabalho de contador, fazendo com que clientes fiéis o abandonassem. Embora outrora ele administrasse as finanças da família de forma obsessivamente meticulosa, passou a ignorá-las quase por completo. Seu universo inteiro se resumia a uma única lembrança que se repetia sem parar, dia após dia: a picape esmagando o filho pequeno e aterrorizado.

Enquanto a sra. Kronsky continuava se recuperando, o sr. Kronsky só piorava. Ele começou a beber muito e a provocar discussões violentas com a esposa, o que os levou a me procurar. Após a primeira sessão, ficou claro que o sr. Kronsky estava sofrendo de TEPT e de uma reação ao luto complicada. Atendi-os durante alguns meses, e ajudei o sr. Kronsky a se livrar do álcool. Os remédios antidepressivos ajudaram a aliviar algumas das oscilações de humor e explosões de raiva mais graves, e, finalmente, a discórdia entre o casal se reduziu – ou, pelo menos, o número de brigas. Porém, outros problemas continuaram existindo.

Apesar de ter feito o possível, o sr. Kronsky não conseguia trabalhar direito nem retomar nenhuma de suas antigas atividades sociais e recreativas. Ele passava a maior parte do tempo em casa assistindo à televisão, pelo menos até que algum programa trouxesse a lembrança da morte do filho, quando mudava rapidamente de canal. Com o negócio indo de mal a pior, sua esposa passou a ser responsável pelo sustento da família, o que se tornou um motivo crescente de tensão, pois ele se ressentia de ser ela agora quem mantinha a casa. Enquanto isso, a sra. Kronsky ficava cada vez mais decepcionada com a falta de vontade dele de ao menos *tentar* fazer algo fora de casa.

Finalmente, a sra. Kronsky decidiu que não podia mais viver com um marido incapacitado que se recusava a tentar seguir em frente. Acreditava que a casa não era um ambiente saudável para a filha, que chegava da escola e encontrava o pai zanzando mal-humorado ou jogado no sofá – um pai que a tratava como se também estivesse morta. Por fim, a sra. Kronsky foi embora levando a filha e entrou com o pedido de divórcio. Ela continuou trabalhando, viu a filha ingressar na faculdade e acabou se casando de novo. A vida do sr. Kronsky teve um desenlace muito diferente.

Incapaz de superar o terrível acontecimento, ele voltou a beber bastante e acabou cortando relações comigo também. A última vez que o vi, ele levava uma vida triste e isolada, evitando entrar em contato com outras pessoas, mesmo com aquelas que gostariam de ajudá-lo.

Por que o sr. Kronsky desenvolveu transtorno de estresse pós-traumático e a sra. Kronsky não, apesar de ambos terem passado pelo mesmo trauma? Quando a força-tarefa do *DSM-III* votou autorizando o TEPT, não se conhecia nada a respeito do modo como o trauma produzia seus efeitos imediatos e permanentes, nem se sabia como aliviar suas consequências. Se um soldado é atingido na cabeça por um estilhaço de bomba, sabemos o que fazer: interromper o sangramento, limpar e enfaixar o ferimento e tirar um raio X para avaliar se houve dano interno. Por outro lado, o TEPT era um mistério total. Se é uma doença mental grave com uma causa definida, por que não conseguíamos vislumbrar *algo* a respeito do seu funcionamento?

Assim que o TEPT foi legitimado com sua inclusão no *DSM-III*, começaram a chover recursos para pesquisar o transtorno. Não obstante, foi necessária a "revolução do cérebro" na psiquiatria – com as novas técnicas de imagem do cérebro nos anos 1980 e o número crescente de neurocientistas psiquiatras inspirados por Eric Kanel – para que os pesquisadores conseguissem avançar e começar a compreender a intrincada estrutura neural do cérebro que serve de base ao TEPT. Gradualmente, nos anos 2000, novas pesquisas direcionadas para o cérebro revelaram o processo patológico que, acredita-se, provoca a doença.

Esse processo envolve três estruturas fundamentais do cérebro: a amígdala, o córtex pré-frontal e o hipocampo. Essas três estruturas formam um circuito neural que é essencial para que se aprenda com as experiências estimulantes emocionalmente; porém, se a experiência for extrema *demais*, o circuito pode se voltar contra si próprio. Imagine, por exemplo, que você está visitando o Parque Nacional de Yellowstone. Você para o carro para dar uma caminhada na mata. Subitamente, enxerga um enorme urso não muito longe dali. Você sente imediatamente uma onda de medo, porque a amígdala, que faz parte do sistema emocional límbico, soou o sinal de alarme indicando que você deve fugir. O que você deve fazer?

Seu cérebro evoluiu para ajudá-lo a sobreviver e permitir que, numa fração de segundo, você tome a decisão mais acertada em situações que ameaçam sua vida. Embora a amígdala esteja gritando para que você corra para salvar a vida, a maneira mais vantajosa de agir é manter sob controle as emoções armazenadas nela enquanto analisa a situação e escolhe a melhor opção. Talvez você tenha uma probabilidade maior de sobreviver se ficar parado para que o urso não o veja; talvez você deva gritar e fazer barulho para assustá-lo ou pegar um pedaço de pau grande para se defender; ou talvez a opção mais inteligente seja pegar o celular e ligar para a guarda do parque. Porém, você só conseguirá tomar uma decisão se superar conscientemente os impulsos emocionais, um processo que os neurocientistas chamam de *controle cognitivo*. A tomada de decisão e o controle cognitivo são administrados pela parte do cérebro mais nova e mais evoluída: o córtex pré-frontal. Quanto mais experientes e maduros nós formos, maior a probabilidade de que o córtex pré-frontal consiga exercer o controle cognitivo e dominar o estímulo insistente da amígdala para fugir.

Mas digamos que você esteja com tanto medo que o córtex pré-frontal não consiga neutralizá-lo: a amígdala vence, e você começa a correr para o carro o mais rápido possível. O urso percebe sua presença e, com um urro espalhafatoso, sai correndo atrás de você. Felizmente, como você é mais rápido que o urso, consegue entrar no carro e fechar a porta bem no momento em que ele ia dar o bote. Você sobreviveu. Seu cérebro foi concebido para aprender com essa valiosa experiência de preservação da vida. Seu hipocampo produz então uma memória de longo prazo do urso e de sua decisão de fugir, uma memória saturada emocionalmente com o medo da amígdala.

O motivo principal da existência do sistema amígdala-córtex pré-frontal-hipocampo é permitir que aprendamos com as experiências e aumentemos a capacidade de reagir diante de circunstâncias similares no futuro. A próxima vez que você encontrar um urso (ou lobo, javali, onça) na mata (ou floresta, ou campo), a memória armazenada será desencadeada pela semelhança do acontecimento com o encontro original com o urso, orientando você a reagir com rapidez automaticamente: *Minha nossa, outro urso? Da última vez eu sobrevivi porque saí correndo; portanto, é melhor correr de novo!*

Mas e se a experiência original da fuga do urso tenha sido tão traumática e aterrorizante que sua amígdala ficou iluminada como a Times Square? O urso pode ter alcançado você antes que chegasse ao carro, pode ter arranhado suas costas antes que entrasse. É possível, então, que a amígdala fique tão violentamente estimulada que forje uma memória traumática no hipocampo com uma aguda intensidade emocional. Como a memória armazenada é muito poderosa, ao ser desencadeada ela desarma o córtex pré-frontal e o impede de exercer o controle cognitivo. No futuro a memória pode ser desencadeada por estímulos que se pareçam apenas vagamente com o acontecimento original, de tal maneira que, na próxima vez que você vir qualquer animal peludo – até mesmo o poodle do vizinho –, isso irá desencadear a memória original, fazendo com que a amígdala reaja instintivamente como se você estivesse sendo ameaçado de novo por um urso perigoso. *Minha nossa, é melhor eu correr de novo!*

Em outras palavras, indivíduos atormentados com TEPT não conseguem separar os detalhes de uma experiência nova da carga emocional de um trauma passado e não conseguem evitar que o circuito amígdala-hipocampo reviva a intensidade mental do acontecimento original. Foi o que aconteceu com Adrianne Haslet.

No alegre e ensolarado Dia do Patriota de 2013, Adrianne Haslet estava parada perto da linha de chegada da maratona de Boston, a alguns metros de uma panela de pressão de aço inoxidável cheia de explosivos que estava dentro de uma mochila abandonada. Quando a panela explodiu, seu pé foi feito em pedaços. A experiência seria horrorosa para qualquer um – mas foi especialmente traumática para Adrianne, uma dançarina que havia dedicado a vida à habilidade com os pés. Sua amígdala atingiu o máximo, enviando um impulso emocional intenso para o hipocampo, que armazenou uma poderosíssima memória da explosão e de sua terrível consequência.

Alguns meses mais tarde, após ter recebido alta do Hospital Geral de Massachusetts, Adrianne estava em seu apartamento em Boston quando, subitamente, outra série de explosões estrondosas a deixou apavorada – era o espetáculo de fogos de artifício em comemoração ao Quatro de Julho. O barulho irrompeu em seu cérebro, ativando instantaneamente a lembrança da explosão da maratona, obrigando-a a reviver a mesma sensação de terror que havia tomado conta dela enquanto estava estendida na calçada encharcada de sangue da Boylston Street. Fora de si, ela ligou para o serviço de emergência e implorou ao atendente impotente que interrompesse os fogos de artifício.

A maioria de nós já sentiu uma forma mais leve e não patológica desse fenômeno neural durante acontecimentos que, embora dramáticos e inesperados, não chegam a ser aterrorizantes. Muitas pessoas se lembram de onde estavam quando ficaram sabendo que o presidente Reagan tinha levado um tiro ou quando tomaram conhecimento da explosão da nave espacial Challenger, ou, ainda, quando assistiram aos desdobramentos dos ataques do Onze de Setembro. Isso às vezes é chamado de "flash de memória", e é o equivalente benigno e sem a carga emocional das memórias intensas e alucinantes que as vítimas do TEPT não conseguem tirar da cabeça.

Utilizando o conhecimento disponível sobre o mecanismo do trauma, uma pesquisa recente revelou que, se a pessoa toma uma droga que interrompe a memória logo depois de uma experiência traumática – mesmo horas mais tarde –, o TEPT pode ser drasticamente reduzido, uma vez que o hipocampo foi impedido de consolidar plenamente o que se tornaria uma memória traumática. (Essa pesquisa foi baseada no trabalho de Eric Kandel que demonstrou como as memórias de curto prazo estão inscritas na memória de longo prazo.) A pesquisa também aponta para a variabilidade genética no que diz respeito à suscetibilidade ao TEPT. Parece haver uma correlação entre os genes específicos implicados nos mecanismos do cérebro que controlam a excitação, a ansiedade e a atenção e o fato de a pessoa desenvolver ou não sintomas de TEPT. Embora todos tenham um ponto de ruptura e sejam suscetíveis ao desenvolvimento do transtorno se pressionados por um tempo suficientemente longo ou de modo suficientemente intenso, cada um tem um ponto de ruptura diferente.

A dinâmica do circuito amígdala-córtex pré-frontal-hipocampo pode ajudar a explicar por que eu desenvolvi sintomas semelhantes ao TEPT após ter derrubado o aparelho de ar-condicionado e não após minha casa ter sido invadida, e por que o sr. Kronsky desenvolveu sintomas incuráveis após a morte do filho, enquanto a sra. Kronsky se recuperou. O fator crucial foi o controle cognitivo.

Durante o assalto, meu córtex pré-frontal permitiu que eu me mantivesse calmo, além de me dar a sensação (por mais ilusória que fosse) de que a situação estava sob controle, por meio da crença de que, se eu decidisse obedecer aos assaltantes, sobreviveria ileso. Como escapei sem nenhum ferimento grave e nenhuma perda significativa, meu hipocampo transmitiu à memória uma experiência mitigada por minha sensação de controle cognitivo. Por outro lado, quando o aparelho de ar-condicionado escapou da minha mão, não havia absolutamente nada que eu pudesse fazer além de gritar impotente enquanto ele mergulhava na direção da calçada. Não havia nenhum controle, real ou ilusório, para mitigar o sinal de alarme ensurdecedor da amígdala. Portanto, meu hipocampo armazenou uma memória da experiência tão vívida como o telão de um estádio de futebol.

Com o sr. Kronsky, a situação foi diferente. O fato de ele estar dirigindo o carro pode ter lhe dado um senso de controle cognitivo, bem como físico, da situação. No entanto, na realidade Kronsky teve pouca influência nas circunstâncias do acidente, do qual foi uma vítima passiva e um observador. Consequentemente, é provável que seu hipocampo tenha armazenado uma memória que combinou a intensidade emocional da morte horrível de Edmund com a consciência extremamente culpada por seu papel atrás do volante. Nesse caso, o senso de controle cognitivo se transformou numa prisão mental, incomodando-o com infindáveis "e se?": "e se eu não tivesse querido ir embora da festa cedo?"; "e se eu tivesse voltado para casa por um caminho diferente?"; "e se eu tivesse passado mais devagar pelo cruzamento?"

Como sobrevivi à invasão da minha casa são e salvo, meu próprio senso de controle cognitivo ajudou a aliviar a intensidade emocional da experiência. Mas se os dois ladrões que invadiram meu apartamento tivessem atirado em mim ou roubado o relógio do meu avô, então a mesma decisão de me manter calmo poderia, em vez disso, ter me lançado em minha própria espiral infindável de autorrecriminação. É assim que acontece a relação entre o cérebro e as experiências. Aquilo que pode nos ensinar também pode nos magoar.

Capítulo 9

O triunfo do pluralismo: o *DSM-5*

Psiquiatria é neurologia sem os sinais físicos, exigindo um virtuosismo diagnóstico do mais alto nível.
– HENRY GEORGE MILLER, *British Journal of Hospital Medicine*, 1970

Identifico a humildade, e não a arrogância, como o princípio fundamental da maturidade científica. O ideal não é a verdade ou a certeza, mas a busca contínua e pluralista do conhecimento.

– HASOK CHANG

O diagnóstico na era digital

A quarta edição da bíblia da psiquiatria foi publicada em 1994. Ela continha 297 transtornos (a anterior tinha 265) e seguia a mesma estrutura que Spitzer traçara no *DSM-III*. Enquanto a publicação do *DSM-III* fora marcada por confusão e polêmica, a do *DSM-IV* foi tão rotineira e calma como a abertura de uma loja da Starbucks. A maioria dos profissionais de saúde mental mal reparou em seu processo de elaboração; eles simplesmente começaram a utilizá-lo quando ele foi publicado.

No entanto, com a quinta edição foi diferente. Em 2006, a APA autorizou oficialmente a indicação de uma nova força-tarefa para elaborar o *DSM-5*. Muito havia mudado no mundo da medicina e da psiquiatria desde que o *DSM-III*, que rompera paradigmas, fora lançado em 1980. O presidente George H. W. Bush tinha proclamado os anos 1990 como a Década do Cérebro, e a neurociência havia se transformado numa das mais importantes e dinâmicas disciplinas das ciências da vida. A imagem e a genética permeavam inteiramente o campo médico. Havia novas drogas, novas técnicas de psicoterapia e novos aparelhos médicos em abundância.

Ao mesmo tempo, a capacidade e a funcionalidade dos computadores tinham aumentado drasticamente, e a internet se transformara numa força social universal.

Em reconhecimento à nova era digital na qual a quinta edição nasceria, a abreviatura do manual foi mudada para *DSM-5*, no lugar de *DSM-V.* Ao substituir o algarismo romano por um arábico, a APA deu a entender que o *DSM* passaria a ser um "documento vivo", revisado frequentemente como um software de computador, e prometeu o possível lançamento de um *DSM-5.1* e *5.2*.

Em 2006, o presidente da APA, Steve Sharfstein, indicou David Kupfer para presidente da força-tarefa e Darrel Regier para vice-presidente. Kupfer era presidente do Departamento de Psiquiatria da Universidade Pittsburgh e um especialista de fama mundial em depressão e transtorno bipolar. Regier era um psiquiatra e epidemiologista cujos primeiros passos foram dados no monumental Estudo da Área de Captação Epidemiológica, um projeto do NIMH dos anos 1980 que mediu os índices de transtornos mentais na população americana.

Kupfer e Regier montaram a equipe, que começou a trabalhar em 2007. Como nas forças-tarefa anteriores, eles realizaram extensas resenhas da literatura existente, analisaram dados e pediram feedback a colegas e profissionais para ajudá-los a formular revisões dos diagnósticos existentes. Diferentemente das forças-tarefa anteriores, porém, logo começaram a ouvir reclamações à meia-voz: não havia um conjunto coerente de procedimentos para alterar os diagnósticos; não havia um método inteligível para reunir os diagnósticos numa nova edição. Além disso, as partes interessadas – tanto dentro como fora da categoria – observaram que o processo de revisão e de modificação do *DSM* estava sendo orquestrado a portas fechadas. Ao tomar conhecimento dos rumores de descontentamento, uma nova geração de ativistas da antipsiquiatria, entre os quais Robert Whittaker, Gary Greenberg, Peter Breggin, e uma revigorada Igreja da Cientologia, começou a criticar o projeto.

Não estávamos mais nos anos 1970, quando as críticas ao *DSM-III* foram expostas quase inteiramente dentro do universo estreito dos profissionais de saúde mental, com os oponentes se digladiando por meio de comentários em periódicos, cartas datilografadas e reuniões privadas. Estávamos no século XXI, a era da internet e das mídias sociais. Agora, mesmo quem não era profissional da área tinha o poder de transmitir suas queixas por meio de blogues, boletins eletrônicos, sites de ativistas, posts no Facebook e, finalmente, no Twitter. Captando o espírito de grande parte das críticas ao *DSM-5*, Gary Greenberg, psicoterapeuta e autor de discursos contrários à psiquiatria, declarou numa entrevista ao *New York Times*: "Ninguém dá muito valor ao conteúdo atual do *DSM*, e mesmo aqueles que o defendem reconhecem que sua principal virtude é que não existe nada que o substitua."

Aos críticos conhecidos da antipsiquiatria veio se juntar em seguida a voz de grupos de interesse que queriam saber como o processo do *DSM* afetaria seus membros. Organizações de defesa dos pacientes como a National Alliance for the Mentally Illness [Associação Nacional de Defesa das Pessoas com Doenças Mentais], o Autism Speaks [O Autismo Fala], a Depresssion and Bipolar Support Alliance [Associação de Apoio às Pessoas Depressivas e Bipolares] e a American Foundation for Suicide Prevention [Fundação Americana pela Prevenção do Suicídio] também começaram a reclamar on-line que seus membros não estavam sendo informados acerca do processo formativo do *DSM-5*. Não tardou para que surgisse uma miríade de blogues e discussões on-line criticando fortemente a falta de transparência com que o *DSM-5* era desenvolvido. Ao deixar de responder a essa enxurrada de restrições on-line, a APA e a força-tarefa do *DSM-5* deram a impressão de que seus responsáveis não estavam levando a sério as reclamações – ou de que estavam simplesmente desinformados.

Na verdade, a crítica on-line cada vez maior realmente pegou a APA de surpresa. Além de estarem despreparados para responder de maneira organizada e eficaz pela internet, eles foram surpreendidos pelo nível de interesse do público. Afinal de contas, durante o desenvolvimento do *DSM-IV* houve pouquíssima controvérsia entre os profissionais médicos, enquanto a discussão pública fora praticamente inexistente. Agora, porém, centenas de vozes exigiam que os líderes do *DSM* abrissem as cortinas e explicassem como exatamente a geração seguinte de diagnósticos psiquiátricos estava sendo criada.

Apesar dos protestos, os diretores da força-tarefa e o comando da APA podiam desconsiderar as reclamações como a choradeira exagerada de sempre feita por críticos pertencentes ao movimento da antipsiquiatria e por grupos de interesses específicos. Afinal de contas, muitas das objeções levantadas contra o processo do *DSM-5* não eram assim tão diferentes das reclamações surgidas durante a criação do *DSM-III* e (em menor escala) do *DSM-IV*; elas simplesmente estavam sendo amplificadas pelo alto-falante digital da internet. Com tantas pessoas e entidades interessadas na bíblia da psiquiatria, qualquer revisão certamente incomodaria alguém e provocaria reclamações. A APA esperava ser capaz de vencer a tempestade on-line sem se molhar... até que uma inesperada dupla de críticos se manifestou com a força de um furacão.

Esses psiquiatras surpreenderam os líderes do *DSM-5* com uma série de cartas acusatórias on-line que acabariam obrigando a APA a alterar o rumo do desenvolvimento do livro. O primeiro foi o presidente do *DSM-IV*, Allen Frances. O segundo foi o lendário criador do moderno *DSM* kraepeliano, o próprio Robert Spitzer.

Crítico emérito

Em abril de 2007, um ano depois do início do projeto do *DSM-5* e seis anos antes da data prevista para sua publicação, Robert Spitzer enviou uma mensagem de duas linhas para o vice-presidente do *DSM-5*, Daniel Regier. Será que Regier poderia lhe enviar uma cópia das atas das primeiras reuniões da força-tarefa?

Após o término do *DSM-III*, o papel de Spitzer no processo dos manuais se reduzira. Embora tivesse pressionado bastante para chefiar o *DSM-IV*, ele fora preterido em favor de Allen Frances, à época professor de psiquiatria da Faculdade de Medicina da Cornell. Não obstante, Frances tratara Spitzer com respeito, indicando-o para a força-tarefa do *DSM-IV* como "consultor especial", além de incluí-lo em todas as reuniões. Porém, à medida que o *DSM-5* começou a avançar, Spitzer foi excluído de qualquer envolvimento (o mesmo acontecendo com Allen Frances). Assim como Spitzer fizera trinta anos antes, parecia que Kupfer e Regier queriam romper claramente com o passado e criar algo novo. Para alcançar esse objetivo ambicioso, eles sentiram que precisavam manter à distância todas as antigas lideranças do *DSM*.

Regier respondeu a Spitzer dizendo que as atas estariam disponíveis ao público depois que o conflito de interesses tivesse chegado ao fim e a força-tarefa estivesse plenamente aprovada. Spitzer escreveu a Regier novamente alguns meses mais tarde, mas não obteve resposta. Em fevereiro de 2008, quase um ano depois da solicitação inicial, Spitzer finalmente recebeu uma resposta definitiva: devido a circunstâncias excepcionais, entre elas, a necessidade de "manter a confidencialidade do processo de desenvolvimento", Regier e Kupfer tinham decidido que as atas só seriam disponibilizadas ao conselho de curadores e aos membros da força-tarefa.

Não se tratava apenas de uma rixa pessoal com o criador do moderno *DSM*, mas de um distanciamento grave da política de transparência e envolvimento implantada por Spitzer e que ele mantivera mesmo quando enfrentou uma resistência feroz ao *DSM-III*. Durante o desenvolvimento do *DSM-IV*, Allen Frances dera prosseguimento à política de abertura de Spitzer. Preocupado que a decisão de Regier e Kupfer de ocultar todos os procedimentos do olhar público poria em perigo a legitimidade e a qualidade do *DSM-5*, Spitzer fez algo que ninguém esperava: levou suas preocupações para a internet.

"A edição de 6 de junho de *Psychiatric News* trouxe a boa-nova de que o processo do *DSM-5* será complexo, mas transparente", Spitzer escreveu numa carta aberta ao editor do serviço de notícias on-line da APA. "Descobri o nível de transparência e acessibilidade quando Regier me informou que não mandaria as atas das reuniões da força-tarefa do *DSM-5* porque era importante 'manter a confidencialidade do *DSM-5*'." Estimulado a entrar em ação, Spitzer deu início a uma campanha on-line implacável contra o "sigilo" do processo, insistindo na transparência total. "Qualquer coisa a menos", escreveu em 2008, "é um convite para que os críticos do diagnóstico psiquiátrico levantem dúvidas quanto à credibilidade científica do *DSM-5*." Ele criticou também o uso dos "acordos de confidencialidade" que todos os membros da força-tarefa e dos grupos de trabalho eram obrigados a assinar, proibindo-os de discutir o *DSM-5* fora da força-tarefa e dos grupos de trabalho.

Aparentemente, Kupfer e Regier acreditavam que poderiam controlar com mais eficácia a criação de um novo *DSM* protegendo a força--tarefa e os grupos de trabalho do escrutínio público enquanto lidavam com a tarefa complexa e possivelmente controversa de aperfeiçoar os diagnósticos psiquiátricos. Embora o próprio Spitzer tivesse controlado o desenvolvimento do *DSM-III* com mão de ferro, ele havia compensado isso com um comportamento aberto e compreensivo, emitindo um fluxo contínuo de atualizações e relatórios. Mesmo quando enfrentou resistência aberta nas últimas etapas do desenvolvimento do *DSM-III*, sabe-se que ele respondeu a cada carta, artigo e telefonema relacionado ao *Manual*, por mais crítico que fosse.

Spitzer não era o único contrariado com o sigilo do processo do *DSM-5*: Allen Frances compartilhava o ceticismo de seu antigo mentor. Frances se formara na Columbia sob a orientação de Spitzer, tendo sido um dos membros mais jovens da força-tarefa do *DSM-III* antes de se tornar presidente do *DSM-IV*; a opinião geral entre os profissionais de saúde mental era que Frances tinha feito um trabalho respeitável como administrador do livro mais importante da psiquiatria. Frances procurou a ajuda de Spitzer, e em 2009 os luminares da psiquiatria enviaram uma carta conjunta ao Conselho de Curadores da APA advertindo que o *DSM-5* estava fadado a ter "consequências inesperadas e desastrosas" em razão de uma "postura rigidamente defensiva" por meio da qual sua liderança "se mantinha isolada dos conselhos e das críticas". Insistiam que a APA jogasse no lixo todos os acordos de confidencialidade, aumentasse a transparência e indicasse um comitê supervisor para monitorar o processo do *DSM-5*.

Instaurou-se a polêmica. O que estava em questão era o problema da definição das doenças mentais na era digital. Não havia apenas uma quantidade muito maior de dados empíricos e de conhecimentos clínicos do que jamais houvera; havia também uma miríade de interesses poderosos

– entre eles, organizações comerciais, governamentais, médicas e educacionais, bem como grupos de defesa dos pacientes – que seriam afetados de forma significativa por qualquer alteração no *DSM*. O interesse público seria atendido caso se permitisse que os especialistas elaborassem as revisões por trás de um véu protetor? Ou era melhor permitir que as discussões a respeito dos diagnósticos (que seriam inevitavelmente acaloradas e litigiosas) se desenrolassem diante do olhar público – composto agora de um mundo conectado de blogueiros, tuiteiros e usuários do Facebook?

Defensores e detratores da APA entraram em cena. A *Psychiatric Times*, uma revista on-line independente da APA, publicava regularmente as réplicas. Daniel Carlat, um psiquiatra próximo da Faculdade de Medicina da Universidade Tufts, descreveu em seu blogue o conflito que se seguiu: "O que começou com a revisão da literatura para pesquisa por um grupo de cientistas de primeira linha degenerou numa disputa que deixa a rixa entre as famílias Hatfield e McCoy* no chinelo." A mídia, animada com o espetáculo dos clínicos mais destacados do setor se digladiando com o mesmo ódio de republicanos e democratas no Congresso, pôs lenha na fogueira. Programas de notícias da TV a cabo convidavam âncoras dos telejornais para discutir os méritos do *DSM* e da psiquiatria em geral. Comentaristas famosos, de David Brooks a Bill O'Reilly, entraram em cena. "O problema é que as ciências comportamentais como a psiquiatria não são realmente ciências; são semiciências", escreveu Brooks em um artigo no *New York Times*.

De 2008 até o lançamento do *DSM-5* em 2013, apareceram quase três mil artigos sobre ele em jornais e nos principais canais de notícias on-line. Chegou-se a um ponto em que acontecimentos secundários relacionados ao desenvolvimento do *DSM-5* viravam notícia e qualquer acontecimento relacionado à doença mental era imediatamente ligado à situação polêmica do manual. Em 2011, por exemplo, a cobertura do *DSM-5* pelo noticiário deu um salto quando a deputada Gabrielle Giffords foi alvejada em um shopping center do Arizona por um jovem psicótico. Outro

---

* Disputa que se estendeu de meados da década de 1860 até o final do século XIX na região da Virgínia Ocidental e do Kentucky. [N. do T.]

furor midiático em torno do *DSM-5* aconteceu depois do horrível tiroteio numa escola de Newton, Connecticut, quando as reportagens deram a entender que o responsável, Adam Lanza, tinha uma forma de autismo. Grande parte da cobertura sugeria que a psiquiatria não estava conseguindo descobrir uma maneira de diagnosticar ou tratar a doença mental.

A APA não tinha sentido esse tipo de pressão do público desde o início dos anos 1970, quando o estudo de Rosenhan, a polêmica acerca da homossexualidade e o movimento da antipsiquiatria forçaram-na a se distanciar da psicanálise e a endossar um paradigma radicalmente novo do diagnóstico psiquiátrico. Mas o que ela faria dessa vez?

A APA reage

Durante todo o processo de desenvolvimento, Kupfer e Regier tinham assegurado reiteradamente ao Conselho da APA em seus relatórios regulares que, apesar de todas as reclamações internas e do barulho externo, tudo corria bem com o *DSM-5*. Porém, quando Spitzer e Frances se juntaram às escaramuças on-line e os rumores sobre a falta de liderança que vazavam da força-tarefa e dos grupos de trabalho não se reduziram, o conselho começou a se perguntar se haveria fogo por trás de toda aquela fumaça. Havia problemas graves com o processo de desenvolvimento do *DSM-5* que Kupfer e Regier não estavam admitindo – ou, ainda pior, problemas dos quais eles não estavam a par?

Para descobrir, o Conselho de Curadores indicou um comitê de supervisão em 2009. O novo comitê examinaria o processo do *DSM-5* e informaria ao conselho se havia, de fato, problemas que exigissem sua intervenção. Carolyn Robinowitz, ex-diretora da Faculdade de Medicina da Universidade Georgetown e presidente anterior da APA, foi indicada para presidir o comitê. Eu também fui indicado para o comitê.

Participamos de reuniões da força-tarefa do *DSM*, onde fomos informados sobre os últimos acontecimentos pelo presidente e pelo vice-presidente do *DSM-5*; em seguida, nos reunimos separadamente com membros da força-tarefa sem a presença de Kupfer e de Regier. Logo ficou evidente que a situação era tão ruim como os rumores indicavam. A equipe do *DSM-III* estivera unida em sua visão de um novo manual, além de confiar plenamente na liderança de Robert Spitzer. No caso do *DSM-5*, muitos membros da equipe criticavam abertamente tanto o processo como seus líderes.

Regier e sua equipe pareciam desorganizados e indecisos, enquanto Kupfer se mantinha distante e indiferente, delegando a responsabilidade operacional a Regier. Era um estilo administrativo muito diferente do envolvimento prático e obsessivo de Spitzer, mais tarde imitado por Frances. Robinowitz transmitiu ao Conselho da APA as conclusões desanimadoras a que o comitê de supervisão havia chegado: "Existe um problema sério com o *DSM*, e precisamos resolvê-lo."

Embora tivesse levado a sério os comentários de Robinowitz, o Conselho de Curadores não sabia o que fazer. Trocar o comando àquela altura dos acontecimentos, quando o processo estava sendo questionado publicamente, poderia valorizar as críticas e minar a credibilidade do *DSM*. Em vez disso, o Conselho deu um jeito de lidar com o problema ao instituir dois comitês de revisão *ad hoc*: um para examinar as evidências científicas que justificavam a proposta de mudança e outro para examinar as consequências clínicas e de saúde pública de qualquer mudança. Embora o acréscimo de novos comitês dificilmente seja a solução ideal para um problema administrativo, ele de fato serviu para desviar grande parte das críticas vindas da própria categoria dos psiquiatras.

Enquanto isso, acusações continuavam fervilhando na internet. Uma das mais importantes era a alegação de que o *DSM-5* tratava como patologia o comportamento normal. Ironicamente, isso tinha sido uma das críticas mais agudas feitas por Robert Spitzer aos psicanalistas, que falavam explicitamente da psicopatologia da vida diária e afirmavam que todos tinham alguma doença mental. Uma das grandes contribuições de Spitzer e do *DSM-III* foi traçar um limite claro entre a pessoa com doença mental e a pessoa normal, mas mesmo dentro do caos do *DSM-5* essa divisão estava sendo mantida.

A maior parte das críticas violentas acerca da patologia do comportamento normal foi provocada por diagnósticos que pareciam superficiais ou sexistas ao observador casual, como transtorno de acumulação compulsiva, transtorno da compulsão alimentar periódica e transtorno disfórico pré-menstrual. No entanto, o motivo para designar cada uma dessas condições como transtorno estava apoiado em dados ou em uma extensa experiência clínica. Tomemos o transtorno de acumulação compulsiva, um dos novos verbetes do *DSM-5*. Essa doença está associada à incapacidade de jogar coisas fora, a tal ponto que o lixo toma conta do lugar em que a pessoa mora e reduz substancialmente sua qualidade de vida. Embora todos conheçam acumuladores que relutam em se desfazer de objetos velhos, as pessoas que sofrem do transtorno de acumulação compulsiva muitas vezes acumulam tanta bugiganga que as pilhas ameaçadoras de lixo podem representar uma grave ameaça à saúde.

Tratei, certa ocasião, de uma mulher rica de meia-idade que vivia num apartamento espaçoso no Upper East Side de Manhattan, mas que mal conseguia abrir a porta para entrar ou sair por causa das pilhas cambaleantes de jornais, revistas sobre animais de estimação, mercadorias fechadas compradas em sites de vendas e acessórios para os nove gatos. Ela finalmente foi ameaçada de expulsão quando os vizinhos reclamaram do fedor pútrido e dos vermes que saíam do apartamento. Sua família a internou num hospital, e pela primeira vez na vida ela foi tratada do transtorno de acumulação compulsiva. A mulher recebeu alta três semanas depois e voltou para casa, encontrando o apartamento num estado impecável após a limpeza providenciada pela família. Hoje ela toma clomipramina (um antidepressivo tricíclico utilizado geralmente para tratar transtorno obsessivo-compulsivo) e tem sessões de terapia cognitivo-comportamental para ajudar a lidar com seus impulsos. Até agora ela leva uma vida muito mais feliz no apartamento limpo e espaçoso, sem que os vizinhos ou a família reclamem.

Como estou intimamente envolvido com o processo de desenvolvimento do *DSM-5*, posso dizer que não existe nenhum interesse institucional em ampliar o campo da psiquiatria inventando mais transtornos ou facilitando a qualificação de um diagnóstico. O número de pacientes no atual sistema de saúde mental supera em muito nossa capacidade de lidar com eles, e já enfrentamos desafios suficientes tentando fazer com que as companhias de seguro nos reembolsem pelo tratamento de diagnósticos estabelecidos há décadas. Talvez a principal prova de que a psiquiatria não está tentando medicalizar os comportamentos comuns possa ser encontrada no número de diagnósticos: o *DSM-IV* tinha 297; o *DSM-5* reduziu esse número para 265.

Quando fui eleito presidente da APA na primavera de 2012, herdei a responsabilidade pelo *DSM-5*. Ele seria concluído e publicado durante meu mandato, e seu sucesso – ou fracasso – aconteceria sob minha responsabilidade. O fato de que os comitês *ad hoc* instituídos por meus antecessores tinham sido eficazes e aperfeiçoado substancialmente o processo de desenvolvimento do *DSM* me dava certo consolo. Os resmungos internos tinham cessado, um processo claro e rigoroso para criar ou alterar transtornos fora estabelecido e, o mais importante, cada conjunto experimental de critérios diagnósticos acumulava mais evidências e passava por mais deliberações do que durante qualquer *DSM* anterior.

Nos seis meses que antecederam a data em que o *DSM-5* seria apresentado à Assembleia da APA para ser votado, a presidente da APA, Dilip Jeste, e eu estabelecemos um processo de "cúpula" sistemático para conduzir um exame final e aprovar ou rejeitar cada um dos transtornos submetidos a análise. O conjunto final de diagnósticos aprovados seria apresentado à Assembleia da APA de uma só vez, exatamente como ocorrera com o *DSM-III* de Spitzer trinta anos antes. Participaram representantes da força-tarefa, dos grupos de trabalho e dos comitês, e cada um de nós sabia exatamente o que estava em jogo: a credibilidade da psiquiatria no século XXI e o bem-estar de cada paciente cuja vida seria afetada pelas decisões tomadas por nós.

Durante o processo de exame da cúpula, sempre buscamos o consenso. Quando não havia uma evidência científica clara ou uma razão clínica convincente que justificasse um novo diagnóstico ou a revisão de um já existente, então a versão do *DSM-IV* permanecia tal como estava. A maioria dos transtornos foi aprovada sem controvérsia, embora houvesse um debate acalorado com relação aos transtornos de personalidade – uma eterna fonte de conflito entre os psiquiatras com raízes nas primeiras teorias psicanalíticas de Freud. Também houve divergências a respeito da inclusão de um novo diagnóstico para crianças chamado "transtorno disruptivo da desregulação do humor"; ou sobre o fato de alguém poder ser diagnosticado com depressão enquanto ainda vivia o luto pela morte de um ser amado; ou se os critérios da esquizofrenia podiam ser modificados. Essas três alterações acabaram sendo aprovadas, mas não a proposta de configuração dos transtornos de personalidade, apresentada novamente.

O dia 10 de novembro de 2012 – o dia da votação do *DSM-5* – finalmente chegou. A Assembleia da APA se reuniu no hotel JW Marriott, em Washington, DC, exatamente a duas quadras da Casa Branca e menos de uma semana depois de Barack Obama ter conquistado o direito de residir ali por mais quatro anos. Depois de toda a ensurdecedora polêmica, on-line e na mídia, a votação em si foi um perfeito anticlímax. Houve muito pouca discussão no salão, e ela foi rápida e unânime, muito diferente da movimentação frenética e das tentativas de última hora para reelaborar o *DSM-III*.

O *DSM-5* foi publicado em 19 de maio de 2013, coroando o mais longo período de desenvolvimento de qualquer manual (sete anos) e o mais longo período entre as suas edições (dezenove anos). Essa demora, porém, não se deveu tanto à polêmica e ao processo difícil, mas ao reflexo do alcance sem precedentes do trabalho dedicado ao desenvolvimento do *DSM-5*. A nova edição da bíblia da psiquiatria incorporou mais dados, evidências e discussões que as quatro edições anteriores juntas: 163 especialistas, entre eles, psiquiatras, psicólogos, sociólogos, enfermeiras e defensores dos consumidores que dedicaram mais de cem mil horas de trabalho, examinaram dezenas de milhares de ensaios e conseguiram informações sobre critérios diagnósticos de centenas de médicos em atividade. Com exceção do presidente e do vice-presidente, nenhum dos colaboradores recebeu qualquer pagamento pela dedicação.

Apesar de todo o drama, medo e ambição durante a criação do *DSM-5*, o resultado final acabou se revelando uma revisão bastante modesta do *DSM-IV*. Ele manteve a maioria dos elementos que Spitzer introduziu em sua edição transformadora, incluindo a definição básica de doença mental como um padrão de sintomas permanentes e coerentes que causam sofrimento subjetivo ou diminuição da capacidade de agir.

Após o lançamento, Jesse escreveu: "A bem-sucedida publicação do manual diagnóstico – com um prazo apertado e diante de um cerrado escrutínio público – representa uma vitória completa para a psiquiatria. Em maio de 2012 parecia que a missão seria difícil, fora os artigos que surgiam na imprensa, a maioria críticos. Respondemos às críticas de uma forma muito construtiva, sem menosprezar os críticos. Se não tivesse ficado bom, poderia ser uma mancha na reputação não apenas da APA, mas da profissão de psiquiatra. Este deve ser o sistema diagnóstico mais examinado da história da medicina. Creio que todos devemos nos orgulhar dessa façanha admirável."

Estou entre aqueles que se orgulham do resultado. Para outros, porém, o produto final foi uma grande decepção. Bem no momento em que o *DSM-5* estava sendo lançado, o diretor do Instituto Nacional de Saúde Mental escreveu um *post* que provocou o maior rebuliço midiático relacionado ao *DSM*. Embora a condenação feita por Tom Insel do *DSM* da era digital parecesse pôr em risco uma vez mais a integridade da psiquiatria, sua provocação ofereceu uma oportunidade para demonstrar a verdadeira força e resiliência da psiquiatria contemporânea.

A caminho de uma psiquiatria pluralista

No blogue de 29 de abril de 2013, o principal psiquiatra do governo e diretor do maior financiador de pesquisa psiquiátrica declarou: "As pessoas com transtornos mentais merecem algo melhor que o *DSM-5*. Por essa razão, o NIMH redirecionará suas pesquisas, afastando-as das categorias do *DSM*." O canhonaço de Insel viralizou imediatamente, e a mídia noticiou sua declaração como uma recusa oficial do *DSM* por parte do NIMH. Insel parecia estar anunciando ao mundo que os diagnósticos da psiquiatria não eram cientificamente confiáveis. No lugar do *DSM-5*, Insel defendia a criação de um novo sistema diagnóstico baseado na genética, na neurobiologia, nos circuitos cerebrais e nos biomarcadores.

Insel expressava o eterno sonho da psiquiatria biológica de estabelecer definições neurais da psicopatologia, tal como Wilhelm Griesinger e seus seguidores alemães haviam articulado inicialmente um século e meio antes. No entanto, como pudemos observar durante os dois séculos de história da psiquiatria, a maioria das tentativas de estabelecer um relato biológico da doença mental tinha sido frustrada. O próprio Griesinger fracassou; decepcionado, Kraepelin voltou-se para os sintomas e a evolução da doença; Freud, apreciador da inutilidade, criou a psicanálise; a teoria das fixações funcionais de Egas Moniz, que justificava a lobotomia, fracassou; a teoria de John Cade de que a mania era causada por toxinas fracassou; as manchas lilás e cor-de-rosa dos psiquiatras ligados à cromatografia fracassaram. As únicas explicações biológicas indiscutíveis das origens de uma doença mental dizem respeito à paralisia geral do insano (causada pela bactéria da sífilis), à pelagra (uma forma de demência causada pela deficiência de vitamina B-12) e, mais recentemente, ao Alzheimer e a outras formas de demência e de psicose induzidas por drogas. Compreendemos razoavelmente como o vício e o transtorno de estresse pós-traumático se desenvolvem no cérebro, mas ainda há muito a aprender. Embora a psiquiatria biológica tenha descoberto pistas atraentes, se examinarmos a história inteira da psiquiatria, descobriremos que as teorias biológicas da doença mental não se saíram melhor nem pior que as teorias psicodinâmicas, e nenhuma dessas escolas de pensamento produziu um relato convincente das origens precisas da esquizofrenia e da depressão, nem da ansiedade e dos transtornos bipolares. Se aprendemos algo com as frequentes oscilações pendulares para frente e para trás entre cérebro e mente é que qualquer ponto de vista limitado sobre a doença mental geralmente se mostra inadequado para dar conta da complexidade que é a doença mental.

Ironicamente, sessenta anos antes de o diretor do NIMH, Tom Insel, postar um blogue a respeito da necessidade de adotar uma psiquiatria puramente biológica, o primeiro diretor do NIMH, Robert Felix, denunciara a psiquiatria biológica e declarara que o instituto não financiaria nenhuma pesquisa biológica (uma promessa que, infelizmente, ele manteve). Em vez disso, Felix instou os psiquiatras a se concentrar em patologias sociais como pobreza, racismo e conflito familiar. Mais tarde, quando o pêndulo da psiquiatria começou a oscilar de volta na direção do cérebro, no início dos anos 1980 – impulsionado pelos avanços das imagens, da genética e da neurociência –, o catedrático de psiquiatria de Yale, Morton Reiser, observou: "Estamos passando de uma psiquiatria sem cérebro para uma psiquiatria sem mente."

A índole de Robert Spitzer o manteria numa posição equidistante com relação ao campo que tinha mais a oferecer, o biológico ou o psicodinâmico. Além disso, ele criou uma estrutura diagnóstica que podia incorporar pesquisas que contemplassem os dois pontos de vista – ou nenhum deles. A razão de a genética, a neurobiologia, os circuitos cerebrais e os biomarcadores estarem ausentes dos diagnósticos do *DSM-5* é que ainda não havia provas suficientes que justificassem sua inclusão, e não por causa de algum tipo de omissão, preconceito teórico ou rejeição deliberada da psiquiatria biológica. Essa decisão foi antes o reflexo de uma visão da doença mental responsável e madura, incorporada na postura desapaixonada do *DSM* com relação à teoria psiquiátrica. No final das contas, o que importava eram os dados empíricos, por mais teimosos, pouco inovadores ou repetitivos que fossem.

Os violentos redemoinhos conceituais ao longo da história da psiquiatria ressaltam o valor da índole imparcial de Spitzer, já que a psiquiatria sempre se saiu melhor quando conseguiu evitar os extremos da neurobiologia reducionista e do mentalismo puro, seguindo, em vez disso, um caminho de moderação que é receptivo a descobertas de todas as fontes que tenham base empírica. Embora ainda seja possível encontrar hoje psiquiatras que se apoiam exclusivamente em um ponto de vista psicodinâmico, biológico ou sociológico, o conjunto do campo da psiquiatria acabou percebendo que a melhor maneira de entender e tratar a doença mental é cuidando simultaneamente da mente *e* do cérebro.

Hoje, os psiquiatras são ensinados a avaliar os pacientes utilizando as técnicas mais modernas da neurociência *e* os princípios psicodinâmicos mais convincentes do funcionamento da mente. Eles usam a tecnologia de imagens do cérebro *e* escutam atentamente os relatos que os pacientes fazem de suas experiências, emoções e desejos. Ken Kendler, professor

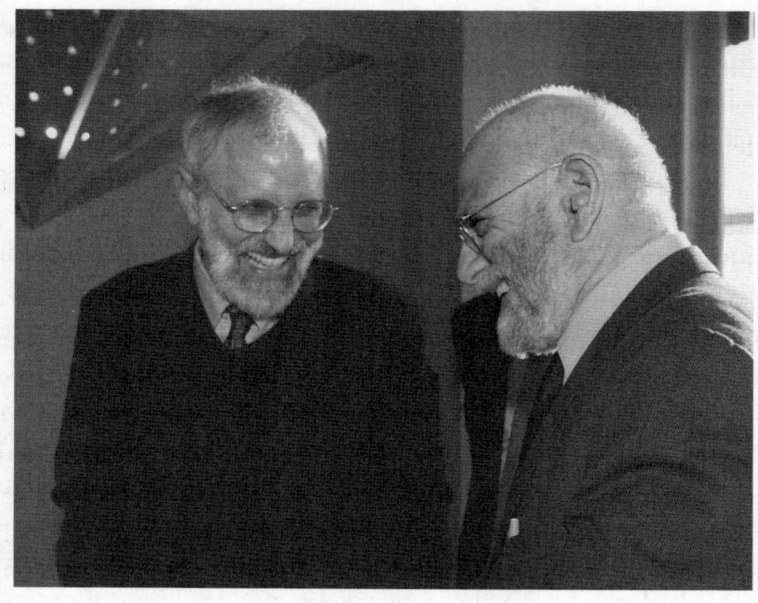

Ken Kendler (à esquerda) e Oliver Sacks numa recepção em Nova York em 2008 (cortesia de Eve Vagg, Instituto Psiquiátrico do Estado de Nova York).

de psiquiatria e de genética humana na Universidade Virginia Commonwealth e um dos pesquisadores de psiquiatria vivos mais citados, chamou essa abordagem unificada e imparcial da doença mental de "psiquiatria pluralista".

Em um ensaio penetrante de 2014, Kendler adverte os neurocientistas-psiquiatras, que passaram a ganhar destaque recentemente, contra o "monismo fervoroso" que caracterizou os psicanalistas dos anos 1940 e 1950 e os psiquiatras sociais dos anos1960 e 1970, os quais viam a doença mental através de lentes teóricas limitadas e proclamavam que a única abordagem válida era a sua. Sua abordagem excludente da psiquiatria reflete o que Kendler chama de "arrogância cognitiva". O melhor antídoto para essa arrogância, observa Kendler, é o pluralismo baseado na prova.

Eric Kandel é merecidamente célebre por seu papel no lançamento da revolução do cérebro na psiquiatria; a amplitude de sua carreira reflete uma visão pluralista da doença mental. Embora as pesquisas de Kandel estivessem concentradas na explicação da neurobiologia da memória, elas eram motivadas e estruturadas por sua crença nas teorias psicodinâmicas de Freud. Ele nunca abandonou sua crença de que, mesmo se algumas ideias específicas de Freud estivessem erradas, a perspectiva psicodinâmica da mente era tão indispensável e valiosa como a perspectiva biológica. O pluralismo de Kandel se refletiu no ensaio seminal "A psicoterapia e a sinapse única", que publicou no *New England Journal of Medicine*. No ensaio, ele observou que os psiquiatras tendiam a ocupar uma destas categorias: a dos psiquiatras "linha-dura", que tinham saudade das explicações biológicas para os transtornos; e a dos psiquiatras "flexíveis", que acreditavam que a biologia produzira pouca coisa de utilidade prática e que o futuro da psiquiatria estava no desenvolvimento de novas psicoterapias. Kandel observou em seguida que esse conflito evidente de pontos de vista poderia, na verdade, propiciar um progresso futuro, já que os dois lados eram obrigados a lutar entre si e, no devido tempo, se reconciliar. Kandel sustenta ainda hoje sua perspectiva pluralista, como se pode perceber no artigo que escreveu para o *New York Times* em 2013 em resposta à crítica de David Brooks ao *DSM-5*:

> Esta nova ciência da mente baseia-se no princípio de que nossa mente e nosso cérebro são inseparáveis. O cérebro é responsável não apenas por comportamentos motores como correr e comer, mas também por ações complexas que consideramos tipicamente humanas como pensar, falar e criar obras de arte. Vista dessa perspectiva, nossa mente é um cenário de operações conduzidas por nosso cérebro. O mesmo princípio de unidade se aplica aos transtornos mentais.

Então, depois de tudo o que foi dito, o que *é* doença mental? Sabemos que os transtornos mentais apresentam conjuntos de sintomas coerentes. Sabemos que muitos transtornos imprimem marcas neurológicas particulares no cérebro. Sabemos que muitos transtornos expressam formas particulares de atividade mental. Passamos a compreender um pouco melhor as bases genéticas dos transtornos mentais. Podemos tratar pessoas com transtornos mentais utilizando medicamentos e terapias somáticas que atuam unicamente nos sintomas, mas que não exercem nenhum efeito nas pessoas saudáveis. Sabemos que tipos específicos de psicoterapias provocam uma melhora evidente dos pacientes que sofrem de tipos específicos de transtornos. E todos sabemos que, se não forem tratados, esses transtornos provocam angústia, sofrimento, incapacidade, violência e até a morte. Desse modo, transtornos mentais são anômalos, permanentes, prejudiciais, tratáveis, apresentam um componente biológico e podem ser diagnosticados de maneira confiável. Creio que isso deve satisfazer qualquer definição de doença médica.

Ao mesmo tempo, os transtornos mentais representam uma forma de doença médica diferente de todas as outras. O cérebro é o único órgão que pode sofrer o que chamaríamos de "mal existencial", no qual seu funcionamento não é perturbado por um dano físico, mas por uma experiência impalpável. Em todos os outros órgãos do corpo, é preciso que haja um estímulo físico causador da doença – toxinas, infecções, trauma decorrente de um golpe direto, estrangulamento –, mas somente o cérebro pode ficar doente em razão de estímulos incorpóreos como solidão, humilhação ou medo. Ser demitido do emprego ou abandonado pelo parceiro pode provocar depressão. Assistir ao atropelamento do filho ou perder, numa crise financeira, as economias que garantiriam sua aposentadoria pode causar TEPT. O cérebro é uma interface entre o etéreo e o orgânico, em que os sentimentos e as lembranças que compõem o tecido inefável da experiência são transformados em bioquímica molecular. A doença mental é uma condição médica – mas é também uma condição existencial. Dentro dessa dualidade peculiar repousa todo o tumulto histórico e a promessa futura da minha profissão – bem como o fascínio profundo de nossa espécie pelo comportamento humano e pela doença mental.

Por mais avançados que sejam os testes biológicos, as tecnologias de imagem do cérebro e as habilidades genéticas, duvido que algum dia eles substituam plenamente o elemento psicodinâmico, que é inerente à doença existencial. A interpretação do componente humano extremamente pessoal da doença mental por um médico compreensivo sempre representará uma parte essencial da psiquiatria, mesmo no caso das doenças mentais mais biológicas, como o transtorno do espectro autista e a doença de Alzheimer. Ao mesmo tempo, a descrição puramente psicodinâmica do transtorno do paciente jamais será suficiente para dar conta dos fenômenos neurológicos e fisiológicos subjacentes que geram os sintomas evidentes. Somente combinando a percepção sensível do estado empírico do paciente com todos os dados biológicos disponíveis é que os psiquiatras podem ter a esperança de oferecer o tratamento mais eficaz.

Embora tenha uma profunda simpatia pela posição de Tom Insel – assim como ele, eu também quero que a compreensão neurobiológica das doenças mentais aumente –, creio que a psiquiatria é mais bem atendida quando resistimos à tentação da arrogância cognitiva e nos mantemos abertos às evidências e às ideias de vários pontos de vista. O *DSM-5* não representa nem um ataque grosseiro à psiquiatria biológica nem uma regressão aos conceitos psicodinâmicos, e sim um triunfo avassalador do pluralismo. Depois que Insel postou seu blogue incendiário, chamei-o para discutir a situação. Concordamos, enfim, em emitir uma declaração conjunta da APA e do NIMH que reafirmasse aos pacientes, provedores e pagantes que o *DSM-5* ainda era o critério aceito para o tratamento clínico – ao menos até que outros avanços científicos justificassem sua atualização ou substituição.

Desde que o *DSM-5* foi lançado, em maio de 2013, algo surpreendente aconteceu: um silêncio ensurdecedor por parte dos críticos e da mídia. A impressão que se tem agora é que a polêmica e a gritaria antes do seu lançamento concentraram-se na percepção que se tinha do *processo* de criação do *DSM-5*, assim como no esforço para influenciar o verdadeiro conteúdo que acabou saindo na versão publicada. E, embora no período que se seguiu a sua publicação muitos críticos de dentro e de fora da psiquiatria tenham manifestado um descontentamento compreensível a respeito do "que poderia ter acontecido" – e se a APA tivesse indicado um comando diferente, e se o processo tivesse sido administrado de forma diferente, e se outros critérios, além dos adotados oficialmente, definissem determinado transtorno? –, foi gratificante que provedores e consumidores do tratamento de saúde tenham sido bem atendidos pelo *DSM-5*.

Mas o conflito generalizado e acalorado que aconteceu na internet e na mídia deixou algo evidente, sim: a psiquiatria enraizou-se profundamente em nosso tecido cultural, permeando nossas instituições sociais mais respeitadas e afetando nossos encontros diários mais banais. Para o bem ou para o mal, o *DSM* não é apenas um compêndio de diagnósticos médicos. Ele se tornou um documento público que ajuda a definir como compreendemos a nós mesmos e como vivemos nossas vidas.

Capítulo 10

Fim do estigma: o futuro da psiquiatria

É preciso que nossas famílias e nossos amigos compreendam que os cem milhões de americanos que sofrem de doença mental não são almas perdidas nem causas perdidas. Somos todos plenamente capazes de melhorar, de ser felizes e de construir relacionamentos gratificantes.
– Congressista Patrick J. Kennedy, sobre seu diagnóstico de transtorno bipolar

Por que as pessoas se mostram compreensivas quando qualquer outro órgão do seu corpo adoece, com exceção do cérebro?
– Ruby Wax

Escondido no sótão

Eu tenho a sorte de ter vivido um mar dramático e positivo de mudanças na história da minha especialidade médica e ver seu amadurecimento: de culto psicanalítico de psiquiatras a uma medicina científica do cérebro.

Quarenta anos atrás, quando minha prima Catherine precisava de tratamento para sua doença mental, afastei-a das mais importantes e reputadas instituições psiquiátricas da época, temendo que elas só piorassem as coisas. Hoje, não hesitaria em encaminhá-la ao departamento psiquiátrico de qualquer centro médico importante. Por ter trabalhado na linha de frente do atendimento clínico e nos escalões mais altos da pesquisa psiquiátrica, assisti em primeira mão ao progresso irresistível que transformou a psiquiatria... mas, infelizmente, nem todos conseguiram se beneficiar dele.

Logo depois de me tornar catedrático na Universidade Columbia, pediram que eu atendesse uma mulher de 66 anos de idade, a sra. Kim.

Ela dera entrada no hospital com uma infecção de pele bastante grave que, aparentemente, não era tratada havia muito tempo. O caso era intrigante, porque a sra. Kim era uma pessoa instruída e rica. Ela se formara em medicina e, como esposa de um industrial asiático de destaque, tinha acesso ao melhor tratamento de saúde possível.

Quando conversei com a sra. Kim, descobri rapidamente por que tinham chamado um psiquiatra para atender uma paciente com infecção de pele. Quando tentei lhe perguntar como se sentia, ela começou a gritar de forma incoerente, fazendo gestos estranhos e raivosos. Fiquei calado e observei-a discretamente, enquanto conversava consigo mesma – ou, mais precisamente, com pessoas inexistentes. Como não conseguisse entabular uma conversa com ela, decidi conversar com a família. No dia seguinte, o marido, o filho e a filha adultos vieram, relutantes, ao meu consultório. Após um longo trabalho de convencimento, eles revelaram que logo depois de se formar na faculdade de medicina, a sra. Kim desenvolvera sintomas de esquizofrenia.

A família tinha vergonha da condição dela. Apesar de seus recursos, nem os pais da sra. Kim nem seu marido procuraram qualquer tipo de tratamento para a doença; em vez disso, fizeram o possível para evitar que qualquer pessoa descobrisse seu diagnóstico vergonhoso. Numa ala da casa espaçosa, eles cercaram com divisórias seus aposentos, mantendo-a isolada sempre que havia visitas. Apesar de ter um diploma médico, o exercício da medicina era algo totalmente fora de questão para a sra. Kim. Ela raramente deixava a propriedade e, quando o fazia, nunca era por um período longo de tempo – até que desenvolveu as erupções de pele. A família experimentou todo tipo de remédio sem receita, esperando que resolvesse o problema. Porém, quando as erupções infeccionaram e começaram a se espalhar rapidamente, eles ficaram assustados e chamaram o médico da família. Ao ver suas costas salpicada de abscessos purulentos, ele implorou que a levassem a um hospital, onde ela foi diagnosticada com uma infecção por estafilococos grave.

Chocado, repeti a eles o que haviam acabado de me dizer – que nos últimos trinta e tantos anos eles tinham conspirado juntos para manter a esposa e mãe isolada do mundo a fim de evitar a humilhação pública.

Impassíveis, eles balançaram a cabeça ao mesmo tempo, concordando. Eu não acreditava – aquilo parecia ter saído de um romance de Charlotte Brontë, não da cidade de Nova York do século XXI. Disse-lhes com bastante franqueza que a decisão de impedir o tratamento era cruel e imoral – embora, tragicamente, não fosse ilegal –, instando-os a permitir que ela fosse transferida para a unidade psiquiátrica do hospital para que pudesse ser tratada. Após discussão, eles recusaram.

Informaram-me que, mesmo que o tratamento da sra. Kim fosse bem-sucedido, àquela altura as mudanças prejudicariam demais a vida deles e sua posição na comunidade. Eles teriam de explicar aos amigos e conhecidos o motivo de a sra. Kim repentinamente começar a aparecer em público após uma ausência tão prolongada – e quem sabe o que a própria sra. Kim diria ou como se comportaria nessas circunstâncias? Para a família, o estigma da doença mental era tão assustador que eles preferiam que aquela mulher – outrora inteligente e, em outros aspectos, fisicamente saudável – continuasse psicótica e incapacitada, com o cérebro se deteriorando de maneira irreversível, a enfrentar as consequências sociais que o reconhecimento de sua doença mental traria.

Poucas gerações atrás, os maiores obstáculos ao tratamento da doença mental eram a falta de tratamentos eficazes, os critérios diagnósticos não confiáveis e uma teoria fossilizada da natureza básica da doença. Hoje, o único impedimento importante para o tratamento não é nenhuma lacuna do conhecimento científico nem a falta de capacidade médica, e sim o estigma social. Infelizmente, esse estigma tem sido favorecido pelo legado dos fracassos históricos da psiquiatria e de sua antiga reputação – não mais justificada – de enteada rejeitada da medicina.

Embora vivamos numa época de tolerância sem precedentes com as diversas etnias, religiões e orientações sexuais, a doença mental – uma condição médica involuntária que afeta uma em cada quatro pessoas – ainda é vista como um sinal de vergonha, uma letra escarlate L de "louco", P de "psicopata", ou D de "doido". Você prefere dizer que teve de cancelar o compromisso por causa de uma pedra no rim... ou de um episódio maníaco? Prefere inventar a desculpa de que deu um mau jeito nas costas... ou contar que sofreu um ataque de pânico? Explicar que estava com enxaqueca... ou de ressaca depois de tomar um porre?

Encontro provas dessa vergonha e dessa suscetibilidade quase todo dia. Muitos dos pacientes atendidos por nossos professores preferem pagar do próprio bolso em vez de usar o seguro-saúde, com medo de que fiquem sabendo que eles estão fazendo tratamento psiquiátrico. Outros acham melhor não se encontrar com nossos médicos na Clínica *Psiquiátrica* da Columbia ou ser atendidos por mim no Instituto *Psiquiátrico* do Estado de Nova York, preferindo um consultório particular que não revele a especialidade médica do profissional. É comum pacientes virem da América do Sul, do Oriente Médio ou da Ásia para se consultar conosco só para ter certeza de que ninguém do seu país descubra que estão sendo atendidos por um psiquiatra.

Alguns anos atrás, dei uma palestra sobre doença mental durante um almoço no centro de Manhattan para levantar fundos para a pesquisa psiquiátrica. Depois da palestra, circulei entre os participantes – todos eles pessoas inteligentes, bem-sucedidas e extrovertidas que tinham sido pessoalmente convidadas para o evento por Sarah Foster, uma conhecida *socialite* cujo filho se suicidara alguns anos antes, quando estava no último ano do segundo grau. O bate-papo era acompanhado de salmão pochê e Chablis, e todos elogiavam abertamente o esforço abnegado de Sarah para aumentar a consciência das pessoas a respeito da doença mental – embora nenhum deles admitisse qualquer experiência direta com a doença. Em vez disso, a doença mental era tratada como o genocídio no Sudão ou o tsunami na Indonésia, um assunto que merecia toda a atenção do público, mas que estava muito distante da vida dos próprios patronos.

Alguns dias depois, recebi uma ligação no consultório. Uma das participantes do evento, uma editora de livros, perguntou se eu poderia ajudá-la. Ela estava perdendo interesse pelo trabalho, tinha dificuldade para dormir e frequentemente ficava muito emocionada, chegando até a chorar. Estaria passando por uma crise da meia-idade? Concordei em atendê-la e cheguei à conclusão de que ela sofria de depressão. Antes de marcar a consulta, porém, ela insistiu que aquilo fosse mantido em caráter estritamente confidencial, acrescentando: "Por favor, não diga nada a Sarah!"

No dia seguinte recebi uma ligação de outra participante. A mulher trabalhava numa empresa de *private equity** e estava preocupada porque o filho de vinte e poucos anos abandonara a faculdade para abrir sua própria empresa. Embora ela admirasse o espírito empreendedor do filho, sua ideia pretensiosa de criar um software para acabar com a pobreza no mundo fora concebida durante um período em que ele apresentara um comportamento estranho e agitado. Depois de avaliá-lo, minha suspeita inicial se confirmou: ele estava nas fases incipientes de um episódio maníaco.

Durante as semanas seguintes, recebi mais ligações dos convidados de Sarah em busca de ajuda para cônjuges com vício, irmãos e irmãs com ansiedade, pais com demência, crianças pequenas com problemas de atenção e filhos adultos que ainda moravam com os pais. Aos poucos, pelo menos metade das pessoas que participaram do almoço de Sarah entraram em contato comigo, entre elas, o proprietário do restaurante em que fora realizado.

Todas eram pessoas cultas e sofisticadas que tinham acesso ao melhor tratamento de saúde que o dinheiro podia pagar. Se estivessem respirando com dificuldade ou tivessem uma febre prolongada, é provável que teriam sido atendidas por seus médicos pessoais, ou ao menos teriam procurado a melhor indicação possível. No entanto, em razão do estigma da doença mental, elas tinham evitado ir em busca de tratamento médico para seus problemas; até que, casualmente, tinham conhecido um psiquiatra em um evento de arrecadação de fundos em prol da doença mental. E o surpreendente é que, embora tivessem sido convidadas para o evento por uma amiga que se dedicara a aumentar a consciência acerca da doença mental após a morte trágica do filho, nenhuma delas queria que Sarah tomasse conhecimento do seu problema.

Finalmente chegou a hora de acabar com esse estigma – e agora temos um bom motivo para acreditar que isso é possível.

---

* Composta por investidores e fundos que investem diretamente em companhias privadas ou adquirem empresas listadas na Bolsa. [N. do T.]

Preencher a lacuna

Quando se é diagnosticado com uma doença mental, nossa autoimagem é atingida como se o médico tivesse gravado em nossa testa um estigma humilhante para que todo mundo veja – tão pernicioso como os estigmas históricos imputados a outras condições médicas outrora consideradas repugnantes, como epilepsia, lepra, varíola, câncer, aids e, mais recentemente, ebola. No passado, as vítimas dessas doenças foram marginalizadas como párias. Em cada um dos casos, porém, os progressos científicos acabaram revelando a verdadeira natureza da doença, e a sociedade entendeu que não se tratava nem de falha moral nem de castigo divino. Assim que a medicina descobriu as causas das doenças e começou a tratá-las, o estigma começou a desaparecer. Hoje, chegamos a um ponto em que jogadores da Liga Nacional de Futebol Americano usam cor-de-rosa durante os jogos para manifestar seu apoio à luta contra o câncer de mama, toda cidade importante tem uma marcha para levantar fundos em favor da pesquisa da aids e existe um dia nacional de conscientização do autismo. Essa mudança drástica na atitude da população aconteceu quando as pessoas começaram a falar abertamente a respeito de suas doenças estigmatizadas – e, possivelmente o mais importante, começaram a confiar na capacidade de a medicina compreendê-las e tratá-las.

A primeira oportunidade real de eliminar o estigma que envolve a doença mental finalmente chegou porque a maioria das doenças pode ser diagnosticada e tratada de maneira bastante eficaz. No entanto, o estigma tem persistido porque a população não tomou conhecimento dos avanços da psiquiatria com a mesma rapidez com que tomou conhecimento dos avanços no tratamento da doença cardíaca, do câncer e da aids. Ou, talvez mais precisamente, a população ainda não *acredita* que a psiquiatria tenha de fato avançado.

Atualmente, os psiquiatras estão bem integrados ao restante da medicina e abordam a doença mental como fazem com outro transtorno qualquer. Eles podem prescrever medicação ou realizar ECT para tratar o transtorno, oferecendo simultaneamente formas comprovadas de psicoterapia. Baseados em evidências, eles podem recomendar mudanças na dieta, no sono, nos exercícios ou no estilo de vida para reduzir o risco de desenvolver uma doença ou diminuir seus efeitos. Comunicam-se abertamente e com frequência com outros especialistas médicos, podendo delegar alguns elementos do tratamento a profissionais de saúde mental afins como psicólogos, assistentes sociais, enfermeiras psiquiátricas e terapeutas de reabilitação. Envolvem-se com os pacientes de uma forma direta e empática. E obtêm bons resultados.

Os psiquiatras contemporâneos defendem uma visão pluralista da doença mental que aceita a neurociência, a psicofarmacologia e a genética – mas também usam técnicas psicoterapêuticas e psicossociais a fim de compreender o histórico único do paciente e tratar suas condições de forma individualizada.

No passado, havia a crença generalizada de que os estudantes de medicina seguiam a carreira de psiquiatra para resolver seus próprios problemas, algo defendido até mesmo dentro da classe médica. E é verdade que às vezes a psiquiatria acabava sendo a salvação para os estudantes de medicina que eram fracos demais para competir em outras disciplinas – como acontece até hoje em alguns países da Ásia e do Oriente Médio. Mas os tempos mudaram.

Hoje a psiquiatria compete com outras especialidades médicas pelos melhores estagiários. Em 2010, tentamos recrutar um médico e pesquisador chamado Mohsin Ahmed, que estava pensando em se inscrever no programa de psiquiatria da Columbia. Ele tinha feito o doutorado em neurobiologia sob a orientação de um célebre neurocientista que declarara que o jovem era um dos mais talentosos estudantes que já conhecera. Ahmed era um novato altamente valorizado; ele podia escolher qualquer programa de especialização do país. Embora tivesse sinalizado seu interesse pela psiquiatria, estava claro que tinha algumas restrições a ela.

Durante as entrevistas, fiz questão de conversar com ele, fazendo o possível para transmitir-lhe como minha área era apaixonante, como estava sendo transformada pela neurociência, ao mesmo tempo que permitia que os profissionais mantivessem o envolvimento pessoal com os pacientes. Quando saiu o resultado do processo anual que compatibiliza os graduados em medicina com os programas de formação, vibrei ao saber que ele tinha escolhido a psiquiatria e viria para a Columbia. Na metade do primeiro ano, porém, ele começou a reconsiderar sua escolha e disse ao diretor de formação que queria mudar para neurologia.

Marquei imediatamente um encontro com ele. Ahmed me disse que estava fascinado pelas complexidades intimidantes das doenças mentais, mas decepcionado com a prática clínica da psiquiatria. "Ainda baseamos os diagnósticos nos sintomas e avaliamos a eficácia dos tratamentos observando o paciente, em vez de confiar nos testes de laboratório", lamentou. "Quero sentir que sei realmente por que meus pacientes estão doentes e o que os tratamentos estão fazendo em seu cérebro para ajudá-los."

Como eu poderia discutir com ele? As preocupações de Ahmed eram velhas conhecidas – repetidas por todos, de Wilhem Griesinger a Tom Insel –, mas eram inteiramente válidas. Expliquei-lhe que, embora ainda estivéssemos preenchendo a lacuna entre os construtos psicológicos e os mecanismos neurobiológicos, era inteiramente possível adotar ambos, como Eric Kandel, Ken Kendler e muitos outros pesquisadores psiquiátricos de renome mundial tinham feito. A pesquisa psiquiátrica mais apaixonante do século XXI está relacionada à neurociência, e todos os líderes do nosso campo possuem hoje algum tipo de formação biológica ou neurológica. Ao mesmo tempo, a psicoterapia continua avançando de maneira sólida. Aaron Beck, pioneiro da psicodinâmica, adaptou recentemente a terapia cognitivo-comportamental – uma das formas mais eficazes de psicoterapia para depressão – para tratar sintomas de pacientes com esquizofrenia. Isso já seria uma proeza em qualquer idade, mas é uma realização surpreendente para um pesquisador infatigável que já chegou aos noventa.

Eu disse a Ahmed que sua geração seria aquela que finalmente preencheria a lacuna entre os construtos psicodinâmicos e os mecanismos biológicos e que, em vista de suas próprias capacidades e paixões, ele poderia abrir o caminho. Ele é hoje um dos nossos melhores residentes em psiquiatria e está à frente de um projeto inovador sobre a patofisiologia dos transtornos psicóticos. Ironicamente, apesar de manter o foco nas pesquisas de neurociência, Ahmed se revelou um psicoterapeuta extremamente compreensivo e habilidoso, com um jeito todo especial de se relacionar com os pacientes. A meu ver, ele personifica o psiquiatra do século XXI. Não mais um alienista, psicanalista, empurrador de comprimidos ou neurocientista reducionista, Mohsin Ahmed tornou-se um médico psiquiatra compassivo e pluralista.

De Psicose *a* O lado bom da vida

Agora que o campo da psiquiatria adquiriu o conhecimento científico e a capacidade clínica para lidar com a doença mental de forma eficaz, e está atraindo alguns dos melhores e mais brilhantes talentos para a profissão, mudar a cultura popular e as posturas da sociedade com relação à psiquiatria e à doença mental tornou-se a tarefa derradeira e, talvez, a mais desafiadora de todas.

O estereótipo hollywoodiano do maníaco homicida ficou gravado indelevelmente na mente do público com o filme *Psicose*, de Hitchock, lançado em 1960. O protagonista, Norman Bates, é um psicótico dono de um hotel que veste as roupas da mãe morta antes de assassinar cruelmente os hóspedes. Não é preciso dizer que esse retrato fictício e lúgubre exagera em muito a realidade clínica. Porém, desde o sucesso comercial de *Psicose*, tem havido um desfile de assassinos psicóticos no cinema, do Michael Myers de *Halloween* ao Freddy Krueger de *A hora do pesadelo*, passando por Jigsaw de *Jogos mortais*.

A indústria cinematográfica também tem uma longa tradição de retratar psiquiatras e outros profissionais de saúde mental como pessoas esquisitas, ignorantes ou cruéis, começando com filmes como *Choque!* (1946) e *A cova da serpente* (1948), que descrevem os horrores dos manicômios, continuando com *Um estranho no ninho*, *O silêncio dos inocentes* (que apresenta um diretor de uma instituição de saúde mental arrogante e violento), *Garota, interrompida* (que apresenta uma ala de mulheres com doenças mentais cuja equipe não se preocupa com os verdadeiros problemas delas), *Na companhia do medo* (que apresenta uma instituição de saúde mental aterrorizante com um diretor sádico e assassino), *Ilha do medo* (que apresenta uma instituição de saúde mental aterrorizante cuja equipe se mostra manipuladora, arrogante e violenta), *Terapia de risco* (que apresenta psiquiatras manipuladores e empresas farmacêuticas gananciosas) e mesmo *O exterminador do futuro 2* (que retrata a equipe de um hospital de saúde mental como insensível e irresponsável).

Nos últimos anos, porém, Hollywood começou a apresentar o outro lado da doença mental. O filme *Uma mente brilhante*, de Ron Howard, conta a história comovente do economista John Nash, que, apesar de sofrer de esquizofrenia, acabou ganhando o Prêmio Nobel. Outro exemplo é a série de sucesso *Homeland*, que retrata uma brilhante analista da CIA (interpretada por Claire Danes) que sofre de transtorno bipolar e conta com o apoio da irmã, uma psiquiatra inteligente e afetuosa. À parte o roteiro interessante e as excelentes atuações, a série é admirável por retratar de forma autêntica e precisa tanto os efeitos do transtorno mental da protagonista como seu tratamento – ao mesmo tempo que mostra que a doença mental não precisa ser um fator limitante para que a pessoa alcance o nível mais elevado de competência profissional.

O lado bom da vida, indicado como melhor filme, apresentou um retrato realista de personagens simpáticos com transtornos mentais. Eles levam uma vida plena e não são definidos pela doença – ela é apenas um elemento do tecido de suas vidas. Ao receber o Oscar de melhor atriz por seu desempenho no filme, Jennifer Lawrence declarou: "Quando a gente tem asma, toma remédio para asma. Quando tem diabetes, toma remédio para diabetes. Mas no momento em que tem de tomar remédio para o cérebro, é imediatamente estigmatizada."

Bradley Cooper, que interpretou no filme um jovem que retoma uma vida equilibrada após um surto destrutivo de transtorno bipolar, tornou-se defensor das pessoas com doença mental após o papel. Nunca me esquecerei do que Cooper me disse numa Conferência sobre Saúde Mental na Casa Branca, em 2013, quando lhe perguntei o que o motivava a dar seu apoio. "Quando trabalhei no filme lembrei-me de um velho amigo que conheci na escola e que tinha uma doença mental. Ficou claro para mim o que ele tinha enfrentado, e me senti envergonhado por não ter oferecido nenhum apoio ou compreensão, apenas ignorância e indiferença. Fazer esse filme me fez pensar que deve haver por aí um grande número de pessoas desinformadas – como eu era –, e que eu posso ajudar a lhes trazer a mesma consciência que o filme me trouxe."

A atriz Glenn Close encarna a postura edificante de Hollywood com relação à doença mental. Há vinte e cinco anos, ela teve um desempenho marcante em *Atração fatal* como uma personagem homicida que mata animais de estimação e tem transtorno de personalidade *borderline*. Hoje, Close se tornou a porta-voz mais visível em defesa das pessoas com doenças mentais na indústria do entretenimento. Ela fundou a organização sem fins lucrativos Bring Change 2 Mind [Faça a mente mudar], cuja missão é "pôr fim ao estigma e à discriminação que cerca a doença mental". Glenn Close viaja pelo país falando com as pessoas a respeito das pesquisas psiquiátricas e dos tratamentos relacionados à doença mental. Sua motivação é a família: sua irmã Jessie sofre de transtorno bipolar, e seu sobrinho Calen tem transtorno esquizoafetivo.

Inúmeras celebridades têm se disposto a falar abertamente a respeito de sua própria experiência com a doença mental. A autora bestseller Daniele Steel criou uma fundação em memória do filho Nick Traina, que cometeu suicídio depois de lutar com o transtorno bipolar. Numa atitude corajosa, o apresentador de *talk show* Dick Cavett e o âncora de *60 Minutes* Mike Wallace falaram abertamente sobre sua luta contra a depressão. Catherine Zeta-Jones revelou ter sido hospitalizada por causa de transtorno bipolar. Kitty Dukakis, esposa do candidato presidencial Michael Dukakis, escreveu um livro sobre o papel salvador da ECT no controle da sua depressão.

Em consequência de sua própria experiência e da defesa pública das pessoas com doenças mentais, tive a sorte de conhecer Jane Pauley pessoalmente. Nos livros *Skywriting* [Escrito no céu] e *Your Life Calling* [O chamado da vida], a ex-roteirista do programa *Today* escreve a respeito do papel que o transtorno bipolar desempenhou em sua vida. Ela conta como na pequena cidade de Indiana, em que foi criada, ninguém conhecia nada a respeito da doença mental, e muito menos falava sobre ela. Por isso Pauley nunca deu muita importância para suas frequentes alterações de humor, até que foi parar na ala psiquiátrica de um hospital com 51 anos de idade, depois que um tratamento com prednisone – um medicamento à base de esteroides – desencadeou um grave episódio maníaco. A hospitalização inesperada finalmente a obrigou a lidar com o histórico oculto de transtornos bipolares na família – e com o fato de que, sem o saber, ela apresentara os sintomas de transtorno bipolar durante anos. Pauley poderia ter optado por manter a doença como assunto privado; em vez disso, tomou a decisão corajosa de falar abertamente sobre ela.

Outras celebridades provocam a discussão pública do estigma da doença mental somente após sucumbir a seus efeitos. Aos 63 anos de idade, Robin Williams, um dos comediantes mais talentosos de sua geração – famoso por seu tipo de humor frenético e de alta voltagem –, tentou cortar os pulsos, depois se enforcou na cama com um cinto. Os fãs ficaram chocados ao descobrir que o homem que dividia tanta alegria e paixão com o mundo aparentemente lutara com uma grave depressão durante a maior parte da vida. Embora seu trágico suicídio represente uma perda incalculável, pelo menos foi alentador constatar que a maior parte da cobertura da mídia solicitava que os profissionais de saúde mental encarassem de frente o aparente paradoxo de um homem que parecia ser tão amado sentir, ao mesmo tempo, que não tinha motivo para viver.

Outro sinal de mudança das posturas culturais: um descendente da família política mais famosa dos Estados Unidos despontou como um porta-voz apaixonado em defesa das pessoas com doenças mentais. Patrick Joseph Kennedy é o filho mais novo do senador por Massachusetts Edward Kennedy e sobrinho do presidente John F. Kennedy. Em 1988, ao ser eleito para a Assembleia Legislativa do estado de Rhode Island, com 21 anos de idade, ele era o membro mais jovem da família Kennedy a assumir um cargo eletivo. Foi eleito para o Congresso em 1994.

Encontrei-me pela primeira vez com Patrick em 2006, num evento de arrecadação de fundos na casa de um amigo. Embora ainda estivesse no Congresso, seu admirável desempenho legislativo tinha sido ofuscado por histórias de embriaguez e instabilidade emocional. No mês de maio anterior, ele espatifara o carro em Capitol Hill. Logo depois, tinha se internado na Clínica Mayo para um programa de desintoxicação e reabilitação. Quando me encontrei com ele, apesar da aparência de político falador e envolvente, pareceu-me um pouco vacilante e desarticulado – sintomas de transtorno bipolar, supus.

Cinco anos depois, encontrei Patrick novamente num encontro a respeito de cuidados com a saúde mental, em Washington, DC, e fiquei impressionado com o tanto que ele havia mudado. Estava calmo, concentrado e alerta. Quando lhe perguntei a respeito da transformação evidente, ele explicou que recebera um tratamento eficaz para o transtorno bipolar e o abuso de substância, que levava um estilo de vida saudável e que estava se sentindo ótimo. Um ano depois compareci a sua festa de noivado em Nova York. Depois dos brindes e dos cumprimentos, Patrick me chamou de lado e comunicou que tinha resolvido dedicar a etapa seguinte de sua carreira à defesa das pessoas com doenças mentais e dos viciados.

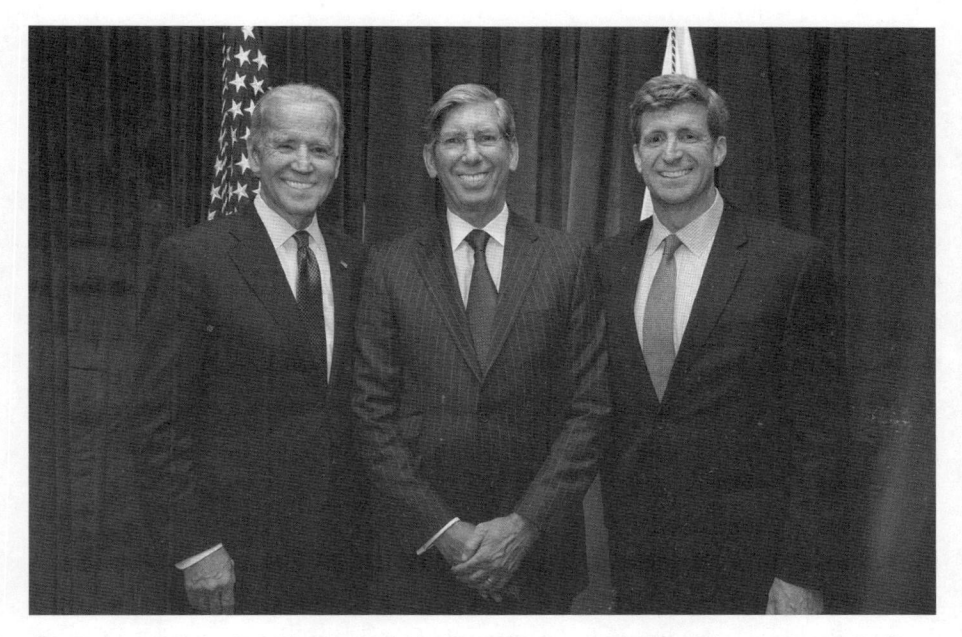

O ex-congressista Patrick Kennedy (à direita) com o vice-presidente Joseph Biden e o autor no 50º aniversário da Lei de Saúde Mental Comunitária na Biblioteca Presidencial JFK, em Boston, no dia 25 de outubro de 2013 (foto de Ellen Dallager, Associação Americana de Psiquiatria, 2014).

Inspirado por sua decisão, resolvi concorrer à presidência da APA já no ano seguinte. Pensava que, se tivesse a felicidade de ganhar, Patrick seria o parceiro perfeito na missão de eliminar o estigma associado à doença mental e educar as pessoas a respeito da psiquiatria. Desde então, Patrick e eu temos atuado juntos em muitas iniciativas legislativas relacionadas à psiquiatria, entre elas, a regulamentação final da Lei de Paridade de Saúde Mental e de Igualdade dos Dependentes, Lei de Proteção do Paciente e do Acesso ao Tratamento e Lei de Ajuda às Famílias nas Crises de Saúde Mental. Também juntamos esforços para informar a população a respeito da real situação da doença mental, da dependência e do tratamento. Patrick talvez tenha se tornado o porta-voz mais visível, articulado e eficaz da saúde mental nos Estados Unidos – e o primeiro político a enfrentar sua própria doença mental de maneira tão aberta e positiva.

Ao lado de Bradley Cooper, Glenn Close e Jane Pauley, Patrick Kennedy recebeu o apoio de muitas outras celebridades, entre elas, Alan Alda, Goldie Hawn e Arianna Huffington. Todos estão começando a usar sua visibilidade e influência para aumentar o nível de consciência a respeito da doença mental. Embora represente um bom começo, a verdade é que só superaremos o estigma dessa doença quando a população estiver plenamente convencida de que a ciência médica a compreende e é capaz de oferecer um tratamento eficaz. Felizmente, progressos ainda mais impressionantes na psiquiatria estão prestes a ocorrer.

Um futuro brilhante

Ao longo dos últimos duzentos anos, a história da psiquiatria tem se caracterizado por longos períodos de estagnação interrompidos por mudanças abruptas e marcantes – muitas das quais, infelizmente, não foram para melhor. Contudo, estamos entrando em uma era de avanços científicos que produzirão uma série de inovações mais fascinantes que qualquer outra ocorrida antes.

Um dos campos de pesquisa mais promissores é a genética. É praticamente certo que nenhum gene sozinho é responsável por nenhuma doença mental específica; porém, por meio de técnicas genéticas cada vez mais eficazes, estamos começando a compreender como determinados modelos de redes de genes apresentam níveis de risco. Essas marcas genéticas contribuirão para diagnósticos mais precisos dos pacientes; permitirão também a identificação precoce de pessoas vulneráveis a doenças mentais graves, possibilitando intervenções preventivas.

A família de Glenn Close proporcionou um dos primeiros exemplos de aplicação da genética na psiquiatria. Em 2011, sua irmã Jessie e seu sobrinho Calen participaram como voluntários em uma pesquisa do Hospital McLean, de Massachusetts, dirigida pela dra. Deborah Levy, uma psicóloga de Harvard. Uma análise genética do DNA de Jessie e de Calen (usando métodos semelhantes ao ROMA) revelou que ambos tinham uma variação genética cujo resultado eram cópias extras do gene que produz a enzima responsável pela metabolização do aminoácido glicina, intimamente associado aos transtornos psicóticos (ao ajudar a regular a atividade do neurotransmissor excitatório glutamato). As cópias extras desse gene indicavam que Jessie e Calen tinham falta de glicina, já que os corpos deles tinham superprodução da enzima que metaboliza a glicina. Quando a dra. Levy lhes deu um suplemento de glicina, seus sintomas psiquiátricos melhoraram consideravelmente. Foi como observar a febre do paciente baixar depois de lhe dar uma aspirina. Quando os voluntários pararam de tomar o suplemento de glicina, os sintomas pioraram.

O uso de um teste genético na irmã e no sobrinho de Glenn Close para identificar uma droga específica que pudesse melhorar a doença mental deles foi uma das primeiras aplicações da medicina personalizada na psiquiatria, que promete revolucionar o diagnóstico e o tratamento das doenças mentais.

Creio que em breve disporemos de testes diagnósticos úteis para as doenças mentais. Além do progresso realizado com relação aos testes genéticos, existem várias outras tecnologias promissoras que poderiam resultar em testes que ajudem no diagnóstico e na seleção do tratamento, entre elas, a eletrofisiologia (criando um teste da atividade cerebral semelhante ao ECG), a sorologia (que produziria um exame de sangue similar aos exames de colesterol ou do antígeno específico da próstata) e a imagem do cérebro (usando procedimentos de IRM e de PET para detectar as estruturas e a atividade da assinatura no cérebro). A FDA aprovou recentemente o teste de PET-scan para o Alzheimer, e estamos muito próximos do dia em que usaremos imagens do cérebro para ajudar no diagnóstico de autismo. Então, em vez das alegações espúrias de Daniel Amen em defesa do diagnóstico de doença mental baseado no SPECT, teremos técnicas de diagnóstico cientificamente comprovadas usando imagens do cérebro.

Progressos do tratamento psiquiátrico também ocorrem em outras frentes. As novas drogas que estão sendo desenvolvidas têm um alvo mais preciso, em termos do local e da forma como atuam dentro do cérebro. A terapia de estimulação cerebral (a modalidade de tratamento que começou como ECT) também passa por um progresso admirável. Os pesquisadores encontraram duas novas maneiras de estimular o cérebro que são muito menos invasivas que o ECT: a estimulação magnética transcraniana (EMTr) e a estimulação de corrente contínua transcraniana (ECCT). Essas terapias utilizam campos magnéticos ou correntes elétricas baixas para estimular ou reduzir a atividade cerebral em regiões anatômicas específicas sem induzir um surto, além de não serem invasivas nem exigirem anestesia. Elas podem ser utilizadas para mirar locais específicos do cérebro que supostamente estariam na origem dos sintomas de psicose, depressão e ansiedade.

No caso de doenças mentais extremamente graves e incuráveis que não respondem à medicação nem a outras formas de terapia de estimulação do cérebro, a estimulação cerebral profunda (ECP) oferece uma nova esperança. A ECP implica o implante cirúrgico de um eletrodo em uma estrutura neural definida com precisão. Embora esse procedimento seja altamente invasivo e exija neurocirurgia, tem sido utilizado com sucesso como último recurso para tratar casos extremos de transtorno obsessivo-compulsivo e depressão, bem como transtornos neurológicos como mal de Parkinson e distonia de torção.

Uma abordagem estimulante da pesquisa em psicoterapia é a que resulta da neurociência cognitiva, um campo que estuda o software do cérebro. Esse trabalho está começando a elucidar as bases neurais das funções mentais que podem ser modificadas por meio da terapia pela fala – e aquelas que *não* respondem a esse tipo de terapia. Estamos começando a compreender os processos neurobiológicos específicos que estão ativos durante a psicoterapia, e podemos utilizar essa informação para aprimorar as técnicas de psicoterapia, aplicando-as somente nas condições em que existe grande probabilidade de que ajudem.

Outros pesquisadores estão combinando medicamentos específicos com a terapia pela fala para aumentar a eficácia dessa terapia. Antidepressivos, antipsicóticos e ansiolíticos são usados com frequência para reduzir os sintomas que interferem na capacidade do paciente de se beneficiar da terapia pela fala – é difícil se envolver de maneira significativa com a terapia quando se está tendo pensamentos psicóticos ou ouvindo vozes, gravemente deprimido ou paralisado pela ansiedade. Drogas que intensificam a aprendizagem e a neuroplasticidade podem aumentar a eficácia da psicoterapia e reduzir o número de sessões necessárias para produzir a mudança.

Um exemplo desses efeitos sinérgicos é a combinação da terapia cognitivo-comportamental com a d-cicloserina, uma droga aprovada originalmente para o tratamento da tuberculose. Os cientistas descobriram que, ao atuar nos receptores de glutamato do cérebro, a D-cicloserina intensificava a aprendizagem. Quando ela é utilizada junto com a terapia cognitivo-comportamental, parece intensificar seus efeitos. Tratamentos similares que empregam psicoterapia e drogas também têm sido aplicados com êxito em pacientes com transtorno obsessivo-compulsivo, transtornos de ansiedade e TEPT.

Outro exemplo recente veio do laboratório de meu colega Scott Small, um neurologista da Universidade Columbia. Small descobriu que o extrato concentrado de flavonoides, extraído da semente de cacau, melhorava radicalmente a memória de pessoas com redução de memória associada à idade ao estimular a atividade neural no hipocampo. Esses compostos nutracêuticos podem proporcionar uma nova abordagem da reabilitação cognitiva.

Também estamos assistindo ao surgimento de uma enxurrada de aplicativos baseados na internet para aparelhos móveis que ajudam pacientes com adesão ao tratamento, oferecendo suporte terapêutico complementar e permitindo que eles se mantenham em contato virtual com seus provedores de saúde mental. David Kimhy, diretor do Laboratório de Psicopatologia Experimental da Universidade Columbia, criou um aplicativo que os pacientes esquizofrênicos podem usar quando estão precisando de socorro. Se suas alucinações auditivas se intensificam, eles podem abrir um roteiro cognitivo-comportamental no smartphone que os orienta a lidar com os sintomas:

Tela 1: Você está ouvindo vozes agora? [Sim / Não]
Tela 2: Qual é a altura da voz? [escala de 1 a 100]
Tela 3: O que você gostaria de fazer?
    Exercício de relaxamento
    Atividades prazerosas
    Explorar as causas
    Nada
Tela 4.1: Exercício de relaxamento: [*Execute na tela o exercício guiado de respiração por 45 segundos*]

Richard Sloan, diretor de Medicina Comportamental do Departamento de Psiquiatria da Columbia, monitora biossinais (entre eles, batimento cardíaco, pressão sanguínea, respiração, temperatura e tensão muscular) dos pacientes, fazendo com que eles usem diversos tipos de penduricalhos, de fitas no pulso a roupas enfeitadas com sensores, que transmitem informações em tempo real, o que lhe proporciona um expositor virtual do estado emocional da pessoa.

A psiquiatria percorreu um longo caminho desde os dias em que acorrentava os lunáticos em frias celas de pedra e os exibia como prodígios monstruosos diante de um público boquiaberto. Depois de uma jornada difícil e muitas vezes desonrosa, minha profissão hoje envolve uma medicina da saúde mental sofisticada e eficaz, dando origem aos momentos mais gratificantes da carreira do psiquiatra: ser testemunha dos triunfos clínicos. E eles, muitas vezes, não dizem respeito apenas ao alívio dos sintomas do paciente, mas à transformação profunda da vida de uma pessoa.

Alguns anos atrás, atendi uma paciente que sofria de ataques de pânico como Abigail Abercrombie e que estava confinada em casa havia duas décadas. No início tinha que ir até sua casa só para examiná-la, já que ela se recusava a deixar a segurança lúgubre do apertado apartamento de Manhattan. Quando finalmente conseguiu vir até o consultório, ela se sentou próximo à porta aberta e deixou a bicicleta encostada do lado de fora, para que pudesse escapar a qualquer momento. Hoje faz caminhadas com o marido, convive com os amigos e leva os filhos para a escola, dizendo: "Sinto que meu mundo se tornou cem vezes maior."

Tratei de um homem de cinquenta anos que tivera depressão durante quase toda a vida e que tentara se matar duas vezes. Ele tinha abandonado diversos empregos e era incapaz de manter um relacionamento amoroso. Após dois meses de tratamento com medicação antidepressiva e psicoterapia, e sentindo que um véu de tristeza havia sido retirado, ele perguntou: "É assim que a maioria das pessoas se sente? É assim que a maioria das pessoas *vive*?"

Meu amigo Andrew Solomon também sofreu de depressão suicida durante anos antes de receber um tratamento eficaz. Ele escreveu de forma eloquente sobre a doença em *O demônio do meio-dia: uma anatomia da depressão*, finalista do Prêmio Pulitzer e vencedor do National Book Award. Hoje, ele tem um casamento feliz e desfruta de uma carreira bem-sucedida como escritor, ativista e palestrante extremamente valorizado. "Sem a psiquiatria moderna", Solomon garante, "acredito de verdade que a esta altura estaria morto."

Não faz muito tempo, quem sofria de transtorno bipolar como Patrick Kennedy tinha todos os motivos para acreditar que sua vida levaria à ruína financeira, à humilhação pública e a relacionamentos desastrosos. Kay Jamison, outra amiga querida, se viu dividida entre mergulhos profundos de mania e surtos esmagadores de depressão quando era estudante de graduação e membro recente do corpo docente do Departamento de Psicologia da UCLA. Suas perspectivas pareciam desanimadoras. Hoje ela é professora titular de psiquiatria na Johns Hopkins e foi considerada uma heroína da medicina pela revista *Time* e entrou em sua lista de melhores médicos dos Estados Unidos. Seus textos, entre eles, cinco livros, são extremamente elogiados, e por causa deles Kay recebeu um doutorado honorário em literatura da Universidade de St. Andrews. Ela diz que a psiquiatria salvou sua vida.

E o que dizer da esquizofrenia, a mais grave e assustadora das doenças psiquiátricas importantes, o flagelo supremo da mente? Hoje, se uma pessoa com esquizofrenia, a forma mais virulenta de psicose, vai a um departamento de psiquiatria de um centro médico importante e aproveita plenamente um tratamento de qualidade – e continua a segui-lo depois de ter alta –, o resultado mais provável é que se recupere e consiga ter uma vida independente, dando prosseguimento à sua educação ou à sua carreira. Vejam o caso da minha amiga Elyn Saks.

Ela cresceu numa família de classe média alta de Miami, usufruindo do amor dos pais e da agradável opulência de uma infância que lembrava o universo de Norman Rockwell*. Embora em retrospecto possa ter havido alguns indícios da futura doença mental – aos oito anos de idade, Ely só se deitava depois de arrumar cuidadosamente todos os sapatos e os livros numa sequência precisa e invariável, e muitas vezes cobria a cabeça com a coberta porque uma figura ameaçadora a espreitava do lado de fora da janela –, qualquer pessoa que visitasse casualmente a família Saks teria encontrado uma garotinha feliz, inteligente e perfeitamente normal. Só depois de entrar na Universidade Vanderbilt, em Nashville, seu comportamento começou a mudar.

Primeiro, seus hábitos de higiene pioraram. Ela parou de tomar banho regularmente, e muitas vezes usava a mesma roupa durante vários dias, até os amigos lhe dizerem para trocá-la. Depois, suas atitudes se tornaram francamente inquietantes. Certa ocasião, ela saiu às pressas do

---

* Pintor e ilustrador (1894-1978) célebre por retratar a vida e os personagens típicos americanos, geralmente com uma visão idílica. Sua obra circulou sobretudo nas capas da revista *The Saturday Evening Post*. [N. do T.]

dormitório sem nenhum motivo aparente, abandonando um amigo que viera de Miami visitá-la, e ficou correndo em volta do pátio, debaixo de um frio glacial, balançando um cobertor por cima da cabeça e gritando para quem quisesse ouvir que ela podia voar. No entanto, esses sinais prenunciadores não conseguiram fazer com que Elyn recebesse tratamento nem impediram que se formasse como primeira da classe e recebesse uma bolsa Marshall para estudar na Inglaterra, na Universidade de Oxford.

Foi lá que ela sofreu o primeiro colapso psicótico. Elyn descreve esse episódio no premiado livro *The Center Cannot Hold: My Journey Through Madness* [Minha jornada através da loucura]: "Não conseguia dormir, com um mantra martelando na cabeça: eu não valho nada e mereço morrer. Eu não valho nada e mereço morrer. Eu não valho nada e mereço morrer. O tempo parava. No meio da noite, eu estava convencida de que não veria o dia seguinte. Eu vivia rodeada de pensamentos fúnebres."

Ela foi hospitalizada com o diagnóstico de esquizofrenia; no entanto – estávamos em 1983 – foi tratada principalmente com terapia pela fala. Não lhe prescreveram nenhuma medicação.

Depois de receber alta, Elyn completou, não se sabe como, os estudos em Oxford, chegando a ser aceita na Faculdade de Direito de Yale. Mas a doença piorou. Em New Haven, Elyn passou a acreditar que as pessoas podiam ler sua mente e tentavam controlar seus movimentos e seu comportamento. Além disso, suas opiniões eram desconexas e estranhas, e, quando falava, mal conseguia se fazer entender. Certa tarde ela foi ao escritório de sua professora de contratos, uma mulher inteligente e divertida de quem Elyn gostava e a quem idealizava porque "ela é Deus e seu brilho divino vai me aquecer". Quando Elyn chegou, com aparência e comportamento estranhos, a professora lhe falou que estava preocupada com ela e sugeriu que a acompanhasse até sua casa assim que ela terminasse uma tarefa no escritório. Encantada, Elyn pôs-se de pé num salto e galgou a beirada da janela. Dançando e dando chutes no ar, começou a cantar a "Ode à alegria" de Beethoven. Foi hospitalizada de novo, dessa vez contra a vontade, submetida a restrições físicas e medicada à força.

Elyn me disse que foi a pior experiência de sua vida, o momento em que ela realmente se deu conta de que era uma doente mental que sofria de uma esquizofrenia incurável, permanente e que lhe deformava a mente. Ela tinha certeza de que nunca teria uma vida normal. "Pensei que teria de reduzir minhas expectativas", Elyn disse. "Às vezes a única coisa que eu queria era morrer." Contudo, em New Haven ela conheceu um psiquiatra que tinha uma visão pluralista (em suas memórias, "dr. White") – um psicanalista freudiano que aceitava a eficácia terapêutica dos psicofármacos. Ele lhe deu estrutura e esperança ao conversar com ela diariamente enquanto esperava a medicação fazer efeito, dando continuidade ao processo depois. Finalmente Elyn passou a tomar clozapina, uma nova droga antipsicótica com maior eficácia terapêutica cujo uso fora aprovado nos Estados Unidos em 1989.

Com o apoio do dr. White, Elyn decidiu que não permitiria que seu destino fosse decidido pela doença. Ela começou a aprender tudo o que podia sobre esquizofrenia e a participar assiduamente de todos os tratamentos. Não tardou muito para começar a ter um comportamento adequado e levar uma vida equilibrada novamente. Elyn acredita que o carinho e o apoio incondicionais da família e, mais tarde, do marido foram fundamentais para seu êxito. Como eu os conheci, concordo plenamente com isso.

Com o apoio dos entes queridos e de um psiquiatra com visão pluralista, Elyn iniciou uma carreira extraordinária como jurista, defensora da saúde mental e escritora. Hoje ela é diretora-associada e professora de direito, psicologia, psiquiatria e ciências comportamentais da Universidade do Sul da Califórnia. Ganhou o prêmio MacArthur de "Gênio", recentemente deu uma palestra no TED instando as pessoas para que fossem compreensivas com os portadores de doença mental – reconhecendo a importância da empatia humana em sua própria recuperação – e escreveu o livro que se tornaria um best-seller.

Elyn Saks, Kay Jamison e Andrew Solomon não apenas tiveram seus sintomas aliviados. Com a ajuda de um tratamento eficaz, com base científica, humano e atencioso, puderam descobrir identidades inteiramente novas dentro de si. Há um século, isso era um sonho impossível; e não era a regra até trinta anos atrás, quando comecei minha carreira médica. Hoje, a recuperação não somente é possível como esperada. O objetivo de todas as pessoas com doença mental é ter uma vida independente e plena.

Não obstante, apesar desse progresso e da grande quantidade de avanços promissores na percepção que a sociedade tem da doença mental e da psiquiatria, não tenho nenhuma ilusão de que os fantasmas do passado da psiquiatria tenham desaparecido, nem que minha profissão esteja livre da desconfiança e do desprezo. Creio, antes, que, após uma jornada longa e tumultuada, a psiquiatria chegou a um momento fundamental e propício de sua evolução – um momento que vale a pena celebrar, mas que também representa uma oportunidade para refletir sobre o trabalho que ainda temos diante de nós. Ao fazê-lo, me vem à mente a célebre declaração de Winston Churchill após o tão esperado triunfo na batalha de El Alamein, em 1942. Era a primeira vitória dos Aliados na Segunda Guerra Mundial, depois de uma longa série de derrotas desmoralizantes. Aproveitando a ocasião, Churchill anunciou ao mundo: "Este não é o fim. Não é nem o começo do fim. Mas talvez seja o fim do começo."

Agradecimentos

Tenho a felicidade de ter recebido bastante orientação e apoio ao longo da vida e da carreira. Não foi diferente quando escrevi este livro. A dívida maior é com meus pais, Howard e Ruth, cujo carinho e cuja influência moldaram meus valores, minha postura moral e minha visão de mundo, e com minha esposa, Rosemarie, e meus filhos, Jonathan e Jeremy, que enriqueceram imensamente minha vida, apoiaram meus esforços e generosamente toleraram as inúmeras ocasiões em que estive distante deles e da vida familiar, em razão de meu envolvimento exagerado e constante com minhas atividades profissionais (também conhecido como "compulsão para o trabalho").

A primeira vez que pensei seriamente em escrever o livro, Jim Shinn, amigo querido e professor de economia política e relações internacionais em Princeton, ajudou-me a dar uma forma concreta à parte mais importante da história partindo de um conjunto de ideias incipientes. Ele também me encaminhou a Siddhartha Mukherjee, oncologista e membro do corpo docente da Columbia, que foi extremamente gentil, a ponto de passar uma hora comigo esclarecendo inúmeras questões. Meu modelo e fonte de inspiração foi o livro de Sid, vencedor do Prêmio Pulitzer, *O imperador de todos os males*.

Com o projeto em mente, pedi a opinião de amigos que também são escritores brilhantes. Kay Jamison, Oliver Sacks e Andrew Solomon ofereceram seu apoio, guiando minha visão inicial acerca do conteúdo e me ajudando a navegar pelo cenário e pelo processo editoriais. Peter Kramer, um psiquiatra habituado a escrever para o grande público, deu-me conselhos muito úteis.

Quero agradecer à amiga e vizinha Jennifer Weis, editora da St. Martin's Press, que me apresentou a minha agente, Gail Ross, da agência Ross-Yoon. Gail pegou minha ideia e transformou-a habilmente em algo mais acessível, então me pôs em contato com Ogi Ogas, escritor e neurocientista experiente. Ogi e eu simpatizamos um com o outro e nos transformamos praticamente em irmãos siameses durante os dezoito meses seguintes, enquanto desenvolvíamos a história e fazíamos o manuscrito. Suas contribuições inestimáveis e sua dedicação inabalável ao projeto ficaram evidentes do começo ao fim do processo; nunca, porém, essa postura foi tão drástica como na ocasião em que convenceu a noiva a adiar a lua de mel para que pudéssemos terminar o livro dentro do prazo.

Inúmeros colegas cederam generosamente seu tempo, dando informações valiosas durante o processo de pesquisa. Entre eles estão Nancy Andreasen, a eminente pesquisadora e professora de psiquiatria da Universidade de Iowa; Aaron Beck, criador da terapia cognitivo-comportamental (TCC) e professor de psiquiatria da Universidade da Pensilvânia; Bob Spitzer, presidente da força-tarefa do *DSM-III* e professor emérito de psiquiatria da Universidade Columbia, o qual, juntamente com a esposa e também membro da força-tarefa do *DSM-III*, Janet Williams, relatou sua experiência com o *DSM* e a evolução da psiquiatria; Jean Endicotte e Michael First, eminente cientista e diretor de imagem molecular do Instituto Nacional de Saúde Mental, que fez uma reflexão sobre o impacto das imagens na psiquiatria; Robert Lifton, psiquiatra, ativista, autor e membro do corpo docente da Universidade Columbia, que descreveu sua experiência pós-Vietnã e sua colaboração com Chaim Shatan; Bob Michels, ex-diretor da Faculdade de Medicina da Cornell e eminente psiquiatra e estudioso da psicanálise, que, de forma erudita, contou a trajetória da psicanálise dentro da psiquiatria americana; Roger Peele, o iconoclasta e ex-diretor da psiquiatria do Hospital St. Elizabeths, em Washington, DC, e líder da Associação Americana de Psiquiatria, que partilhou em primeira mão suas experiências com o *DSM-III*; Harold Pincus, ex-diretor de pesquisa da APA e vice-presidente do *DSM-IV*, que ofereceu uma perspectiva esclarecedora acerca da APA e do *DSM*; Myrna Weissman, eminente epidemiologista psiquiátrica e professora de psiquiatria da Universidade Columbia, que contou como ela e o falecido marido, Gerry Klerman, criaram a psicoterapia interpessoal.

Tim Walsh e Paul Appelbaum, eminentes psiquiatras e professores da Columbia, avaliaram partes selecionadas do manuscrito. Como elemento de ligação entre a Assembleia da APA e a força-tarefa do *DSM-5*, Glenn Martin ajudou-me a recuperar a cronologia dos acontecimentos durante o processo de desenvolvimento. Brigitt Rock, amiga e psicóloga clínica, avaliou partes do original do ponto de vista do psicólogo. Meu amigo e colega Wolfgang Fleischhacker, diretor de psiquiatria biológica da Universidade de Innsbruck, esclareceu eventos históricos da psiquiatria alemã e austríaca, além de traduzir documentos fundamentais do alemão para o inglês.

O livro erudito de Hannah Decker, *The Making of DSM-III: A Diagnostic Manual's Conquest of American Psychiatry* [A criação do DSM-III: Manual de diagnóstico, uma conquista da psiquiatria americana], foi uma fonte inestimável de informação.

Quatro sumidades tiveram a generosidade de revisar cuidadosamente grandes partes do original, fazendo comentários detalhados. Andrew Solomon deu um feedback criterioso, mas estimulante, na revisão da primeira versão, que nos colocou no caminho certo. Eric Kandel, o famoso cientista, escritor, prêmio Nobel e professor da Columbia, participou de várias discussões comigo a respeito da psiquiatria do passado e do presente, e me ofereceu materiais importantes e comentários relevantes sobre partes do original. Tanto Fuller Torrey, o pesquisador, escritor, comentarista público e defensor das pessoas com doença mental, como Ken Kendler, o renomado geneticista, especialista e professor de psiquiatria da Universidade Commonwealth de Virgínia, passaram longas horas revisando rascunhos quase completos do original e dando um feedback minucioso.

Também gostaria de agradecer a Peter Zheutlin, autor da área da ciência que me ajudou em um projeto anterior que contribuiu para este livro, e o jornalista Stephen Fried, membro do corpo docente da Faculdade de Jornalismo da Columbia, que ofereceu conselhos inteligentes sobre como escrever de maneira eficaz para o público não especializado.

Agradeço a Michael Avedon, Annette Swanstrom e Eve Vagg por produzir e pesquisar fotos para o livro. Yvonne Cole e Jordan DeVylder auxiliaram na pesquisa, e Yvonne e Monica Gallegos conseguiram as autorizações para reproduzir as fotos e citações utilizadas no livro. E, talvez o mais importante, Susan Palma e Monica Gallegos administraram muito bem minha agenda, reservando tempo para que eu pudesse escrever o livro.

Quando minha agente e eu contatamos as possíveis editoras pela primeira vez, Tracy Behar, atualmente minha editora, respondeu com um entusiasmo evidente (junto com o diretor editorial Reagan Arthur), comprometendo antecipadamente a Little, Brown conosco. Ao longo do desenvolvimento do livro, Tracy, com a ajuda da colega Jean Garnett, orientou-nos com habilidade e experiência. Oportunos e incisivos, seus comentários e suas sugestões ajudaram a burilar o livro até que ele alcançasse a forma e a extensão final.

Por fim, gostaria de expressar minha gratidão aos meus professores, mentores, colegas psiquiatras e cientistas, além dos provedores de saúde mental, por aquilo que me ensinaram, pelas experiências que me proporcionaram e por seus esforços para melhorar a compreensão acerca das pessoas com doença mental e do cuidado com elas. Como toda obra coletiva, este livro é motivado pelo desejo de melhorar a vida dessas pessoas. Agradeço meus pacientes pelas lições que aprendi com eles, e pelo propósito que deram à minha vida.

Bibliografia e leituras complementares

ADLER, A. *The Neurotic Constitution.* Tradução de J. E. Lind e B. Glueck. Nova York: Moffat, Yard and Company, 1917.

AMEN, D. G. *Change Your Brain, Change Your Life: The Breakthrough Program for Conquering Anxiety, Depression, Obsessiveness, Anger, and Impulsiveness.* Nova York: Three Rivers Press, 1998.

AMERICAN PSYCHIATRIC ASSOCIATION. *Diagnostic and Statistical Manual of Mental Disorders: DSM-5.* 5a. ed. Washington, DC: American Psychiatric Publishing, 2013.

_____. *The Statistical Manual for the Use of Institutions for the Insane, 1918.* Nova York: State Hospitals Press, 1942.

_____. *Diagnostic and Statistical Manual of Mental Illness.* Washington, DC: American Psychiatric Publishing, 1952.

AMERICAN PSYCHIATRIC ASSOCIATION TASK FORCE ON NOMENCLATURE AND STATISTICS. *Diagnostic and Statistical Manual of Mental Illness.* Washington, DC: American Psychiatric Publishing, 1952.

BECK, J. S.; BECK, A. T. *Cognitive Behavior Therapy, Second Edition: Basics and Beyond.* Nova York: The Guilford Press, 2011.

BOLLER, F.; BARBA, G. D. "The Evolution of Psychiatry and Neurology: Two Disciplines Divided by a Common Goal?". In: JESTE, D. V.; FRIEDMAN, J. H. (orgs.). *Current Clinical Neurology: Psychiatry for Neurologists.* 11-5. Totowa, NJ: Humana Press, 2006.

BROWN, H. G. *Sex and the Single Girl: The Unmarried Woman's Guide to Men, 1962.* Nova York: Open Road Media, 2012.

CAMPBELL, J. *The Hero with a Thousand Faces.* 3a. ed. Novato, CA: New World Library, 2008.

CASTANEDA, C. *The Teachings of Don Juan: A Yaqui Way of Knowledge.* Berkeley, CA: University of California Press, 1998.

CENTONZE, D.; SIRACUSANO, A.; CALABRESI, P.; BERNARDI, G. "The 'Project for a Scientific Psychology' (1895): A Freudian Anticipation of LTP-Memory Connection Theory." *Brain Research Reviews* 46 (2004): 310-4.

CLARKE, C. A.; SHEPPARD, P. M. "Lessons of the 'Pink Spots.'" *British Medical Journal* 1 (1967): 382-3.

DARWIN, C. *On the Origin of Species by Means of Natural Selection*. Londres: John Murray Albemarle Street Publishers, 1859.

DECKER, H. S. *The Making of DSM-III: A Diagnostic Manual's Conquest of American Psychiatry*. Nova York: Oxford University Press, 2013.

DICKSTEIN, L. J.; RIBA, M. B.; OLDHAM, J. M. (orgs.) *American Psychiatric Press Review of Psychiatry*. Washington, DC: American Psychiatric Press, 1997.

DUKAKIS, K. D. *Shock: The Healing Power of Electroconvulsive Therapy*. Nova York: Avery Publishing Group, 2006.

ELLENBERGER, H. *The Discovery of the Unconscious: The History and Evolution of Dynamic Psychiatry*. Nova York: Basic Books, 1970.

ELLMAN, G. L.; JONES, R. T.; RYCHERT, R. C. "Mauve Spot and Schizophrenia." *American Journal of Psychiatry* 125 (1968): 849-51.

ENDLER, J. A. "Gene Flow and Population Differentiation." *Science* 179 (1973): 243-50.

FEIGHNER, J. P.; ROBINS, E.; GUZE, S. B.; WOODRUFF JR., A.; WINOKUR, G.; MUNOZ, R. "Diagnostic Criteria from the Saint Louis School (Missouri-USA)." *Archives of General Psychiatry* 26, n. 1 (1972): 57-63.

FEUCHTERSLEBEN, E. von. *Principles of Medical Psychology*. Londres: Sydenham Society, 1847.

FRANCES, A. *Saving Normal: An Insider's Revolt Against Out-of-Control Psychiatric Diagnosis, DSM-5, Big Pharma and the Medicalization of Ordinary Life*. Nova York: HarperCollins, 2013.

FREEDMAN, A. M.; KAPLAN, H. I. *The Comprehensive Textbook of Psychiatry*. Baltimore, MD: Williams and Wilkins, 1967.

FREUD, S. *Introductory Lectures on Psychoanalysis*. Nova York: Edward L. Bernays, 1920.

———. "Project for a Scientific Psychology." *The Complete Letters of Sigmund Freud to Wilhelm Fliess, 1887-1904*. Organização e tradução de J. M. Masson. Cambridge, MA: Belknap Press of Harvard University Press, 1985.

———. *The Future of an Illusion*. Tradução de G. C. Richter. Peterborough, Ontário, Canadá: Broadview Press, 2012.

———. *The Interpretation of Dreams*. Nova York: The Macmillan Company, 1913.

———. *Totem and Taboo*. Tradução de A. A. Brill. Nova York: Moffat, Yard and Company, 1918.

GABINETE DO GENERAL-MÉDICO, FORÇAS DE APOIO DO EXÉRCITO. Boletim do Departamento de Guerra *Medical 203*. "Nomenclature of Psychiatric Disorders and Reactions." *Journal of Clinical Psychology* 56, n. 7 (2000): 925-34.

GAY, Peter. *Freud: A Life for Our Time*. Nova York: W. W. Norton and Company, 1988.

GOFFMAN, E. *Asylums*. Nova York: Doubleday and Company, 1961.

GORWITZ, K. "Census Enumeration of the Mentally Ill and the Mentally Retarded in the Nineteenth Century." *Health Service Report* 89, n. 2 (1974): 180-7.

HOUTS, A. C. "Fifty Years of Psychiatric Nomenclature: Reflections on the 1943 War Department Technical Bulletin, *Medical 203*." *Journal of Clinical Psychology* 56, n. 7 (2000): 953-67.

BIBLIOGRAFIA E LEITURAS COMPLEMENTARES

HURN, J. D. "The History of General Paralysis of the Insane in Britain, 1830 to 1950." Dissertação de doutorado, Universidade de Londres, 1998.

HUXLEY, A. *The Doors of Perception: And Heaven and Hell.* Nova York: Vintage Classic, 2004.

HYMAN, S. E.; NESTLER, E. J. *The Molecular Foundations of Psychiatry.* Washington, DC: American Psychiatric Press, 1993.

JAMES, W. *The Varieties of Religious Experience.* Rockville, MD: Manor, 2008.

JAMISON, K. R. *An Unquiet Mind: A Memoir of Moods and Madness.* Nova York: Vintage Books, 1996.

JONES, E.; WESSELY, S. *Shell Shock to PTSD: Military Psychiatry from 1900 to the Gulf War,* Maudsley Monographs n. 47. Hove: Psychology Press, 2005.

JUNG, C. G. *Studies in Word-Association.* Tradução de M. D. Eder. Nova York: Moffat, Yard and Company, 1919.

KANDEL, E. R. "Psychotherapy and the Single Synapse: The Impact of Psychiatric Thought on Neurobiological Research." *New England Journal of Medicine* 301, n. 19 (1979):1028-37.

———. *The Molecular Biology of Memory Storage: A Dialogue Between Genes and Synapses.* Monografia. *Les Prix Nobel 2000.* Estocolmo, Suécia: Norstedts Tryckeri, 2001.

———. *Psychiatry, Psychoanalysis, and the New Biology of Mind.* Washington, DC: American Psychiatric Publishing, 2005.

———. *In Search of Memory: The Emergence of a New Science Mind.* Nova York: W. W. Norton & Company, 2006.

KENDLER, K. S. "The Structure of Psychiatric Science." *American Journal of Psychiatry* 171, n. 9 (setembro de 2014): 931-8.

KRAEPELIN, E. *Compendium der Psychiatrie.* Leipzig, Alemanha: Verlag von Ambr. Abel, 1983.

KRAMER, P. D. *Listening to Prozac: A Psychiatrist Explores Antidepressant Drugs and the Remaking of the Self.* Nova York: Viking Penguin, 1993.

LIDZ, T. *The Origin and Treatment of Schizophrenic Disorders.* Nova York: Basic Books, 1973.

LIFTON, R. J. *Death in Life: Survivors of Hiroshima.* Nova York: Random House, 1968.

LINEHAN, M. M. *Skills Training Manual for Treating Borderline Personality Disorder.* Nova York: The Guilford Press, 1993.

MAKARI, G. *Revolution in Mind: The Creation of Psychoanalysis.* Nova York: Harper Collins, 2008.

MENNINGER, K. A. *The Vital Balance: The Life Process in Mental Health and Illness, 1963.* Nova York: Penguin Books, 1977.

———. "War Department Bulletin, *Medical 203* – Office of the Surgeon General, Army Service Forces: Nomenclature of Psychiatric Disorders and Reactions, 1943." *Journal of Clinical Psychology* 56, n. 7 (2000): 925-34.

MESMER, F. A. *Dissertation on the Discovery of Animal Magnetism, 1779. Mesmerism: Being the Discovery of Animal Magnetism.* Tradução de J. Bouleur. Lynnwood, WA: Holmes Publishing Group, 2005 (ed. rev.).

MICHELS, R. "Giants of Psychiatry." *American Board of Psychiatry and Neurology 75th Anniversary Celebration.* Conferência apresentada no Conselho Americano de Psiquiatria e Neurologia, 26 de setembro de 2009.

MICHELS, R. "Psychiatry and Psychoanalysis in the United States." *Philosophical Issues in Psychiatry III: The Nature and Sources of Historical Change.* Palestra transmitida da Universidade de Copenhague, Dinamarca, 10 de maio de 2013.

NABOKOV, V. *Strong Opinions.* 1a. edição internacional vintage. Nova York: Random House, 1990.

NOGUCHI, H.; MOORE, J. W. "A Demonstration of Treponema Pallidum in the Brain in Cases of General Paralysis." *Journal of General Physiology* 17, n. 2 (1913): 232-8.

OLDHAM, J. M.; RIBA, M. B. (orgs.) *American Psychiatric Press Review of Psychiatry.* Vol. 13. Washington, DC: American Psychiatric Publishing, 1994.

PAULEY, J. *Skywriting: A Life Out of the Blue.* Nova York: Ballantine Books, 2005.

PLATT, M. *Storming the Gates of Bedlam: How Dr. Nathan Kline Transformed the Treatment of Mental Illness.* Dumont, NJ: DePew Publishing, 2012.

PORTER, R. *The Greatest Benefit to Mankind: A Medical History of Humanity.* Nova York: W. W. Norton & Company, 1999.

———. *Madness: A Brief History.* Nova York: Oxford University Press, 2002.

PROTSCH, R.; BERGER, R. "Earliest Radiocarbon Dates for Domesticated Animals." *Science* 179 (1973): 235-9.

RANK, O. *The Trauma of Birth.* Nova York: Courier Dover Publications, 1929.

REICH, W. *The Function of the Orgasm: The Discovery of the Orgone.* Vol. 1. Rangeley, ME: The Orgone Institute Press, 1942.

ROLLNICK, S.; MILLER, W. R.; BUTLER, C. C. *Motivational Interviewing in Health Care: Helping Patients Change Behavior.* Nova York: The Guilford Press, 2008.

ROSENHAN, D. L. "On Being Sane in Insane Places." *Science* 179 (janeiro de 1973): 250-8.

ROSSNER, J. *Looking for Mr. Goodbar.* Nova York: Washington Square Press, 1975.

RUSH, B. *Medical Inquiries and Observations Upon the Diseases of the Mind.* Vols. 1-4., 2a. ed. Filadélfia: J. Conrad and Company, 1805.

SACKS, O. *Musicophilia: Tales of Music and the Brain.* Nova York: Alfred A. Knopf, 2007.

SAKS, E. R. *The Center Cannot Hold: My Journey Through Madness.* Nova York: Hyperion Press, 2007.

SCOTT, W. "PTSD in *DSM-III*: A Case in the Politics of Diagnosis and Disease." *Social Problems* 37, n. 3 (1990): 294-310.

SHEPHARD, B. *A War of Nerves: Soldiers and Psychiatrists in the Twentieth Century.* Cambridge, MA: Harvard University Press, 2001.

SHORTER, E. *A History of Psychiatry: From the Era of the Asylum to the Age of Prozac.* Nova York: John Wiley & Sons, 1997.

———. *A Historical Dictionary of Psychiatry.* Nova York: Oxford University Press, 2005.

SKINNER, B. F. *Walden 2.* Indianápolis: Hackett Publishing Company, 1948.

SOLOMON, A. *Far from the Tree: Parents, Children and the Search for Identity.* Nova York: Simon & Schuster, 2012.

———. *The Noonday Demon: An Atlas of Depression.* New York: Scribner, 2003.

SPIEGEL, A. "The Dictionary of Disorder: How One Man Revolutionized Psychiatry." *The New Yorker*, 3 de janeiro de 2005.

STEINER, M. A. "PET – the History behind the Technology." Tese de mestrado, Universidade do Tennessee, Knoxville, TN, 2002.

SZASZ, T. S. *The Myth of Mental Illness: Foundations of a Theory of Personal Conduct.* Edição do cinquentenário. Nova York: Harper Collins, 2011.

TORREY, F. E. *American Psychosis: How the Federal Government Destroyed the Mental Illness Treatment System.* Nova York: Oxford University Press, 2014.

———. *Freudian Fraud: The Malignant Effect of Freud's Theory on American Thought and Culture.* Nova York: Harper Collins, 1992.

———. *The Invisible Plague: The Rise of Mental Illness from 1750 to the Present,* com Judy Miller. Brunswick, NJ: Rutgers University Press, 2002.

———. *Nowhere to Go: The Tragic Odyssey of the Homeless Mentally Ill.* Nova York: Harper Collins, 1988.

———. *Out of the Shadows: Confronting America's Mental Illness Crisis.* Nova York: John Wiley & Sons, 1996.

WARD, M. J. *The Snake Pit.* Nova York: Random House, 1946.

WEISSMAN, M. M.; MARKOWITZ, J. C.; KLERMAN, J. C. *Comprehensive Guide to Interpersonal Psychotherapy.* Nova York: Basic Books, Perseus Books Group, 2000. WIKIPEDIA. https://en.wikipedia.org/wiki/Main_Page.

ZUBIN, J. "Cross-National Study of Diagnosis of the Mental Disorders: Methodology and Planning." *American Journal of Psychiatry* 125 (1969): 12-20.

Índice remissivo

A cova da serpente (filme), 289
A hora do pesadelo (filme), 289
A interpretação dos sonhos (Freud), 38, 48
"A psicoterapia e a sinapse única" (Kandel), 277
"A responsabilidade social da psiquiatria", 79
Abraham, Karl, 57
abuso de substância, 228-9, 234, 293
Adderall, 165
adição, 86, 166, 168-9, 180, 211, 220, 274
Adler, Alfred, 48, 54-6, 64, 68
Aetna, 102
África do Sul, 223
agressão, 54, 93
Ahmed, Mohsin, 287-9
Alda, Alan, 294
Aliança Gay, Nova York, 117
alienistas, 61, 67-9, 85, 91, 150, 151, 173
  descrição dos, 36
  psicanálise e, 68-9, 75-6
Allen, Woody, 76, 215
alucinações, 98, 130, 169, 171, 237, 298
Alzheimer, 25, 213, 274, 279, 296
Amargo regresso (filme), 250
Ambien, 169
Amen, Daniel, 22, 296
Amish, Velha Ordem, 223
Andreasen, Nancy, 128, 251-2
angústia da castração, 94
anorexia nervosa, 131

ansiolíticos, 297
  Ver também drogas específicas
antidepressivos tricíclicos, 177
  Ver também drogas específicas
antidepressivos, 177, 187, 188, 297
  Ver também drogas específicas
antipsicóticos, 171-4, 188, 297
  Ver também drogas específicas
Archives of General Psychiatry, 124-5
Archives of Psychiatry and Nervous Disease, 31, 32
As portas da percepção (Huxley), 182
As variedades da experiência religiosa (James), 182
Ásia, 287
Asilo para Pessoas com Doenças Mentais Bloomingdale (Nova York, NY), 76
Associação Americana de Psicanálise, 63, 67, 71, 133, 135
Associação Americana de Psicologia, 61, 133-4
Associação Americana de Psiquiatria (APA; antiga Associação Médico-Psicológica Americana), 66-7, 71, 86, 110, 112-4, 121, 162, 279
  DSM e, 97-8, 131-9, 261-4, 265-9
Associação de Apoio a Pessoas com Depressão e Transtorno Bipolar, 263
Associação de Superintendentes Médicos das Instituições Americanas de Pessoas com Doenças Mentais. *Ver* Associação Americana de Psiquiatria
Associação Médica Americana, 67

Associação Nacional de Defesa das Pessoas com Doenças Mentais, 263
Associação Psicanalítica Internacional, 55, 64
Asylums (Goffman), 105
ativismo social, 79-80, 106, 116
Atração fatal (filme), 291
Auden, W. H., 37
Austen Riggs Center (Massachusetts), 76, 126
Autism Speaks, 263
autismo, 85, 131, 147, 206, 221, 222-3, 224, 296
autorrealização, 55
Ayd, Frank, 176, 186

Baez, Joan, 21
Bateson, Gregory, 77
Bayer, Ron, 140
Beatles, 182, 201-2
Beck, Aaron, 108, 215-20, 288
betaendorfina, 188
Biden, Joseph, 293
Bini, Lucino, 159, 162
Blue Cross, 102
Boehringer, Robert, 176
Bonaparte, Marie, 65
Braceland, Frank, 68
Brandeis, Louis, 54
Breggin, Peter, 262
Breuer, Josef, 50
Bring Change 2 Mind, 291
Broca, Paul, 25
brometo de sódio, 167
Brooks, David, 267, 277
Brown, Rita Mae, 83
bulimia, 131
Burchard, Brendon, 21
Burris, Boyd L., 111
Burton, Robert, 145
Bush, George H. W., 261

Cade, John, 177-9, 198, 274
Califórnia, Universidade da
  em San Diego, 125
  em São Francisco, 71, 198
Capone, Al, 148

Carlat, Daniel, 267
cartuns, 70
Case Western Reserve, 71
Cavett, Dick, 291
censo, Estados Unidos (1840), 85
Center Cannot Hold, The (Saks), 171, 301
Centro de Saúde Mental de Massachusetts, 208
Centro Médico Universidade Columbia-Hospital Presbiteriano de Nova York, 35
Cerletti, Ugo, 158-9, 162
ceticismo, 4-5, 9, 24, 37, 81
Chang, Hasok, 261
Charcot, Jean-Martin, 39, 49-50
Choque! (filme), 289
Churchill, Winston, 303
Cid, José de Matos Sobral, 154
Cientologia, Igreja da, 105, 109, 262
Clarity, 213
Classificação Internacional de Doenças (CID), 121
classificação, doença mental
  Forças Armadas americanas e, 94-6
  Instituto Nacional de Saúde Mental (NIMH) e, 273, 279
  internacional, 121
  Kraepelin, 88-91, 92
  Ver também DSM
Clínica Menninger, 76, 126
Clínica Payne Whitney, 126
cloro, 166-8, 172, 175
clorpromazina (Thorazine; Largactil), 170-7, 180-1, 184, 187, 188
Close, Glenn, 291, 295
Close, Jessie, 291, 295
clozapina, 302
Cognitive-Behavioral Therapy for Adult Attention Deficit Hyperactivity Disorder (Ramsay e Rostain), 217
Cole, Jonathan, 186
Comissão de Cidadãos para os Direitos Humanos (CCHR), 105
companhias de seguro, 102, 108, 119
companhias farmacêuticas, 139, 172, 173-7, 290

ÍNDICE REMISSIVO

Compêndio de psiquiatria (Kraepelin), 89
complexo de Édipo, 93
complexo de Electra, 93-4
comportamento passivo-agressivo, 53
Comprehensive Textbook of Psychiatry, 98
Conferência sobre Saúde Mental na Casa Branca (2013), 290
Conferências introdutórias à psicanálise (Freud), 148
controle cognitivo, 256, 258-9
Cooper, Bradley, 290, 294
Cosby, Bill, 21
Costa, Jacob Mendez da, 235-6
cretinismo, 85
critério Feighner, 124-7, 131-2
cromatografia, 198-9, 274
cultura popular, 244, 289-92
cura pela febre (piroterapia), 148-52, 157

D-cicloserina, 297
Dandrige, Dorothy, 76
Danes, Claire, 290
Davis, Ken, 213
De Niro, Robert, 250
Decker, Hannah, 74, 127, 136, 140
defesa. *Ver* defesa do paciente
defesa do paciente, 60, 263, 267, 291, 293-4
Deisseroth, Karl, 213
delírios, 7, 88, 98, 130, 158, 171
demência, 25, 85, 94-5, 147, 274
    Ver também Alzheimer
Departamento dos Veteranos, 247, 250
depressão, 85, 124, 127, 217, 222, 272
    causas da, 274-5, 278
    patologia cerebral e, 205, 221
    psicanálise sobre, 51, 78, 174
    psicótica, 161
    suicida, 27, 51, 78, 205, 299
    tratamento para, 147, 159, 162, 166, 169, 174-7, 205, 220, 296-7
Dern, Bruce, 250
Deutsch, Helene, 93
diagnóstico
    causas de doença e, 129, 132
    classificação de Kraepelin e, 88-91
    critérios de Feighner e, 124-7

DSM-III e, 122, 128-9
    grupo da Universidade de Washington e, 123-5, 127
    pesquisa futura e, 295-6
    por meio de sintomas, 88-9, 92, 123
    por meio do avanço da doença, 88, 92, 123
    psiquiatria bipolar e, 274
"Dissertação sobre a descoberta do magnetismo animal" (Mesmer), 15, 32
distonia de torção, 296
distúrbio de orientação sexual, 120-1
Dix, Dorothea, 146
doença de Huntington, 25, 223
doença de Pick, 25
doença maníaco-depressiva. *Ver* transtorno bipolar
doença mental, definição de, 23-4, 45, 68, 274, 277-8
    censo norte-americano e, 85
    deficiência de desenvolvimento e, 86
    DSM e, 84, 122, 129-30, 141-2, 269, 272
drogas psicofarmacêuticas
    desenvolvimento de, 168-91
    para acalmar, 165-6
    para doenças mentais graves, 169, 171-2, 184, 191
    prescrição excessiva de, 190-1
    psicanálise e, 168-9, 185-6, 191
    Ver também drogas específicas
DSM (*Diagnostic and Statistical Manual of Mental Illness*; APA), 45, 66-7, 83-4, 87, 114-22, 234-5, 249-52, 280
DSM e, 84, 131, 139, 271
DSM-II e, 132, 137-8
DSM-III, 111, 113, 251-2, 261, 263-4
    movimento da antipsiquiatria e, 127, 131-2, 133, 139, 268
    psicanálise e, 132-9
    Spitzer e, 121-2, 127-41, 264-6, 269-70, 271-2, 275
DSM-5, 140, 261-73, 275, 277
    era digital e, 262-4, 266-8, 273
    opinião pública e, 263-4, 267-8, 279
    Spitzer e, 264-70
    transtornos de personalidade e, 272
DSM-I, 97-8, 135, 240, 242

DSM-II, 98, 114-5, 127-8, 131, 135, 138, 242
DSM-IV, 140, 261, 264-6, 271-3
Dukakis, Kitty, 291
Dukakis, Michael, 291

Ebbinghaus, Hermann von, 62
ECT (eletroconvulsoterapia), 158-63
EEG (eletroencefalograma), 8
Einstein, Albert, 16, 39
Eisenberg, Leon, 74
Eisenhower, Dwight D., 241
Eitingon, Max, 57
eletroconvulsoterapia, 158-9
    Ver também ECT
eletrofisiologia, 295-6
Ellenberger, Henri, 29
"Em memória de Sigmund Freud" (Auden), 37
EMI (Electric and Musical Industries), 200-1
empirismo, 31-3, 58, 62, 66, 88, 98, 121, 128, 275
Endicott, Jean, 128, 140
entrevista com amytal, 45
entrevista motivacional, 220
envelhecimento, 211-2
Escandinávia, 223
escravidão, 86
espectroscopia por ressonância magnética (ERM), 202, 204-5
espiritualidade, 56
esquizofrenia, 7-8, 85, 89, 93, 148, 199, 272, 274
    genética e, 221-3, 224
    pesquisa do cérebro e, 201-2, 204, 211, 220-1
    tratamento da, 77-8, 147, 162, 166, 171, 288, 298, 300-2
estabilizadores de humor, 180
    Ver também drogas específicas
estigma social, 10, 281, 283-7, 294
estimulação cerebral profunda (ECP), 205, 296
estimulação de corrente contínua transcraniana (ECCT), 296
estimulação magnética transcraniana (EMTr), 296

Estudo da Área de Captação Epidemiológica, 262
Estudos em associação de palavras (Jung), 55

Farah, Martha J., 22
Favre, Brett, 76
FBI, 249
Feighner, John, 124-8
Felix, Robert, 80, 274
fenilcetonúria (PKU), 198
fenocópia, 228
Ferenczi, Sándor, 57, 64
Festival de Woodstock, 182
Feuchtersleben, Ernst von, 30
filósofos naturais, 30-1
financiamento
    pesquisa, 80, 84, 123, 139-40, 200, 255, 273-4
    público, 108, 139-40, 146-7, 172
Finn, "Mickey", 167
First, Michael, 140
Fleischig, Paul, 88
fobias, 222
Fonda, Jane, 250
Food and Drug Administration (FDA), 112-3, 162, 190
Forças Armadas, Estados Unidos, 94-6, 139, 239-44, 252
Foster, Sarah, 284-5
Frances, Allen, 140, 264-9
Franklin, Benjamin, 29
fraude psiquiátrica, 20-4, 26
Freeman, Walter, 24, 156-7
frenologia, 197
Freud, Sigmund, 16, 37-46, 47-58, 61-70, 75, 80, 85, 87-8, 238, 274
    ciência e, 38-9, 52-3
    dogmatismo de, 51-5, 66, 185
    Jung e, 55-6, 61, 64
    nos Estados Unidos, 61-3
Fromm-Reichmann, Frieda, 76-7
Fryer, John, 117
Fundação Americana pela Prevenção do Suicídio, 263

ÍNDICE REMISSIVO

G 22355 (composto farmacêutico). *Ver* imipramina
Gall, Franz Joseph, 196-7
Garland, Judy, 76
Garota, interrompida (filme), 289
Gassner, Johann Joseph, 28
Gates, Bill, 52
Gay Liberation Front, 116
Geigy (posteriormente Novartis), 174-7
General-Médico, Gabinete do, 239
genética, 220-5, 258, 261, 275, 287, 295-6
Gershon, Sam, 186
Giffords, Gabrielle, 267
Gittings, Barbara, 117
Goffman, Erving, 105-7, 108, 133
Gold, Ronald, 118
Goldman, Emma, 63
Goldwyn, Samuel, 3
Göring, M. H., 65
governo Nixon, 249
Graf, Max, 49
Graham, Katherine, 180
Graham, Philip, 180
grandes grupos farmacêuticos, 174
Greenberg, Gary, 262
Griesinger, Wilhelm, 31-3, 88, 197, 274, 288
Gruenberg, Ernest, 114
Grundfest, Harry, 208
Grupo para o Progresso da Psiquiatria (GAP), 79
Guerra Civil (Estados Unidos), 236
Guerra do Vietnã, 80, 106-7, 124, 243-50
  síndrome do Vietnã e, 249-52
Gurling, Hugh, 223
Guze, Samuel, 123-4, 127

Hall, G. Stanley, 61
Halloween (filme), 289
Hart, Frederick, 246
Hawn, Goldie, 294
hipnose, 37, 39, 50
histeria, 49
Hitchcock, Alfred, 289
Hitler, Adolf, 63-5
Hoch, Paul, 93
Hollywood, 69-70, 289-92

Homeland (série de TV), 290
homossexualidade, 94, 115-22, 268
hospício parisiense da Salpêtrière, 35, 173
Hospital McLean (Boston), 76
Hospital Público Pilgrim (Nova York), 146
Hospital Público Rockland (Nova York), 146
Hospital Sheppard e Enoch Pratt (Maryland), 75, 126
Howard, Ron, 290
Hubbard, L. Ron, 105, 109
Huffington, Arianna, 294
Huston, John, 244
Huston, Walter, 244
Hyman, Steven, 212

Ilha do medo (filme), 289
imagem. *Ver* imagem do cérebro
imagem do cérebro, 199-207, 220, 255, 261-2, 285, 295-6
imagem por ressonância magnética funcional (IRMf), 202
imagens por tensor de difusão, 203
imipramina (G 22355), 173-8, 180, 184, 187
impulsos sexuais, 40-3, 54-6, 75, 77, 93
indústria cinematográfica, 69-70, 289-91
inibidores da monoaminoxidase, 187, 188
inibidores seletivos de recaptação da serotonina (ISRSs), 177
Innis, Robert, 22
Insel, Tom, 213, 273-4, 279, 288
insônia, 166
institucionalização, 68, 107, 165, 187
  doença mental grave e, 33, 36, 78, 85, 145-7, 149, 159, 169, 181, 230-1
instituições públicas de saúde mental, 108, 146-7, 171-3
  Ver também manicômios
Instituto de Psiquiatria do Estado de Nova York (Instituto Patológico do Estado de Nova York), 75
Instituto Nacional de Saúde Mental (NIMH), 10, 80, 123, 273-4, 279
Instituto Orgone, 16
Instituto Reich de Pesquisa Psicológica e Psicoterapia, 65
Institutos Nacionais de Saúde (NIH), 162

insulinoterapia, 99, 150-1
internet, 262, 265, 269
interpretação dos sonhos, 51
iproniazida, 187
IRM (imagem por ressonância magnética), 201-6, 228, 296
Irving, John, 47
Islândia, 223

Jagger, Mick, 165
James, William, 62, 63, 67
Jamison, Kay, 299, 302
Jane Eyre (Brontë), 33
Jaspers, Karl, 37
Jeste, Dilip, 271-2
Jobs, Steve, 23, 54
Jogos mortais (filme), 289
Johnstone, Eve, 201
Jones, Ernest, 57, 64
Jung, Carl Gustav, 55-6, 61, 64, 68

Kahane, Max, 48
Kalinowsky, Lothar, 145, 160
Kallman, Franz, 221
Kameny, Frank, 117
Kandel, Eric, 38, 65, 88, 207-14, 255, 258
    pesquisa do cérebro e, 208-12
    psiquiatria pluralista e, 276-8, 288
Kant, Immanuel, 111
Kendler, Ken, 275-6, 288
Kennedy, Edward, 292
Kennedy, John F., 155, 181, 187, 292
Kennedy, Patrick J., 281, 292-4, 299
Kennedy, Rosemary, 155
Kesey, Ken, 109
Kety, Seymour, 221-2
Kiesler, Charles, 134
Kimhy, David, 298
King, Martin Luther, 80
Klein, Donald, 135, 186
Klein, Melanie, 24, 78, 99
Kline, Nathan, 186-91, 215
Kraepelin, Emil, 33, 88-91, 129, 145, 274
Kris, Anna, 207
Kris, Ernst, 207
Kris, Marianne, 207

Kuhn, Roland, 173-4, 179
Kupfer, David, 262, 265-6, 268-9

Laborit, Henri, 169-73, 175-6, 178
Laing, R. D., 24, 106-8, 115-6, 133, 184
Lanza, Adam, 268
Lawrence, Jennifer, 290
legislação, 139, 187, 294
Lei de Ajuda às Famílias nas Crises de Saúde Mental, 294
Lei de Paridade de Saúde Mental e de Igualdade dos Dependentes, 294
Lei de Proteção do Paciente e do Acesso ao Tratamento, 294
Lei de Saúde Mental Comunitária (1963), 187, 293
Let There Be Light (documentário), 244
Levin, Saul, 121
Levy, Deborah, 295
Librium, 169
Lieberman, Jeffrey, 125-7, 140, 182-5, 231-5
Lifton, Robert Jay, 247-52
Lima, Pedro Almeida, 153-4
Lin, Maya, 245
lítio, 126, 179-81, 184
livre associação, 51
lobotomias, 99, 153-7
LSD, 182-5
Luís XVI, 29
Lutero, Martinho, 215

Macleod, Neil, 24, 167-9
Making of DSM-III, The (Decker), 74
mal de Parkinson, 25, 296
malária, 149-51, 157, 160, 162
mania. *Ver* transtorno bipolar
manicômios, 33-5, 61, 67, 105, 146-7, 159, 169, 289
    Ver também instituições públicas de saúde mental; instituições privadas
Maslow, Abraham, 55
Massacre de My Lai (Vietnã), 247
Maupassant, Guy de, 15
Mayberg, Helen, 205
Mead, Margaret, 77
Medalha Nacional de Ciência, 213-4

ÍNDICE REMISSIVO

Medicaid, 139
Medical 203 (W. Menninger), 96, 97, 240
Medical Inquires and Observations, Upon the Diseases of the Mind (Rush), 58
Medicare, 139
medicina alternativa, 109
medicina personalizada, 295
Meduna, Ladislas J., 158
memória, 209-12, 256-9
Mencken, H. L., 70
Menninger, Karl, 79, 83
Menninger, William, 72, 79, 95-6, 240
meprobamato (Miltown; "Mother's Little Helper"), 168-9
Mesmer, Franz, 15, 24, 26-9, 32, 39, 85, 88
mesmerismo, 155
método catártico, 50
metodologia científica, 21-3, 30-3, 37, 99, 110, 128, 214-20
  DSM e, 98, 122, 131-2, 136, 271, 273
  psicanálise e, 66-8, 74, 94, 123, 215-6
  Ver também empirismo
metrazol, 158
Metrópolis (filme), 17
Meyer, Adolf, 75, 95
mídias sociais, 263
Miller, Henry George, 261
Molecular Foundations of Psychiatry, The (Hyman e Nestler), 213
Moniz, António Egas, 152-7, 214, 274
Monroe, Marilyn, 76
moralidade, 27, 29, 34, 58, 286
  trauma de guerra e, 250-1
morfina, 150, 166, 168, 175
movimento da antipsiquiatria, 103-10
  DSM e, 127, 131, 133, 139, 263-4, 268
  homossexualidade e, 116, 119, 121
movimento pelos direitos gays, 115-8
movimento romântico, 30
mudança de orientação sexual, 24, 115-6, 120
Mude seu cérebro (Amen), 21
Munoz, Rod, 124
Myers, Charles, 238

Na companhia do medo (filme), 289

Na cova das serpentes (Ward), 146
Nabokov, Vladimir, 81
narcisismo, 54
Nash, John, 290
Nestler, Eric, 212
neurobiologia do desenvolvimento, 53
neurociência, 39, 53, 209, 211-3, 220, 255, 261-2, 275-6
  cognitiva, 297
  psiquiatria pluralista e, 287, 289
  Ver também pesquisa do cérebro
neurologia, 26, 68
neurose, 41, 92, 123, 215
Newton, Connecticut, tiroteio na escola (2012), 268
Nigéria, 121
Novartis. *Ver* Geigy
Nunca lhe prometi um jardim de rosas (Green), 76-7

O demônio do meio-dia (Solomon), 299
O exterminador do futuro 2 (filme), 290
O lado bom da vida (filme), 290
O Mágico de Oz (Baum), 195
O mito da doença mental (Szasz), 103-4
O silêncio dos inocentes (filme), 290
O'Reilly, Bill, 267
Obama, Barack, 272
Oesterlin, Franziska, 28
opinião pública, 21, 34, 63-4, 97, 101-2, 110, 139, 147, 289
  aumento de consciência e, 284-7
  DSM-5 e, 263-4, 279
  Ver também estigma social
ópio, 150
optogenética, 213
Organização Mundial da Saúde (OMS), 121
orgonomia, 16-20, 22-4, 39, 59, 92, 111-2, 155
Orgulho Gay, 116
Oriente Médio, 287
Os ensinamentos de Don Juan (Castaneda), 182-3
Os melhores anos de nossas vidas (filme), 244
"Os três soldados" (monumento; Hart), 245-6

Panteras Negras, 106
patologia social, 106-7, 108-9, 119, 133, 139, 207, 274-5
Patton, George, 241
Pauley, Jane, 291, 294
Pavlov, Ivan, 62, 210
Peele, Roger, 137-8
pelagra, 274
pensamentos automáticos, 216-7
personalidade oral-dependente, 93
pesquisa psiquiátrica, 61-2, 88, 98, 122
　financiamento para, 80, 84, 123, 139-40, 200, 255, 273-4
　futuro, 294-9
　Ver também pesquisa do cérebro
pesquisa sobre o cérebro, 80, 197, 208-13, 274
　esquizofrenia e, 201-2, 204-5, 211, 221
　século XIX, 25-6, 31-3
PET (tomografia por emissão de pósitrons), 202-5, 296
Peter, Laurence, 47
PGI (paralisia geral do insano), 148-51, 158, 274
Pick, Calen, 291, 295
"pílulas depurativas", 60
Pinel, Philippe, 34-5, 173
piroterapia (cura pela febre), 148-52, 157
Polatin, Phillip, 93
povos aborígenes, 223
Prêmio John E. Fryer, 120
Prêmio Lasker, 187, 213
Prêmio Nobel, 65, 150, 157, 207, 213-4, 290
prestação de contas, 100, 103
Primeira Guerra Mundial, 236-7
Princípios de psicologia médica (Feuchtersleben), 30
profissão médica, 23-4, 58, 81, 102, 181, 186, 287
profissão psiquiátrica, 10-1, 31-3, 35, 181, 214
　Ver também tipos específicos de psiquiatria
Projeto Genoma Humano, 223
Projeto para uma psicologia científica (Freud), 39, 53
Prozac, 165
psicanálise, 39-40, 49-52, 92-4, 99, 113, 126, 129, 155, 221, 275

alienistas e, 68-70, 75-6
ativismo social e, 79-81
ciência e, 66-8, 74, 94, 123, 213-6
cultura judaica e, 57, 64-6
doenças mentais graves e, 66-7, 74-8
DSM e, 131-9, 271-2
homossexualidade e, 119
Kandel e, 207-9
nos Estados Unidos, 53, 57, 66-81, 122, 134, 171, 242
psicofármacos e, 168-9, 185-6, 191
psiquiatria manicomial, 67-70, 74, 76
sobre a depressão, 51, 78, 174-5
trauma de guerra e, 238, 240-2
worried well ("angustiados saudáveis") e, 69, 74, 137
psicocirurgia, 152-7
psicofarmacologia, 191, 214, 287, 297-8
psicologia, 61-2
　analítica, 56
　do desenvolvimento, 53
　ego, 93
　Ver também Associação Americana de Psicologia
Psicose (filme), 289
psicose, 148-50, 158, 169, 171-4, 274, 296
psicoterapia interpessoal, 220
psicoterapia, 50, 215-20, 278, 287, 288, 297
"Psiquiatria: amiga ou inimiga dos homossexuais?" (conferência), 117
psiquiatria americana, 29, 41, 57-64, 83-7, 91-110, 121, 146, 197
　primeiros tratamentos e, 152, 155, 159-60
　psicanálise e, 53, 57, 65-81, 122, 135, 171, 242
　psicofármacos e, 172-3, 177
psiquiatria biológica, 30-1, 122, 132, 152-3, 185
　diagnóstico e, 273-4
　patologia e, 30, 39, 73, 204, 208, 223, 278
psiquiatria clínica, 71, 125, 132, 185, 229
psiquiatria europeia, 29-30, 57-8, 87-91, 152, 155, 172, 177
psiquiatria fenomenológica, 57
psiquiatria kraepeliniana, 122, 124, 127

psiquiatria manicomial, 63, 96, 145-8, 150-1, 155, 159, 166-9, 173
  psicanálise e, 67-9, 73-4, 76
  Ver também institucionalização
psiquiatria pluralista, 276-7, 279, 287-9, 302
psiquiatria psicodinâmica, 29-30, 40, 132, 208, 214-20, 275
psiquiatria social, 57, 221, 276
Psychiatric Times (revista eletrônica), 267
Putnam, James Jackson, 63

racismo, 85-6
Radó, Sándor, 78
raios X, 200
Ramachandran, Vilayanur, 195
Rank, Otto, 55, 57, 68
Regier, Darrel, 262, 264-6, 268-9
Reich, Wilhelm, 16-24, 27, 38, 39, 92, 111-3
Reil, Johann, 35, 76
Reiser, Morton, 275
Reitler, Rudolf, 48
religião, 27, 28-9, 33, 286
remissão espontânea, 145
Richards, Keith, 165
Rivers, William, 237, 238
Robertson, James, 203
Robinowitz, Carolyn, 268-9
Robins, Eli, 123-4, 127
Rockefeller, Nelson, 187
Roentgen, Wilhelm, 200
Rolling Stones, 165, 169
ROMA (análise de microarranjo de oligonucleotídeo representacional), 223-4, 295
Rosenhan, David, 100-3, 268
Rush, Benjamin, 24, 58-60, 67
Rússia, 121

Sachs, Hanns, 57
Sacks, Oliver, 276
Sackville-West, Vita, 167
Sakel, Manfred, 24, 88, 150-1
Saks, Elyn, 171, 300
Sanatório Chestnut Lodge (Maryland, Estados Unidos), 75, 77, 126
Schneider, Kurt, 7

Schönlein, Johann, 31
Schumann, Robert, 148
Science (periódico), 100, 101
Scorsese, Martin, 249
Sebat, Jonathan, 224
sedativos, 168, 171-2, 175, 180-1, 186
  Ver também drogas específicas
Segunda Guerra Mundial, 91, 94-6, 238-45, 303
seleção natural, 41-2
sem teto, 108
"Ser normal nas casas de loucos" (Rosenhan), 100-2
sessões de bate-papo, 247-8, 250
Sharfstein, Steve, 262
Shatan, Chaim, 231, 247-52
Shepherd, Ben, 237
Shorter, Edward, 64, 74
sífilis, 148-9, 274
sinais biológicos, 294
síndrome de Down, 85
síndrome do Vietnã, 249-52
síndrome do X frágil, 85
sintomas schneiderianos, 7
Skinner, B. F., 62
Skywriting (Pauley), 291
Sloan, Richard, 298
Smith, John, 231
Smith, Kline and French (posteriormente GlaxoSmithKline), 172-3
sobreviventes de Hiroshima, 247, 250
sobreviventes do Holocausto, 250
Socarides, Charles, 115-6
Socarides, Richard, 116
Sociedade Alemã de Psicoterapia, 65
Sociedade de Neurociência, 209
Sociedade de Psiquiatria Biológica, 197
Sociedade Psicanalítica, 53, 57
Sociedade Psicológica das Quartas-Feiras, 48-50, 52, 54-5, 64
sofrimento subjetivo, 120, 129
Solomon, Andrew, 299, 302
SPECT (tomografia computadorizada por emissão de fóton único), 21-2, 296
Spencer, Henry, 165

Spitzer, Robert, 111-4, 118-22, 125-41, 182,
    215, 251
  DSM e, 122, 127-32, 264-9, 271-3, 275
  homossexualidade e, 118-22
  tributo a, 140-1
  *Standard (Statistical Manual for the Use of
    Institutions for the Insane, The)*, 87, 97
Steel, Danielle, 291
Stekel, Wilhelm, 48-9, 55, 64
sublimação, 40
Submarino amarelo (filme), 182
suicídio, 205
  Ver também depressão
Sullivan, Harry Stack, 75-6, 77
Survivors of Hiroshima (Lifton), 247
Szasz, Thomas, 103-8, 133, 184

Taxi Driver (filme), 249
TC (tomografia computadorizada)
  radiografias, 201-2
tecnologia móvel, 298
teoria adleriana, 93, 99
teoria colinérgica, 213
teoria comportamental, 53, 62, 73, 104, 220
teoria da Gestalt, 57
teoria da hostilidade invertida, 216
teoria de Sullivan, 99-100
teoria do magnetismo animal, 27-9
teoria junguiana, 93, 99
teoria kohutiana, 99
terapia cognitivo-comportamental (TCC),
    217-20, 288, 297-8
terapia comportamental dialética, 220
terapia de coma, 99, 151
terapia de estimulação cerebral, 158-63, 205,
    296
Terapia de risco (filme), 290
terapia do sono (terapia do sono profundo),
    167-9, 175
terapia pela fala. *Ver* psicoterapia
teste neuropsicológico, 228
Thorazine (Largactil). *Ver* clorpromazina
Time (revista), 72
tiroteio na escola Newton, Connecticut
    (2012), 268
Torrey, Fuller, 107

Traina, Nick, 291
tranquilizantes, 168-9, 171, 180, 187
  Ver também drogas específicas
transferência, 51, 238
transtorno bipolar, 34, 85, 89-90, 126, 148,
    167, 293, 299
  causas do, 221, 222, 224, 274
  tratamento do, 78, 147, 162, 169, 177-80
transtorno da compulsão alimentar
    periódica, 270
transtorno de acumulação compulsiva, 270
transtorno de conversão, 42-5
transtorno de déficit de atenção com
    hiperatividade, 131, 217-8, 220
transtorno de estresse pós-traumático
    (TEPT), 131, 234-5, 243, 247, 251-8,
    274, 278
  Ver também trauma de guerra
transtorno de personalidade anal-retentivo,
    93
transtorno de personalidade *bordeline*, 220
transtorno disfórico pré-menstrual, 270
transtorno disruptivo da desregulação do
    humor, 272
transtorno do pânico, 131, 299
transtorno obsessivo-compulsivo, 220, 296
transtornos alimentares, 131, 222, 270
transtornos cognitivos, 217
transtornos de ansiedade, 24, 166, 168, 206,
    211, 220, 274, 296
  Ver também transtornos específicos
transtornos de humor, 166, 176, 272
  Ver também transtorno bipolar
transtornos de personalidade, 93, 220, 222,
    271
transtornos de raiva, 216
transtornos do espectro autista, 278
tratamento
  com base em evidências, 22, 220, 277
  de doenças mentais graves, 36, 81, 139,
    145-63, 169, 171-2, 185, 191, 205, 296
  fraudulento, 20-4, 26
  pesquisa futura e, 294-8
  Ver também tratamentos específicos
tratamento com base em evidência, 21, 220,
    277-8

ÍNDICE REMISSIVO

trauma de nascimento, 227
Truman, Harry, 72, 80

Um estranho no ninho (filme), 109, 289
Um estranho no ninho (Kesey), 109
Uma história da psiquiatria (Shorter), 74
Uma mente brilhante (filme), 290
Universidade Columbia, 71
    Centro de Formação e Pesquisa
    Psicanalítica, 113, 115
Universidade da Pensilvânia, 71
Universidade de Pittsburgh, 71
Universidade de Stanford, 71
Universidade Washington (St. Louis), 123, 127
Universidade Harvard, 71
Universidade Johns Hopkins, 71, 75
Universidade Yale, 71

Valium, 169
Vital Balance (K. Menninger), 79, 83, 96
Voight, Jon, 250

Wagner-Jauregg, Julius, 24, 88, 148-50, 214
Wakefield, Jerry, 140
Walker, Robert, 76
Wallace, Mike, 291
War of Nerves (Shepherd), 237

Ward, Mary Jane, 146
Warren, Rick, 21
    Guerra Civil Americana e, 236
    Guerra do Vietnã e, 243-7
    Primeira Guerra Mundial e, 236-7
    Segunda Guerra Mundial e, 238-45
    trauma de guerra, 178, 235-52
Wax, Ruby, 281
Weinberger, Daniel, 201
Whittaker, Robert, 262
Wicker, Tom, 249
Wigler, Michael, 224-5
Williams, Janet, 128
Williams, Robin, 292
Williams, Rose, 145, 155
Williams, Tennessee, 145, 155
Winokur, George, 123-4, 127
Woodruff, Robert, 124
Woolf, Virginia, 167
worried well ("angustiados saudáveis"), 69, 74, 137, 180
Wundt, Wilhelm, 61, 67, 88

Xanax, 165, 169

Your Life Calling (Pauley), 291

Zeta-Jones, Catherine, 291